rororo gesundes leben
Lektorat Katrin Helmstedt

ILONA DAIKER / BARBARA KIRSCHBAUM

DIE HEILKUNST DER CHINESEN

Qigong
Akupunktur
Massage
Ernährung
Heilkräuter

ROWOHLT

12.–14. Tausend September 1999

Originalausgabe
Veröffentlicht im Rowohlt Taschenbuch
Verlag GmbH, Reinbek bei Hamburg, Mai 1997
Copyright © 1997 by Rowohlt Taschenbuch
Verlag GmbH, Reinbek bei Hamburg
Umschlaggestaltung Barbara Thoben
(Fotos: Barbara Thoben)
Satz Apollo und Kabel (PostScript),
QuarkXPress 3.32
Gesamtherstellung Clausen & Bosse, Leck
Printed in Germany
ISBN 3 499 60275 X

INHALT

EINLEITUNG 11

1. DIE GESCHICHTE DER CHINESISCHEN MEDIZIN 15

Medizin im alten China – 2000 Jahre Tradition 15
    Schamanismus und die Ursprünge der Akupunktur 15
    «Der göttliche Landmann» und die Anfänge der Kräuterheilkunde 17
    Konfuzianismus – harmonische Ordnung durch tugendhaftes Verhalten 19
    Daoismus – Unsterblichkeit im Einklang mit Natur und Kosmos 21
    Die Entstehung der wichtigsten Theorien 24
    Von der Zauberei zur Wissenschaft – die Han-Dynastie 25
    Blütezeit – die Tang-Dynastie 29
    Der Staat greift ein – die Sung-, Ming- und Ching-Dynastien 31
TCM unter Mao Zedong 36
Medizin in China heute 38

2. GRUNDBEGRIFFE UND KONZEPTE DER CHINESISCHEN MEDIZIN 43

Von der Schwierigkeit, chinesisches Denken in deutsche Worte zu fassen 43
Yin und Yang 45

Yin und Yang in der Philosophie 45
Yin und Yang in der Medizin 48

Qi – die Dynamik des Lebens 53
Der Ursprung des Qi 53
Qi im Menschen 56
Die «drei Schätze» 57
Die Aufgaben von Jing, Qi und Shen 63

Die Lehre von den Fünf Wandlungsphasen 67
Wandlungsphase Holz 70
Wandlungsphase Feuer 71
Wandlungsphase Erde 73
Wandlungsphase Metall 75
Wandlungsphase Wasser 76
Der Hervorbringungszyklus 79
Der Kontrollzyklus und der Überwindungszyklus 80
Der Überwältigungszyklus 81
Der Stellenwert der Lehre von den Fünf Wandlungsphasen 82

Die Lehre von den Funktionskreisen – Zang Fu 84
Niere und Blase 88
Herz und Dünndarm 93
Milz und Magen 95
Leber und Gallenblase 98
Lunge und Dickdarm 100
Perikard und Dreifacher Erwärmer 103

Das Leitbahnsystem 105
Versorgung und Verknüpfung 105
Symmetrie und Hierarchie des Leitbahnsystems 110
Der oberflächliche Energiefluß 111
Leitbahnen und die westliche Wissenschaft 112

Krankheitsursachen 114
Äußere Krankheitsursachen: klimatische Faktoren 115
Innere Krankheitsursachen: Emotionen 122
Sonstige Krankheitsursachen 124

3. DIAGNOSTISCHE VERFAHREN 131

Die Acht Leitkriterien 133
 Yin – Yang 133
 Innen – Außen 134
 Hitze – Kälte 135
 Fülle – Leere 136
Diagnose durch Befragung 139
 Die Zehn klassischen Fragen 140
Diagnose durch Inspektion 145
 Vitalität, Gebaren und Körperbau 145
 Haare, Gesichtsfarbe 145
 Ohren, Augen, Nase, Mund, Zähne 147
 Zungendiagnose 147
Diagnose durch Palpation 151
 Pulsdiagnose 151
 Palpation des Bauches und der Leitbahnen 154
Diagnose durch Gehör und Geruch 155
 Stimme, Atmung, Husten 155
 Körpergeruch 155
Von der Diagnose zur Therapie 156

4. QIGONG UND TAIJIQUAN 157

Was ist Qigong? 159
Die Schulen des Qigong 160
 Daoistisches Qigong 160
 Konfuzianisches Qigong 162
 Buddhistisches Qigong 163
 Taijiquan 165
Medizinisches Qigong im modernen China 167
Qigong in der Praxis 170
 Die äußeren Formen des Qigong 170

Drei Energiezentren im Körper: die Dantians 171
Vorstellungskraft, Atmung, Haltung und Bewegung 174
Zwei Grundübungen zum Ausprobieren 177
Qigong gegen Krankheiten 181

5. AKUPUNKTUR UND MOXIBUSTION 183

Alles Einbildung? Akupunktur und Placeboeffekte 185
Die Leitbahnen 188
Auf den Punkt gebracht 188
Die Ordnung der Akupunkturpunkte 189
Die Suche nach dem Punkt 197
Das Werkzeug: die Akupunkturnadel 198
Tut Akupunktur weh? 198
Nadeltechniken 200
Nadelstichtiefe 202
Behandlungsdauer und -frequenz 202
Moxibustion 204
Andere Formen der Akupunktur 207
Elektroakupunktur 207
Ohrakupunktur 208
Indikationen für Akupunktur und Moxibustion 210
Beispiele aus der Praxis 213
Fall 1: Panikattacken und Erschöpfung 213
Fall 2: Heuschnupfen 214

6. TUINA – CHINESISCHE HEILMASSAGE 215

Was bewirkt Massage? 218
Schmerzbehandlung 218
Erkrankungen des Bewegungsapparates 219
Regulierung der Leitbahnen und der Zang Fu 219

Grundtechniken und -prinzipien 221
   Die acht Grundtechniken 221
   Reizstärke und -art 222
Aufbau einer chinesischen Heilmassage 224
   Fallbeispiel 225
Indikationen für die chinesische Heilmassage 227

7. ERNÄHRUNG 229

Ernährung und Diätetik im Westen 229
Ernährung im Osten 232
Die Energetik der Nahrung 235
   Die thermische Wirkung der Nahrungsmittel 236
   Die fünf Geschmacksrichtungen 240
Allgemeine Regeln für die Präventivdiät 256
   Harmonische Ausgewogenheit der Ernährung 256
   Die Zubereitung der Nahrungsmittel 262 *Fasten 260*
   Wann, wie und wieviel Sie essen sollten 264
Prinzipien der Heildiät 267
   Fall 1: Milz-Qi-Mangel 268
   Fall 2: Aufsteigendes Leber-Yang 270

8. KRÄUTERHEILKUNDE 273

Die Hierarchie der Kräuter 274
Aufbau einer Rezeptur 278
Einnahme von Einzelkräutern 280
Darreichungsformen 282
Indikationen für chinesische Kräuter 284
   Akute Erkrankungen 284
   Chronische Erkrankungen 286
   Die konstitutionelle Behandlung 287

Westliche Kräuter für die TCM? 290
Tierprodukte und Potenzmittel 291

9. CHINESISCHE MEDIZIN IN DEUTSCHLAND 293

Wie die chinesische Medizin nach Europa kam 293
Die Entwicklung seit der Nachkriegszeit 296
Verschiedene Behandlungsansätze und Schulen 300
Heilpraktiker versus Ärzte 304
So erkennen Sie einen guten Praktiker 306
    Die Behandlungskosten 309

AUSBLICK 311
    Der ganzheitliche Ansatz 311
    Der symptomorientierte Ansatz 313
    Die «andere» Kultur 314

ANHANG 317
Adressen 317
    Gesellschaften und Berufsverbände 317
    TCM-Kliniken 319
    Qigong/Taijiquan 320
Literatur 322
    Quellenangaben 322
    Zum Weiterlesen 323
Abbildungsnachweis 330
Register 331
    Allgemeines Register 331
    Nahrungsmittel und Getränke 344
    Westliche Krankheitsbilder 349
Die Autorinnen 352

EINLEITUNG

Mit diesem Buch wenden wir uns vor allem an Menschen, die bereits bei einem Praktiker der chinesischen Medizin in Behandlung sind, sich in eine solche begeben möchten oder sich einfach erst mal über die Grundlagen und Möglichkeiten dieser faszinierenden Heilkunst informieren wollen. Aber auch denjenigen, die vorhaben, sich beruflich mit chinesischer Medizin zu beschäftigen, mag dieses Buch eine erste Orientierung liefern. Obwohl die chinesische Medizin auch im Westen mehr und mehr ausgeübt wird, besteht doch immer noch sehr viel Unklarheit darüber, auf welcher Basis sie eigentlich funktioniert, welche Therapieformen sie umfaßt und was sie zu leisten vermag.

Chinesische Medizin kann auf eine über 2000 Jahre alte schriftlich verbürgte Geschichte zurückblicken, und ihre Ursprünge lassen sich noch sehr viel weiter zurückverfolgen. Auch wenn sie sich nicht in wissenschaftlichen Laboren, sondern als Erfahrungsheilkunde entwickelt hat, so ist sie doch alles andere als eine einfache Volksmedizin, die auf die schnelle zu erlernen wäre. Freilich gibt es in China auch eine volksheilkundliche Tradition, die in Verbindung mit der seit langer Zeit professionell ausgeübten chinesischen Medizin steht. Sich aktiv um die eigene Gesundheit zu kümmern war und ist dort aus verschiedensten Gründen stets eine selbstverständliche Pflicht, die aber immer regelmäßige Konsultationen bei Heilkundigen umfaßte und sich nicht auf Selbstbehandlung beschränkte. Schon im ältesten Buch der chinesischen Medizin, dem «Klassiker des Gelben Kaisers zur Inneren Medizin» *(Huangdi Neijing)*, wird darauf hingewiesen, daß unsachgemäße medizinische Behandlung verantwortungslos sei und bekämpft werden müsse: «Denn wird eine Krankheit nicht vollständig ausgeheilt, kann leicht eine neue Krankheit entstehen oder die alte Krankheit wieder aufleben.»

In diesem Sinne wollen wir in diesem Buch nicht etwa Anleitungen geben, um sich selbst zu diagnostizieren oder gar zu behandeln, sondern vielmehr ein Verständnis für die komplexen, vielschichtigen Konzepte der chinesischen Medizin schaffen. Dabei liegt es uns vor allem am Herzen, die grundlegenden Unterschiede in der Denk- und Herangehensweise zwischen chinesischer Medizin und westlicher Schulmedizin deutlich zu machen. Gesundheit und Krankheit werden in diesen beiden Ansätzen grundsätzlich verschieden gedacht, und wer sich nicht mit dem energetischen Konzept der chinesischen Medizin vertraut macht, der kann auch die einzelnen Therapieformen nicht begreifen bzw. reduziert sie auf bloße Techniken.

Da hierzulande leider so manches als chinesische Medizin verkauft wird, was es im Grunde gar nicht ist – nicht jeder, der Akupunkturnadeln sticht, handelt nach den Regeln der traditionellen Kunst –, ist es darüber hinaus unser Anliegen, der Leserin und dem Leser Kriterien an die Hand zu geben, die ihr und ihm bei der Suche nach einer kompetenten Praktikerin oder einem kompetenten Praktiker* helfen.

Das Buch gliedert sich in neun Kapitel:

Die ersten drei Kapitel widmen sich den Grundlagen der chinesischen Medizin. Sie umfassen sowohl die geschichtliche Entwicklung als auch die wichtigsten Begriffe und Konzepte sowie die diagnostischen Methoden. In den Kapiteln vier bis acht stellen wir die verschiedenen Therapieformen der chinesischen

---

* Um den Lesefluß nicht unnötig zu unterbrechen, beschränken wir uns im folgenden in der Regel auf die männliche Form. Frauen sind damit aber selbstverständlich genauso angesprochen wie Männer.

Medizin dar: Qigong, Akupunktur, Tuina-Massage, Ernährung und Kräuterheilkunde. Das neunte Kapitel schließlich skizziert die Entwicklung der chinesischen Medizin in Deutschland, ihren derzeitigen Stand und ihre Perspektiven.

Die Auseinandersetzung mit chinesischer Medizin ist mehr als nur eine Beschäftigung mit irgendeiner therapeutischen Methode. Die Philosophie, die ihr zugrunde liegt, kann uns viele Anregungen geben, die weit über den medizinischen Bereich hinausreichen. Insofern hoffen wir, daß wir mit diesem Buch einen Beitrag zur Anerkennung der chinesischen Medizin im Westen leisten. Wir hoffen, darüber hinaus Impulse geben zu können für ein ganzheitlich orientiertes Denken in bezug auf unser gesellschaftliches Leben, unseren Umgang mit uns selbst und mit der Natur.

Hamburg, im Januar 1997
Ilona Daiker
Barbara Kirschbaum

1. DIE GESCHICHTE DER CHINESISCHEN MEDIZIN

Medizin im alten China – 2000 Jahre Tradition

In über 2000 Jahren formte sich die chinesische Medizin insbesondere durch die Auseinandersetzungen mit den beiden Hauptströmen des chinesischen philosophischen Denkens, dem Daoismus und dem Konfuzianismus, zu einem umfassenden System der Diagnose und diverser Therapieformen. Die Akupunkturlehre und die Kräuterheilkunde, die sich zwar größtenteils unabhängig voneinander, jedoch parallel zueinander entwickelten, wurden zu den beiden großen Pfeilern der chinesischen Medizin.

Im folgenden wollen wir die Entfaltung der chinesischen Medizin durch die Jahrhunderte skizzieren, um Ihnen den heutigen Stand der chinesischen Medizin besser verständlich zu machen.

Schamanismus und die Ursprünge der Akupunktur

Die Ursprünge der Akupunktur reichen in eine Zeit zurück, die vom Schamanismus geprägt war. Wenn man sich mit dieser Zeit beschäftigt, wird die Quellenlage dürftig, und man wird stets mit einer unentwirrbaren Mischung aus Mythos und Realität konfrontiert. Vermutlich wurde das Eindringen mit spitzen Gegenständen in die Haut zu medizinischen Zwecken etwa 2000 Jahre v. u. Z. durchgeführt. Die hierzu benutzten «Akupunkturnadeln» wurden wahrscheinlich aus Knochen/Steinen hergestellt.

In der Shang-Dynastie (1800–1600 v. u. Z.) glaubte man, daß Krankheit durch den Fluch eines oder mehrerer Ahnen verursacht werde. Besonders den nahestehenden Verstorbenen wurde die Verbreitung von bösen oder guten «Einflüssen» nachgesagt. Von ihrem Wohlwollen schienen Krankheit und Gesundheit abzuhängen, und es galt deshalb, auf die eine oder andere Art mit ihnen in Kontakt zu treten. Für die Heilung solcher von böswilligen Ahnen oder Dämonen verursachten Krankheiten waren schamanistische Priester, die sogenannten Wu (*Wu* – Zauberei), zuständig. Ihre Dämonenmedizin bestand aus exorzistischen Maßnahmen, die der Vertreibung bösartiger Geister dienten. Zu diesen Maßnahmen gehörte es zum Beispiel, in großen Scharen schreiend in das Haus eines Befallenen zu laufen und dabei wild mit Lanzen in die Luft zu stechen. In Anlehnung an diese Praktiken wurde auch das Einführen von Nadeln in den Körper eingesetzt. Man hoffte, das Nadelstechen würde die in den Körper eingedrungenen Dämonen töten.

Es existieren jedoch auch andere Legenden über den Beginn der Akupunktur. So etwa die Geschichte von einem Mann, der auf die Wirkungsweise der Akupunktur aufmerksam wurde, weil seine Beschwerden nach einer Verletzung durch einen Pfeil verschwanden. Diese Legende verweist auf eine andere wichtige Wurzel der chinesischen Medizin, nämlich die genaue Beobachtung der Natur und der körperlichen Vorgänge, den Beginn einer empirisch begründeten Naturheilkunde also.

Wie auch immer diese verschiedenen Aspekte zusammengewirkt und gemeinsam zur Entwicklung der Akupunktur beigetragen haben mögen: Der Glaube, daß Dämonen Krankheiten verursachen, hatte noch für lange Zeit Bestand. So trugen die meisten Menschen auch in der ereignisreichen Han-Zeit (206 v. u. Z. – 220 n. u. Z.) noch immer aus Gold, Jade oder Holz gefertigte Amulette, die häufig mit giftigen Substanzen beschichtet waren und die Funktion hatten, böse Geister abzuwehren.

Eine spätere Variante der bösen Geister war der «schlechte Wind», von dem man annahm, daß er bis ins Innere des Körpers vordringen würde. Die Schamanen, die derart verursachte Krankheiten behandelten, versuchten nicht nur, die Dämonen oder den schlechten Wind zu vertreiben, sondern stellten durch bestimmte Rituale auch gute Beziehungen zu höheren Göttern her, die wiederum dabei helfen sollten, diese bösen Einflüsse zu kontrollieren. Ihre Aufgabe bestand außerdem darin, Klimakatastrophen abzuwenden und zum Beispiel den Regen herbeizutanzen, wenn er ausblieb. Dieser Regentanz mußte so ausgeführt werden, daß der Schamane vor Schweiß triefte. Die Menge der Schweißperlen, so das schamanistische Entsprechungsdenken, wurde in Verbindung gesetzt zu der Menge des zu erwartenden Regens.

Vielleicht wurde mit dieser Art des Denkens und der Wahrnehmung der Grundstein für das System der Entsprechungen, das später in der Lehre von den Fünf Wandlungsphasen wieder auftrat, gelegt. Sicher aber ist, daß der Dämonenglaube die Schicksalsgläubigkeit und unsichere Position eines Menschens innerhalb eines von Kriegen gebeutelten Landes reflektierte. Je unstabiler die ökonomische und politische Situation des Reiches wurde, desto stärker war die Zuwendung zu Aber- und Dämonenglauben, der bis heute besonders im Volksdaoismus seinen Platz hat und aus den Anfängen der chinesischen Medizin nicht wegzudenken ist.

«Der göttliche Landmann» und die Anfänge der Kräuterheilkunde

Auch die Ursprünge der Kräuterheilkunde sind sagenumwoben. So erzählt zum Beispiel ein chinesisches Volksmärchen die Geschichte von einem Bauern, der vor seiner Hütte eine Schlange erschlagen wollte. Mehrfach glaubte der Bauer, die Schlange, die nach seinen Schlägen leblos am Boden gelegen hatte, sei tot – aber immer wieder wurde sie gesund. Eines Tages beobachtete er die Schlange und stellte fest, daß sie mit letzter Kraft zu einem Kraut kroch und davon fraß. Auf diese Weise, so will es das Märchen, wurde San Qi *(Panax Notoginseng)* entdeckt, eine Heilpflanze, die sich insbesondere während der kriegerischen Auseinandersetzungen in China als wirksames Mittel gegen im Kampf erworbene Wunden erwies und noch heute eine wichtige Stellung im Kräuterarsenal der chinesischen Medizin einnimmt.

Als mythischer Begründer der Kräuterheilkunde gilt Shen Nong. Nach einer Legende soll der «göttliche Landmann» Shen Nong in prähistorischen Zeiten den Grundstein für die sogenannte Ackerbauschule gelegt haben. Er brachte den Bauern bei, ihre Felder zu bestellen und zu ernten. Außerdem probierte er unzählige Kräuter und kategorisierte sie nach Geschmack und Wirkungsweise.

Shen Nongs Wirken wurde folgendermaßen beschrieben: «Im Altertum ernährte sich das Volk von Kräutern und trank Wasser. Es sammelte die Früchte der Bäume und aß das Fleisch der Muscheln. Oftmals litt es unter Krankheiten und Vergiftungen. Da lehrte Shen-Nung das Volk erstmals, die 5 Kornarten zu säen und das Land danach zu betrachten, ob es trocken oder feucht, fett oder steinig, in Höhen oder Niederungen gelegen sei. Er probierte die Geschmacksrichtungen aller Kräuter und (untersuchte) die Wasserquellen, ob sie süß oder bitter seien. Auf diese Weise ließ er das Volk wissen, was es vermeiden müsse und wo es sich hinwenden könne. Zu jener Zeit traf Shen-Nung an einem einzigen Tag auf 70 (Kräuter, Wasser etc.) mit arzneilicher Wirkkraft.» (Unschuld, S. 80)

Schon zur westlichen Han-Zeit (206 v. u. Z. - 9 n. u. Z.) entstand in Anlehnung an die mythische Figur «Shen Nong» das *Shen Nong Ben Cao*, eine Kräuter- und Arzneimittelsammlung mit 365 Einträgen. In dieser Sammlung befindet sich ein Großteil der auch heute wichtigen Kräuter wie z. B. die Engelswurzel, *Dang Gui*, oder das Meerträubelkraut, *Ma Huang*.

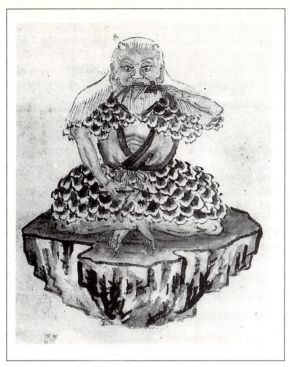

Abb. 1 *Shen Nong, «der göttliche Landmann»*

Konfuzianismus – harmonische Ordnung durch tugendhaftes Verhalten

Durch die Lehre des Kong Zi, bei uns als Konfuzius bekannt, (551–479 v. u. Z.), des Begründers des Konfuzianismus, wurde der Dämonenglaube zurückgedrängt. Das Konzept des schlechten Windes und der bösen Geister wurde abgelöst durch das Konzept des Qi, der Lebensenergie. Dieses Konzept sollte sich später wie ein roter Faden durch die verschiedenen Ansätze der chinesischen Medizin ziehen.

Der Konfuzianismus war eine rational geprägte soziale Staats- und Sittenlehre, welche die Position des Kaisers und das System der Beamtengelehrten und deren Institutionen untermauerte. Ausgehend von der Annahme, das Universum folge einer harmonischen Ordnung, die auf einem Gleichgewicht von polaren Kräften (Yin/Yang) beruhe, appellierte Konfuzius an die moralische Natur des Menschen. Nur durch die Entfaltung der fünf Tugenden Güte, Gerechtigkeit, Anstand, Weisheit und Aufrichtigkeit könne der Mensch sich in diese harmonische Ordnung einfügen.

Spekulationen über Leben und Tod sowie über Fragen der Natur hatten nur wenig Raum innerhalb dieser Lehre, die sich im wesentlichen auf gesellschaftliche Ordnungsvorstellungen konzentrierte. Insofern spielte die Medizin für den Konfuzianismus eher eine untergeordnete Rolle, ja die Ärzte hatten sogar lange Zeit einen relativ schlechten Stand innerhalb der konfuzianischen Gesellschaft, die von den Beamtengelehrten dominiert wurde. Deshalb gab es lange Zeit lediglich akademische Prüfungen für die Anwärter auf diese Beamtenposten, wobei ausschließlich die konfuzianische Philosophie geprüft wurde. Erst ab 1188 wurde auch in den medizinischen Wissenschaften geprüft, und die erfolgreichen Kandidaten stiegen in den Rang von Gelehrten auf, wurden sogenannte konfuzianisch gebildete Ärzte und genossen ein entsprechendes Ansehen.

Die dem Konfuzianismus zugrundeliegende Weltanschauung verband die Aufrechterhaltung der individuellen Gesundheit mit der Einhaltung bestimmter gesellschaftspolitisch motivierter Verhaltensvorschriften wie z. B. mit korrektem Verhalten den Eltern oder dem Staat gegenüber.

Fehlverhalten auf dieser Ebene wurde als mögliche Krankheitsursache interpretiert. Konfuzius befürwortete die strikte Einordnung eines jeden einzelnen Gesellschaftsmitgliedes in eine straffe, normgebundene Organisationsform. Dabei mußte ein jeder Verantwortung übernehmen und gleichzeitig seine spezifische hierarchische Position mit Würde akzeptieren. Diese Einstellung begünstigte auch die Akzeptanz des Entsprechungssystems der Fünf Wandlungsphasen. In dieser Lehre werden die einzelnen

Organsysteme als Herrscher, Minister usw. bezeichnet, die genau definierte Aufgaben zu erfüllen haben. Das Anliegen des Konfuzianismus, mittels einer geordneten Sozialstruktur Harmonie herzustellen, fand somit auch im medizinischen Denken seinen Ausdruck. Außerdem trug die Pietät der Konfuzianer gegenüber den Ahnen dazu bei, daß das Sezieren von Leichen in der Geschichte der chinesischen Medizin kaum je durchgeführt wurde.

Daoismus – Unsterblichkeit im Einklang mit Natur und Kosmos

Einen sehr starken Einfluß auf die Entwicklung der chinesischen Medizin hatte auch der Daoismus. In dem ersten Klassiker der chinesischen Medizin, dem *Huangdi Neijing*, finden sich denn auch einige Gedanken von Laozi, der im 6. Jahrhundert v. u. Z. gelebt hat. Laozi gilt als Vater des Daoismus. In seinem weltweit in vielen Übersetzungen vorliegenden Werk *Daodejing* (Das Buch vom Weg und der Kraft/Tugend), einem der großen Klassiker der chinesischen Philosophie, schrieb er die Essenz des Daoismus nieder.

Auch im Daoismus kehrt der Gedanke von einem geordneten Universum wieder. Der in dem Wort Daoismus enthaltene Begriff Dao ist ein gedankliches Gemeingut von Konfuzianismus und Daoismus. Dao, manchmal auch mit Weg übersetzt, ist ein allumfassender Begriff für die große Harmonie, die den Menschen in eine Ordnung von Natur, Kosmos und Universum stellt. Während die Konfuzianer ein Leben anstrebten, das von moralisch korrektem Verhalten diktiert wird, war es für die Daoisten wichtig, sich auf einer spirituellen Ebene weiterzuentwickeln. War Konfuzius handlungsorientiert und auf ein gesellschaftliches Leben ausgerichtet, so lehrte Laozi, daß der Mensch sein persönliches Gleichgewicht nur dann finden könne, wenn er sich der höheren Ordnung unterwerfe in einem Akt des Nicht-Tuns *(Wu Wei)*. Seiner Auffassung nach sollte der Mensch nicht in den Lauf der Dinge

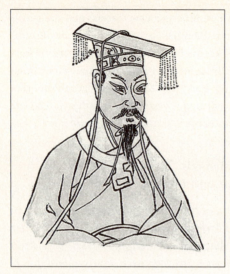
Abb. 2 *Huangdi*

eingreifen, sondern vielmehr versuchen, sich diesem anzupassen und im Fluß mit dem Dao zu leben.

Erklärtes Ziel der Daoisten war es also, ein Leben im Einklang mit der Natur zu führen, in dem die natürlichen Gesetzmäßigkeiten beachtet werden. Sie glaubten, daß die Menschen vom Himmel eine von vornherein festgelegte Lebenszeit zugeteilt bekämen, die zwischen 100 und 120 Jahre betrage, und daß es von der Lebensführung eines jeden abhänge, ob er dieses Alter auch erreiche.

So beginnt das *Huangdi Neijing* mit einer Frage des Gelben Kaisers an seinen Hofarzt Qi Bo: «Ich habe gehört, daß in den alten Zeiten die Menschen 100 Jahre alt wurden, aber heute leben sie nur 50 Jahre. Warum ist die heutige Zeit so unterschiedlich?» Qi Bos Antwort: «In den alten Zeiten, da war das Modell der Menschen Yin und Yang, sie stellten sicher, daß eine Harmonie zwischen Geist (Yang) und Körper (Yin) hergestellt war. Der Mensch kann den Gesetzmäßigkeiten von Yin und Yang nicht entkommen, denn seine Gesundheit hängt von diesen beiden gegensätzlichen Kräften ab.»

Grundsätzlich ging bzw. geht es den Daoisten darum, die einem Menschen zugemessenen 100 bis 120 Lebensjahre bei bester Gesundheit und in guter Geistesverfassung zu erreichen. Es entwickelte sich innerhalb des Daoismus jedoch auch eine spirituelle Heilslehre, die vom Verlangen nach Unsterblichkeit geprägt war und deren Anhänger nach einer mystischen Insel im Ostmeer suchten. Dort vermuteten sie eine Pflanze, der sie die Kraft zusprachen, Unsterblichkeit zu verleihen. Diese Idee fand auch bei einigen mächtigen, aber sterblichen Herrschern zeitweise großen Anklang. Auf der Suche nach dem sogenannten Elixier des Lebens führte man komplizierte Experimente mit Heilmitteln durch, die so manchen Probanden das Leben kosteten. Alchimisten und Botaniker wurden zu einflußreichen Persönlichkeiten an den kaiserlichen Höfen.

Der Wunsch der Daoisten nach Unsterblichkeit oder doch zumindest nach hohem Alter führte zur Entwicklung vieler gesundheitsfördernder Praktiken, die auch heute noch angewandt werden. Dazu gehören zum Beispiel sexuelle Praktiken, die verhindern, daß der Mann beim Geschlechtsverkehr Samen verliert. Samenverlust wird in dieser Tradition – und auch in der TCM – gleichgesetzt mit einem Verlust von Lebensessenz und ist deshalb in Maßen zu halten, während der Geschlechtsakt an sich als gesundheitsförderlich betrachtet wird, da es hier zu einem erwünschten Austausch von Yin und Yang kommt.

Aber auch Atemtechniken und gesundheitsfördernde Übungen wie das Qigong, diätetische Maßnahmen und die Einnahme von bestimmten Arzneimitteln, wie z. B. wildwachsendem Ginseng, gehörten zu den lebensverlängernden Maßnahmen. Deshalb schlugen viele Daoisten den Weg zur Drogenkunde und zur Alchimie ein. Über die Zufuhr bestimmter Substanzen wie z. B. von Zinnober (Quecksilbersulfid) erhofften sie sich eine Verlängerung der Lebenszeit.

Auch wenn uns manche dieser Experimente heute absurd erscheinen mögen: Die Suche nach lebensverlängernden Kräutern und Substanzen und die Entwicklungen von energetischen Übungen für ein gesundes, langes Leben haben entscheidend zur Entwicklung des prophylaktischen Aspektes in der chinesischen Medizin beigetragen. Nicht die Behandlung von Leiden steht hier im Vordergrund, sondern die Erhaltung bzw. Stärkung der Gesundheit.

Die Entstehung der wichtigsten Theorien

Mit dem Konzept von Yin und Yang und der Lehre von den Fünf Wandlungsphasen werden wir uns im nächsten Kapitel noch ausführlich beschäftigen. An dieser Stelle wollen wir lediglich auf ihre große Bedeutung für die Entwicklung der chinesischen Medizin hinweisen und uns vorerst mit einer kurzen Erklärung begnügen.

Das Konzept von Yin und Yang

Das Konzept von Yin und Yang, dessen Ursprünge nicht genau bekannt sind, wurde zum erstenmal im *Yijing*, dem berühmten Buch der Wandlungen, das aus der Zhou-Dynastie (16. Jh. – 221 v. u. Z.) stammt, erwähnt. Dieses Konzept stammt wie auch die Lehre von den Fünf Wandlungsphasen aus der vordaoistischen Zeit, wurde jedoch sowohl vom Daoismus als auch von allen möglichen Denkrichtungen immer wieder aufgegriffen. Man kann wohl ohne Übertreibung sagen, daß das Konzept von Yin und Yang jeden Aspekt der chinesischen Kultur mitbeeinflußt hat, seien es nun Metaphysik, Politik, Medizin oder Kunst. Es besagt, daß alle Ereignisse und Erscheinungsformen das Produkt des Zusammenwirkens zweier polarer Kräfte oder Prinzipien sind. Yin stellt das Prinzip des Weichen, Schwachen, Dunklen, Kalten, Weiblichen dar, Yang das des Harten, Starken, Hellen, Warmen, Männlichen.

Die Lehre von den Fünf Wandlungsphasen

Tsou Yen (305–240 v. u. Z.), dem prominentesten Denker der Yin/Yang-Schule, wird nachgesagt, daß er das Konzept von Yin und Yang mit der Lehre von den Fünf Wandlungsphasen vereinigt hat. Diese ergänzt den Dualismus der Yin/Yang-Theorie durch die Idee einer kontinuierlichen Rotation, einer zyklischen Bewegung. Jedes Ding, jedes Phänomen, egal ob Farben, Töne, Himmelsrichtungen, Jahreszeiten, Geschmacksrichtungen, Organe oder Emotionen, wird entsprechend seiner energetischen Qualität einer bestimmten Wandlungsphase zugeordnet, und jeder Vorgang, jede Veränderung wird durch die permanente Wechselwirkung dieser Wandlungsphasen aufeinander erklärt.

Von der Zauberei zur Wissenschaft – die Han-Dynastie

Während der Han-Dynastie (206 v. u. Z.–220) bewegte sich die chinesische Medizin aus dem mythenumwobenen Zeitalter des Schamanismus und der Anfänge der Naturheilkunde gewissermaßen in den Bereich der Wissenschaftlichkeit hinein. Seit der westlichen Zhou-Dynastie (1122–771 v. u. Z.) hatte sich die Heilkunst langsam von der Zauberei entfernt. Auf die *Wu*, die schamanistischen Heiler, waren die *Yi*, die ersten Ärzte, gefolgt. Ebenfalls zu Beginn der Zhou-Dynastie war auch zum erstenmal der Begriff *Yao* für Medizin aufgetreten. Yao heißt in seiner ursprünglichen Bedeutung soviel wie «Gräser, die Krankheiten heilen».

In der Han-Dynastie, die fast viereinhalb Jahrhunderte andauerte, wurde die Heilkunst nun bereits berufsmäßig ausgeübt. Es war eine Zeit, in der sich die Künste, die Wissenschaften und die Philosophie auf kraftvolle Weise formierten. In dieser Ära entstanden sowohl der Konfuzianismus als auch der Daoismus. Für die Entwicklung der chinesischen Medizin hatte die Han-Dynastie eine entscheidende Bedeutung. Alle wesentlichen Elemente

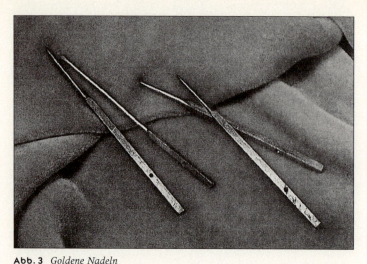

Abb. 3 *Goldene Nadeln*
Es ist sicherlich kein Zufall, sondern spricht für den hohen Stellenwert der Akupunktur, daß im Grab eines Mitgliedes des Kaiserhauses Akupunkturnadeln gefunden wurden, die aus der Han-Zeit stammen. Diese Nadeln waren aus Gold und Silber und hatten neun verschiedene Formen, die jeweils bei verschiedenen Krankheiten verwendet wurden.

der chinesischen Medizin wurden in dieser Zeit entwickelt und etabliert. Viele medizinische Klassiker, deren Inhalte bis heute hoch geschätzt sind und in der medizinischen Praxis noch immer Anwendung finden, haben ihre Wurzeln in dieser Zeit.

Allmählich entwickelte sich ein immer größeres und genaueres Verständnis für die Struktur des Körpers und für diverse Krankheitsursachen. Obwohl Obduktionen an Leichnamen offiziell nicht gestattet waren, gab es doch Ansätze zu anatomischen Betrachtungen von Organen. Man unterschied zwischen den sechs Palästen (den sogenannten Hohlorganen: Magen, Dünndarm, Dickdarm, Blase, Gallenblase, Dreifacher Erwärmer) und den fünf Speichern (den sogenannten soliden Organen: Herz, Lunge, Leber, Milz, Niere) und brachte deren Funktionsweisen und Zusammenspiel mit der Dynamik der Fünf Wandlungsphasen in Verbindung. Außerdem entstanden Karten über die Verläufe der Leitbahnen (Meridiane), die von den sechs Palästen und den fünf Speichern ausgehen, und man definierte anatomisch genau die auf diesen Leitbahnen liegenden Akupunkturpunkte.

Der erste Klassiker der chinesischen Medizin – *Huangdi Neijing*

Dieses Wissen wurde in dem ersten und bedeutendsten Klassiker der chinesischen Medizin, dem *Huangdi Neijing*, das sich in zwei Teile gliedert, festgehalten. Der erste Teil, das *Su Wen* (einfache Fragen), beschäftigt sich recht systematisch mit dem Fluß des Qi (Lebensenergie), seiner Produktion und Verteilung im Körper. Thematisiert werden außerdem Krankheitsursachen, Symptomatik und Diagnostik von Krankheiten sowie Arzneimittel und Lebensmittel zur Erhaltung der Gesundheit und zur Behandlung von Krankheiten. Aber auch Bereiche, die wir zunächst weniger mit Medizin in Verbindung bringen wie die Astronomie, meteorologische und geographische Phänomene, finden im *Su Wen* Erwähnung. Das *Lingshu* (geisthafte Problemstellungen), der zweite Teil des Buches, setzt sich mit Fragen und Problemen der Therapieformen, insbesondere jedoch mit der Akupunktur auseinander.

Dieser Klassiker der chinesischen Medizin wurde nicht etwa von einem Menschen innerhalb weniger Jahre geschrieben, sondern entwickelte sich über Jahrhunderte. Sein teilweise widersprüchlicher Inhalt unterlag vielen Einflüssen verschiedener Ärzte aus mehreren Dynastien, die ihre Beiträge zu diesem Werk leisteten. Der Legende nach wird die Entstehung dieses Werkes jedoch dem legendären Gelben Kaiser Huangdi, der 3000 Jahre v. u. Z. gelebt haben soll, zugesprochen. Das nach ihm benannte *Huangdi Neijing* wird bis heute sowohl im Osten als auch im Westen als Grundlagentext für das Studium der chinesischen Medizin benutzt.

Bekannt ist, daß das *Huangdi Neijing* im 8. Jahrhundert von dem Daoisten Wang Ping systematisch zusammengestellt wurde.

Zu dieser Zeit wurden Krankheitsursachen bereits sehr präzise und naturwissenschaftlich orientiert beschrieben. So wurde z. B. das Eindringen von klimatischen Faktoren wie Kälte, Trockenheit, Hitze, Feuchtigkeit und Wind durch Nase, Mund und Haut insbesondere für das Auftreten von akuten Krankheiten verantwortlich gemacht. Als innere Krankheitsursachen erkannte man u. a. Qi-Blockaden in den Leitbahnen sowie Mangel- oder Überflußerscheinungen in den Palästen oder Speichern (Organen bzw. Funktionskreisen).

Der Star-Arzt der Han-Dynastie – Zhang Zhongjing

Die Han-Dynastie brachte einige große Ärzte hervor. Eine herausragende Figur war Zhang Zhongjing, der Autor des *Shang Han Lun* (Abhandlung über schädigende Kälte und andere Krankheiten), der in der späten Han-Dynastie zwischen 150 und 219 lebte. In seiner Studie entwickelte er ein systematisches diagnostisches und therapeutisches System für lebensgefährliche Infektionskrankheiten, das vor allem auf der Annahme beruhte, daß diese akuten Erkrankungen durch äußere Kälte ausgelöst werden.

Zhang Zhongjing war Literaturwissenschaftler und kam aus reiner Not zur Medizin. Mehr als 200 Mitglieder seiner Familie waren an fieberhaften Erkrankungen gestorben, da in der Provinz, in der er lebte, viele Epidemien, die mit hohem Fieber einhergingen, grassierten. Genaue Beobachtung des Krankheitsprozesses versetzte ihn in die Lage, neben präzisen diagnostischen Angaben auch die verschiedenen Stadien, die akute Erkrankungen zu durchlaufen pflegen, exakt zu beschreiben.

Auf diese Weise begründete Zhang Zhongjing das sogenannte Sechs-Schichten-Modell. Innerhalb dieses Modells stellen Haut und Muskulatur die erste Schicht dar, die eine Schutzfunktion hat, was das Eindringen von äußerer Kälte, Wind und Feuchtigkeit betrifft. Wird diese Schicht verletzt, dann hat der Patient Symptome wie Schnupfen, Fieber, Glieder- und Kopfschmerzen. Wird die Krankheit in diesem Stadium nicht geheilt, so kann sie entsprechend dem Schichten-Modell immer weiter ins Innere des Körpers vordringen, bis schließlich die Funktionen der inneren Organe beeinträchtigt werden. Das sechste, tiefste und damit gefährlichste Stadium ist gekennzeichnet von Schwäche, Fieber, Durchfall, Hitzegefühlen im oberen und Kältegefühlen im unteren Teil des Körpers.

Zhang Zhongjing stellte einige hundert Kräuterrezepturen für die verschiedenartigsten Manifestationen von Erkältungskrankheiten zusammen, die bis heute eingesetzt werden und äußerst effektiv sind. In Japan bilden die Kräuterrezepte des *Shang Han Lun* den Mittelpunkt der dort praktizierten Kräutermedizin *(Kampo)*.

Blütezeit – die Tang-Dynastie

Es dauerte noch weitere 400 Jahre, bis die chinesische Kultur und Medizin ihre Glanzperiode erreichen sollte. Vom Ende der Han-Dynastie über die Sui-Dynastie (581–618) bis zum Beginn der Tang-Dynastie (618–906) traten viele große Gelehrte hervor, die den Grundstock für ein immer größeres medizinisches Verständnis legten, das noch differenziertere und präzisere diagnostische und therapeutische Modelle hervorbrachte.

China nahm während der Tang-Dynastie gewaltige Ausmaße an. Im Jahre 589, kurz vor dem Ende der Sui-Dynastie, war das chinesische Reich vereinigt worden, und die langen Kriege hatten endlich ein Ende gefunden. Konsequenterweise stieg die Bevölkerungszahl jetzt drastisch an, und man zählte bereits zu Beginn der Tang-Dynastie 9 Millionen Haushalte. China war zur Zeit der Tang-Dynastie weltweit das mächtigste, ökonomisch stabilste und kulturell am weitesten entwickelte Reich. Den Bauern wurde Land zurückgegeben, und gleichzeitig führte man ein gerechteres Steuersystem ein. Kaufleute aus Arabien, Persien und Indien brachten neue Waren, Früchte und Heilkräuter. Auch die Erfindung des Buchdrucks fiel in diese Zeit.

Bedingt durch die vielen Reisenden, die vor allem aus anderen asiatischen Regionen stammten, wurde China zu einem Zentrum des Austausches für Menschen verschiedener Glaubensrichtungen. Anhänger des Konfuzianismus, Daoismus und Buddhismus trafen hier friedlich aufeinander und traten in fruchtbare Diskussionen miteinander ein, die auch das Gebiet der Medizin beeinflußten.

Bereits in der Sui-Dynastie hatte sich der Einfluß des aus Indien kommenden Buddhismus, der das Potential zu haben schien, dem ungeeinigten chinesischen Reich eine führende Weltanschauung zu geben, vergrößert. So war denn auch Sun Simiao (581–682), einer der bedeutendsten Ärzte der Tang-Dynastie, praktizierender Buddhist. Obwohl er von den beiden ersten Kaisern der Tang-Dynastie das verlockende Angebot erhielt, für sie als Leibarzt zu arbeiten, lehnte er beide Male ab, weil er sich lieber auf seine Praxis konzentrieren wollte. Von seiner humanistischen Position aus hielt er es für wichtiger, die Krankheiten des einfachen Volkes zu erforschen, als den Mächtigen zu dienen.

Sun Simiao stellte einen noch engeren Zusammenhang zwischen Ernährung und Medizin her und leistete auf diesem Gebiet Hervorragendes. Außerdem entwickelte er die für die chinesische Medizin so wichtige Zungendiagnose weiter, schrieb zahlreiche wichtige medizinische Abhandlungen, unter anderem über Akupunktur und Pulsdiagnose. Sein Werk *Qianjin You Fang* (Wichtige Rezepte, die 1000 Goldstücke wert sind) bildet noch heute die Grundlage für viele Verschreibungen in der chinesischen Arzneimittelpraxis.

Noch heute gilt Sun Simiao aufgrund seiner Vielseitigkeit und seiner Ethik als Vorbild für viele Praktizierende der chinesischen Medizin. Erstaunlich, daß selbst Sun Simiao einem gewissen Dämonenglauben angehangen zu haben scheint. So nannte er z. B. dreizehn Akupunkturpunkte – mit genauer Angabe ihrer Lokalisation – sowie 32 Heilkräuter zur Einnahme, die der Behandlung von dämonenbedingten Erkrankungen dienen sollten.

In der Tang-Dynastie wurde erstmals ein kaiserliches Medizinalbüro eingerichtet, dem die Aufgabe zufiel, das Medizinstudium zu organisieren. Die Bedeutung dieses Büros sollte allerdings noch einige Zeit eher gering bleiben und sich erst in der Sung-Dynastie (960–1279) vergrößern.

Der Staat greift ein – die Sung-, Ming- und Ching-Dynastien

Die *Sung-Dynastie* (960–1279) sollte große Veränderung im Leben der Chinesen und auch auf dem Gebiet der Medizin mit sich bringen. Nachdem der Zusammenbruch der Tang-Dynastie in den darauffolgenden 50 Jahren zu einer Desintegration des Reiches und einigen kurzlebigen Dynastien geführt hatte, wurde das Land erst in der Sung-Dynastie wiedervereinigt. Diese Zeit wurde charakterisiert durch das ständige Wachstum der Städte und durch die ansatzweise Zerstörung der Institution der Großfamilie, die bis dahin auch im Hinblick auf die medizinische Versorgung eine entscheidende Rolle gespielt hatte. Die Landflucht vieler Chinesen führte nun dazu, daß viele der neuen Städter niemanden hatten, der sie im Krankheitsfall betreuen konnte. Der Staat war also dringend gefordert, ein öffentliches Gesundheitssystem zu etablieren.

Um 1076 verfügte der chinesische Staat die Einrichtung von Apotheken und Hospitälern. Die zunehmende Urbanisierung machte außerdem Maßnahmen zur Aufrechterhaltung der öffentlichen Hygiene notwendig. Berufsstände wie Straßenfeger und Exkrementensammler wurden ins Leben gerufen, und auch die Einführung von Spucknäpfen, die in China noch heute zu sehen sind, soll in diese Zeit fallen. Einigen Berichten zufolge wurden in dieser Zeit auch die ersten Pockenimpfungen durchgeführt.

Im Rahmen der Etablierung eines öffentlichen Gesundheitswesens wurde nun auch die ärztliche Ausbildung systematisiert. Im Jahre 1078 wurde das große Medizinalamt, das in der Tang-Dynastie gegründet worden war, unabhängig vom kaiserlichen Hof und entwickelte Normen für medizinische Ausbildungsgänge. Die diesem Amt assoziierte Ärzteschule stellte circa 300 Ausbildungsplätze zur Verfügung. Es gab nun strenge staatliche Examina und somit eine überprüfbare Qualität der Ärzte. Erstmals wurde außerdem Spezialisierung in verschiedenen Fachrichtungen angestrebt, was die allgemeine Tendenz zur Spezialisierung in der herrschenden Klasse der chinesischen Gesellschaft zu dieser Zeit reflektierte.

Auch in der *Ming-Dynastie* (1368–1644) gab es hervorragende Ärzte und Gelehrte. Erwähnt werden muß insbesondere der Autor des *Ben Cao Gang Mu*, einer großen medizinischen Enzyklopädie: der berühmte Arzt Li Shi Zhen (1518–1593). (Abb. 4) Er beschrieb und systematisierte über einen Zeitraum von 27 Jahren insgesamt 1892 Arzneimittel, wovon 374 zum erstenmal in einem medizinischen Werk auftauchten. Diesen Monographien einzelner Arzneimittel fügte er 10 000 Rezepte hinzu, welche die Anwendung der verschiedenen Kräuter illustrieren. Darüber hinaus systematisierte Li Shi Zhen die Pulsdiagnose. Die von ihm definierten 28 Pulse werden auch heute noch zur Beschreibung der Pulsbilder herangezogen. Seiner Zeit voraus, schlug er außerdem Maßnahmen zur Desinfektion vor, wobei die Kleider von akut Erkrankten in heißen Dampfbädern eingeweicht wurden, um die Angehörigen vor Ansteckung zu bewahren. Insgesamt schrieb Li Shi Zhen 17 medizinische Bücher.

Li Shi Zhens Enzyklopädie *Ben Cao Gang Mu* fand nicht nur in China weite Verbreitung, sondern wurde schon damals ins Englische, Französische, Deutsche, Japanische, Koreanische, Vietnamesische und Russische übersetzt. Sein Werk stellt somit den Anfang eines Kontaktes zwischen den medizinischen Wissenschaften Chinas und des Westens dar.

Obwohl es auch in der nachfolgenden *Ching-Dynastie* (1644–1911) hervorragende Ärzte gab, verlor die chinesische

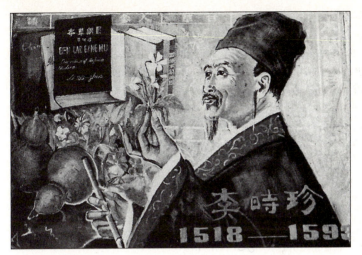

Abb. 4 *Li Shi Zhen*

Medizin jetzt an Einfluß und konnte ihre hervorragende Stellung nie wieder erreichen. Verschiedenste Faktoren führten zu diesem Niedergang der chinesischen Medizin, wobei das Auftreten vieler Seuchen und Epidemien, deren Ausbreitung die Anwendung von chinesischen Heilkräutern und Akupunktur nicht aufhalten konnte, sicher eine bedeutende Rolle spielte. Wie in Europa wüteten auch in China die Pocken und die Pest. Als im Jahre 1894 in Südchina ein Ausbruch der Beulenpest gemeldet wurde, reisten Ärzte aus dem Westen nach Hongkong, um dort den Erreger der Krankheit zu finden. Dies geschah im gleichen Jahr durch den Franzosen A. Yestis. Mit den europäischen Ärzten kamen auch die Impfstoffe sowie ein Wissen über die Vermeidung und Übertragung von Infektionskrankheiten nach China, und die europäischen Ärzte trugen entscheidend zur Verbesserung der hygienischen Zustände in den bestehenden Krankenhäusern bei. All dies öffnete die Türen für den Einzug der westlichen Medizin in China.

Nach der Abdankung des letzten Kaisers im Jahre 1911 wurde China am 1.1.1912 offiziell zur Republik. Von diesem Zeitpunkt bis zur Gründung der Volksrepublik China unter Mao Zedong im Jahre 1949 durchlief es eine Periode der Instabilität. Die Situation im medizinischen Sektor war nahezu katastrophal. Das chinesische Gesundheitswesen war besonders während der Mandschu-Dynastie (1644–1911) – insbesondere auf dem Lande – nicht ausreichend gefördert worden. Es fehlte an Krankenhäusern, und in denen, die es gab, fehlte es an Frischwasserzufuhr, an Instrumenten zur Sterilisation oder Röntgengeräten. Auch konnte die chinesische Medizin nicht auf eine gut entwickelte Chirurgie zurückblicken, die im Westen schon damals viele Menschenleben rettete.

China sollte erneuert werden, darin waren sich die verfeindeten Guomindang (die Nationalpartei) und die Marxisten um Mao Zedong einig, und dazu wollte man sich auch im medizinischen Bereich die wissenschaftlichen und technischen Methoden des Westens zunutze machen. Eine Wende setzte mit der Gründung der Volksrepublik China im Jahre 1949 unter Mao Zedong ein.

Zeittafel

Xia-Dynastie	21.–16. Jh. v. u. Z.
Shang-Dynastie	16.–11. Jh. v. u. Z.
Westliche Zhou-Dynastie	11. Jh.–771 v. u. Z.
Östliche Zhou-Dynastie	770–256 v. u. Z.
Qin-Dynastie	221–206 v. u. Z.
Westliche Han-Dynastie	206 v. u. Z.–9 n. u. Z.
Xin-Dynastie	9–24
Östliche Han-Dynastie	25–220
Drei Reiche	220–265
Südliche Dynastien (6 Dynastien)	221–589
Sechzehn Nordstaaten	304–439
Sui-Dynastie	581–618
Tang-Dynastie	618–906
Fünf-Dynastien	907–960
Liao-Dynastie	907–1125
Song-Dynastie	960–1279
Jin-Dynastie	1115–1234
Yuan-Dynastie	1279–1368
Ming-Dynastie	1368–1644
Qing-Dynastie	1644–1912
Republik	1912–1949
Volksrepublik	seit 1949

TCM unter Mao Zedong

Der Begriff *TCM* (Traditionelle Chinesische Medizin) ist erst circa 40 Jahre alt. Mit Mao Zedongs Exklamation «Die chinesische Medizin ist ein großartiges Schatzhaus. Anstrengungen sollten unternommen werden, es freizulegen und in seinem Standard zu erhöhen!» wurde in den fünfziger Jahren eine neue Phase in der chinesischen Medizin, die in den Anfängen der Republik China einen politisch erzwungenen Niedergang erlebt hatte, eingeleitet. Man kann sogar soweit gehen zu behaupten, daß sie durch diesen Schritt Maos vor ihrem Untergang bewahrt wurde – unabhängig davon, welche propagandistischen Zwecke er damit verfolgte.

In der Zeit vor der Kulturrevolution war das Gesundheitswesen besonders für die bäuerliche Landbevölkerung sehr vernachlässigt worden. Mao verurteilte die Ärzte als Intellektuelle, die sich als etwas Besseres dünkten und nicht auf dem Lande arbeiten wollten. Derartige Aussagen schürten natürlich den Haß der Bauern gegen die Intellektuellen. In einer solchen Atmosphäre war es ein kluger Schachzug Maos, schnell und ohne lange Ausbildungszeiten viele Ärzte zu produzieren, die sogenannten *Barfußärzte*. Diese Bezeichnung drückte aus, daß die Ärzte wie Bauern leben sollten. Da die armen Bauern ihre Schuhe über alles schätzten, bewirtschafteten sie ihre Felder nämlich barfuß.

Die Barfußärzte erhielten ein kurzes Training, in dem sie in den wichtigsten Techniken der Akupunktur, Erste-Hilfe-Maßnahmen, kleinen chirurgischen Eingriffen sowie in der Verordnung und Verabreichung wichtiger allopathischer Arzneimittel unterwiesen wurden. Die auf diese Weise Ausgebildeten wurden dann in die abgelegensten Regionen Chinas geschickt, um die medizinische Grundversorgung der Bauern zu verbessern.

Die Ausbildung der Barfußärzte war jedoch nur ein Teil der

neuen Gesundheitspolitik Maos. Nach 1976 ließ er Krankenhäuser bauen und veranlaßte die Einrichtung von Schulen, in denen chinesische Medizin gelehrt wurde. Die maoistische Politik, die auf dem dialektischen Materialismus beruhte, hatte wenig Schwierigkeiten, die chinesische Medizin in ihr ideologisches Gebäude einzubetten. Man strich einfach alle metaphysischen und esoterischen Anteile, nahm also eine inhaltliche «Reinigung» der klassischen Sichtweisen vor. Außerdem wurde die chinesische Medizin so systematisiert, daß sie mit dem westlichen schulmedizinischen Ansatz kombiniert werden konnte.

Diagnostik und Behandlungsansatz bezogen sich weiterhin auf die Yin/Yang-Lehre, die als archaische Form des dialektischen Materialismus gedeutet wurde: «Die der Theorie der chinesischen Medizin (zugrundeliegenden Lehren) von Yin/Yang und von den Fünf Wandlungsphasen sind eine Art ursprünglicher Materialismus und spontane Dialektik. In ihnen kommt der Widerstand gegen die in Religion und Aberglaube enthaltene Lehre von der Existenz von Geistern zum Ausdruck.» Und: «Daher müssen wir uns anstrengen, den ursprünglichen Sinn der Lehren von Yin/Yang und von den Fünf Wandlungsphasen zu verstehen und, unter der Perspektive des dialektischen und historischen Materialismus, kritisch fortzuführen, um auf diese Weise die medizinische Schatzkammer unseres Vaterlandes noch besser freilegen zu können.» (Ots, S. 22)

Die Weiterentwicklung der Yin/Yang-Lehre führte zur Differenzierung nach den *Acht Leitkriterien*, die heute grundlegend ist für die Diagnostik der TCM. Von den Begründern dieser Differenzierung wurde denn auch der Begriff TCM geprägt.

Der Begriff TCM umfaßt also nicht, wie man zunächst annehmen möchte, die gesamte Palette der medizinischen Ansätze, die sich im Laufe der chinesischen Geschichte entwickelt haben, sondern bezieht sich vielmehr auf die heutzutage in der Volksrepublik China und in einem großen Umfang auch im Westen praktizierte Heilkunst.

Medizin in China heute

Betritt man als westlicher Student der chinesischen Medizin zum erstenmal ein chinesisches Hospital für Traditionelle Chinesische Medizin (TCM), so kommt einem gleich der bekannte, süßlich-beißende Geruch von Moxazigarren entgegen. Er hat etwas Beruhigendes, Vertrautes inmitten dieser lauten und fremdartigen Betriebsamkeit. In der Akupunkturambulanz ist immer viel los. Das Warte- und Behandlungszimmer ist überfüllt mit Patienten, die bereits mit aufgerollten Hemdsärmeln und Hosenbeinen auf eine Behandlung warten oder schon eine erhalten haben. Medizinisches Personal, Patienten und deren Angehörige laufen rein und raus, es wird gelacht, laut diskutiert, alles mit viel Kraft und Lebendigkeit.

Dieser Mangel an Intimsphäre und die zum Teil unzureichenden hygienischen Zustände ließen manch einen Europäer sicherlich davor zurückschrecken, sich hier behandeln zu lassen, und sind für den Westen freilich auch kein Vorbild. Wer sich jedoch auf die chinesischen Verhältnisse einläßt, der spürt, daß hier mit Mitgefühl vorgegangen wird und daß inmitten dieser Betriebsamkeit eine Atmosphäre entsteht, die der Heilung oder Linderung manch eines Leidens durchaus förderlich ist.

Ab acht Uhr morgens strömen die Patienten herein. Für Neuaufnahmen nimmt sich der behandelnde Arzt mehr Zeit als für Patienten, die zum wiederholten Male kommen. Er führt ein ausführliches Gespräch, fühlt den Puls gemäß den Regeln der chinesischen Pulsdiagnose und betrachtet die Zunge. Aufgrund seiner Diagnose wählt er dann die entsprechenden Akupunkturpunkte aus. Die Nadelung wird meist vom behandelnden Arzt selbst, manchmal aber auch von einem seiner Assistenten vorgenommen.

Sehr häufig kommen Patienten in die Ambulanz, die von starken Schmerzen geplagt werden. Gerade bei Schmerzzuständen führt viele Chinesen der erste Weg nach wie vor in die Akupunkturambulanz. Allerdings greifen insbesondere jüngere Menschen auch in China mittlerweile gerne zu Schmerzmitteln. Viele junge Chinesen empfinden die Akupunktur als altmodisch und orientieren sich an der westlichen Medizin.

Die Akupunkturpatienten kommen meist einmal täglich, außer sonntags, zur Behandlung, und dies – je nach Krankheit und Effekt der Behandlung – möglicherweise über einen Zeitraum von mehreren Wochen. Die Patienten, die mit chinesischen Kräutern behandelt wurden, leiden oft an organischen Erkrankungen und sprechen mindestens einmal pro Woche vor.

Obwohl nur circa 30 Prozent der Chinesen die traditionellen chinesischen Heilmethoden in Anspruch nehmen, scheint es trotzdem keinen Mangel an Patienten zu geben. Die TCM-Kliniken sind jedenfalls immer gut frequentiert. Viele der Patienten sind hier, weil die zuerst angewandten allopathischen Medikamente oder schulmedizinischen Methoden nicht den gewünschten Erfolg gebracht haben.

Der Alltag in den stationären Abteilungen, die wie im Westen nach verschiedenen Krankheitsbereichen eingeteilt sind, verläuft ähnlich wie in einem westlichen Krankenhaus. Aufnahmegespräche mit neuen Patienten, Visite, Ausbildung angehender Ärzte, Ausarbeiten der Behandlungsstrategien gehören wie überall zum Klinikalltag. Trotzdem ist die Atmosphäre eine andere, denn in einer chinesischen Klinik können die Angehörigen die Patienten zu jeder Tageszeit besuchen. Die Türen der Krankenzimmer sind weit geöffnet und bieten Neugierigen die Möglichkeit, einen Blick in die Räume zu werfen. Oft werden die Kranken von ihren Verwandten mit warmem Essen versorgt. Mit anderen Worten: Auch hier herrscht buntes Treiben.

Der größte Teil der chinesischen Ärzteschaft spricht sich für eine Kombination von chinesischer und westlicher Medizin aus. Eine solche Integration beider Ansätze wird heutzutage als medizinischer Fortschritt interpretiert. In der Praxis hat dies verschiedene Auswirkungen. So werden zum Beispiel bei bestimmten Krebserkrankungen chemotherapeutische Behandlungen durchgeführt und gleichzeitig chinesische Kräuterdekokte verabreicht, um die Nebenwirkungen zu lindern und die Patienten zu kräftigen.

Einzelne Kräuter werden aufgrund ihrer pharmakologischen Wirkungen, die sich erst durch moderne Untersuchungstechniken nachweisen ließen, zu traditionellen Rezepten hinzugefügt. So gibt man z. B. bei erhöhten Leberwerten neuerdings die getrockneten Beeren eines Magnoliengewächses, *Wu Wei Zi*, da in Tierversuchen eine Verbesserung der Werte nachgewiesen werden konnte. In traditionellen Kräuterrezepturen wird dieses Kraut eingesetzt, um übermäßiges Schwitzen zu stoppen oder auch um asthmatische Beschwerden zu lindern.

Noch heute gibt es in China einige wenige Behandler, die ihr Wissen von ihren Vätern und Großvätern erworben haben, wie dies traditionell meist der Fall war. Sie arbeiten gleichberechtigt neben qualifizierten Ärzten, obwohl sie kein akademisches Studium absolviert haben. Die meisten TCM-Ärzte haben mittlerweile ein fünfjähriges Studium an einer der vielen TCM-Ausbildungsstätten hinter sich. Sie studieren dort sowohl westliche als auch chinesische Medizin, beschäftigen sich jedoch schwerpunktmäßig mit dem Studium der medizinischen Klassiker, der Akupunktur und der chinesischen Pharmakologie.

Oftmals arbeiten sie nach ihrer Ausbildung etwa zehn Jahre lang auf der Inneren Abteilung eines TCM-Hospitals, bevor sie befördert werden bzw. eine Abteilung im Krankenhaus leiten dürfen. Diese TCM-Ärzte haben dieselben Befugnisse wie ihre schulmedizinischen Kollegen. Neben der TCM-Diagnostik nehmen sie bei Bedarf auch die technischen Methoden der westlichen Diagnostik in Anspruch und verschreiben gelegentlich allopathische Medikamente.

Wie bei uns, wird auch in China von den Ärzten erwartet, daß sie der Gesellschaft dienen, indem sie körperliches und seelisches Leiden der Menschen lindern. Ihr Ansehen ist dennoch bei weitem nicht so groß wie das der Ärzte im Westen. Diese Tatsache zieht sich durch die chinesische Geschichte. Die Kulturrevolution verstärkte das geringe Ansehen der Ärzte nochmals. Obwohl zu Maos Zeiten Universitäten für das Studium der Medizin in einem bis dahin nicht gekannten Umfang eingerichtet wurden, wollte Mao auf keinen Fall Intellektuelle oder «Spezialisten» mit besonderem Status heranzüchten. Viele TCM-Ärzte versuchen aus diesen Gründen, in den Westen zu kommen und ihre finanzielle Situation zu verbessern.

2. GRUNDBEGRIFFE UND KONZEPTE DER CHINESISCHEN MEDIZIN

Von der Schwierigkeit, chinesisches Denken in deutsche Worte zu fassen

Die Geschichte der chinesischen Medizin zeigt, daß sich diese Medizin aus einem kulturellen Umfeld heraus entwickelt hat, das dem unseren sehr fremd ist. Diese Fremdheit drückt sich auf der Ebene der Sprache besonders deutlich aus: Keiner der Begriffe, mit denen wir uns in diesem Kapitel beschäftigen werden, läßt sich ohne weiteres ins Deutsche übertragen. Das Problem liegt darin, daß die chinesische Schriftsprache sich aus einem Weltverständnis heraus entwickelt hat, das sich in vielen Punkten grundsätzlich von dem unseren unterscheidet.

Durch die Sprache gliedert und organisiert jede Kultur die Welt auf ganz spezifische Weise. Dies geschieht sowohl auf der Ebene der Beschreibung und Definition von Gegenständen als auch – und da wird es besonders deutlich – bei der Bildung von abstrakten Begriffen. Als Mitglied einer Sprachgemeinschaft ist einem dies meist gar nicht bewußt, da es so erscheint, als ob dies die «natürliche» Gliederung sei, als ob die jeweiligen Begriffe nichts anderes täten, als Realitäten abzubilden. Erst wenn man mit einer anderen Sprache konfrontiert wird, merkt man, daß Sprache auch Realitäten schafft. Sich mit chinesischer Medizin auseinanderzusetzen bedeutet deshalb immer auch, sich der Grundlagen des eigenen Weltverständnisses bewußt zu werden und sich zu öffnen für eine andere Art des Wahrnehmens und Denkens.

Während das traditionelle westliche Denken durch die Analyse, das Zergliedern eines Zusammenhangs in immer kleinere Einzelbestandteile, charakterisiert wird, ist das östliche Denken an der Synthese, der Ganzheit, orientiert. In diesem Denken kann ein Teil nur in seiner Relation zum Ganzen verstanden werden, kein Ding existiert für sich alleine, und das Interesse gilt der Art des Zusammenwirkens der einzelnen Bestandteile, den Mustern und Ordnungen, die unser Leben bestimmen. Entsprechend widmete sich das westliche medizinische Denken eher den Substanzen, den materiell faßbaren Einheiten, und brachte eine immer differenziertere Anatomie und Physiologie hervor, während die chinesische Medizin nach der Dynamik des Lebens, nach Funktionszusammenhängen suchte, die man zwar beobachten, nicht jedoch im Materiellen begründen kann.

Keines der beiden Denksysteme ist dem anderen grundsätzlich über- oder unterlegen. Vielmehr geht es darum zu begreifen, daß zwei Systeme, die auf unterschiedlichen Grundlagen beruhen, auch unterschiedliche Möglichkeiten und Grenzen aufweisen, die nichts mit wahr oder unwahr, richtig oder falsch zu tun haben. Wenn es so ist, daß die Struktur unserer Sprache und unseres Denkens vorausbestimmt, welche Phänomene und Zusammenhänge wir wahrnehmen bzw. welche wir übersehen, dann bietet die Auseinandersetzung mit dem chinesischen Denken uns westlich geprägten Menschen die Möglichkeit, über unsere Grenzen hinauszuschauen und unseren Horizont zu erweitern.

Yin und Yang

Von Yin und Yang hat wahrscheinlich jeder, der sich auch nur am Rande mit den chinesischen Lebenskünsten beschäftigt, schon einmal gehört. Das traditionelle daoistische Yin/Yang- oder Taiji-Symbol veranschaulicht das Verhältnis von Yin und Yang auf plastische Weise:

Der Kreis, der das Ganze symbolisiert, ist durch eine geschwungene Linie in zwei Hälften unterteilt. Die schwarze Hälfte repräsentiert das Yin (den dunklen, passiven, kalten, weichen, weiblichen Aspekt aller Erscheinungsformen), die weiße das Yang (den hellen, aktiven, heißen, harten, männlichen Aspekt). Der kleine weiße Kreis im Yin und der kleine schwarze im Yang zeigen, daß innerhalb des Yin auch Yang bzw. innerhalb des Yang auch Yin enthalten ist. Daß die Teilungslinie zwischen Yin und Yang geschwungen und nicht gerade ist, verdeutlicht das dynamische Zusammenspiel dieser beiden Pole.

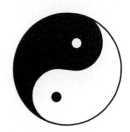
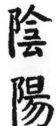

Abb. 5 *Taiji-Symbol* **Abb. 6** *Schriftzeichen für Yin & Yang*

Yin und Yang in der Philosophie

Das Konzept von Yin und Yang ist wohl das bekannteste und unverwechselbarste der chinesischen Philosophie. Ursprünglich bezeichnete Yin die Schatten- und Yang die Sonnenseite eines

Hügels. Die Begriffe verloren jedoch nach und nach diese Eigenbedeutung und wurden als abstrakte Begriffsmöglichkeiten für verschiedenste Polaritäten benutzt. Die nachstehende Tabelle gibt einen Überblick über die wichtigsten Zuordnungen.

Yin	Yang
Erde	Himmel
Mond	Sonne
Tal	Berg
Nacht	Tag
Winter	Sommer
Ruhe	Bewegung
kalt	heiß
dunkel	hell
unten	oben
innen	außen
passiv	aktiv
weiblich	männlich

Das Konzept von Yin und Yang geht von einer relativen Gegensätzlichkeit, nicht jedoch von einer Unvereinbarkeit der verschiedenen Polaritäten aus. Damit unterscheidet es sich grundsätzlich von der Aristotelischen Logik, die unser westlich-wissenschaftliches Denken kennzeichnet und die auf der Gegenüberstellung unvereinbarer Gegensätze beruht. Wie wir bereits betont haben, stehen im chinesischen Denken nicht die festen Strukturen, sondern vielmehr dynamische Beziehungen, d. h. Bewegungen im Vordergrund. Diese Bewegungen werden als Ergebnis des Zusammenwirkens der Kräfte von Yin und Yang verstanden. Das Zusammenspiel von Yin und Yang ist die Grundlage jeder Veränderung, jeder Bewegung im Universum sowie im Menschen selbst.

Die wichtigsten Charakteristika für die Yin/Yang-Wechselbeziehung:

- **Yin und Yang stehen sich als relative Gegensätze gegenüber.**

Yin und Yang müssen immer relativ zu einem Bezugspunkt gesehen werden. So gilt z. B. heiß als Yang und kalt als Yin. Ein warmes Getränk ist jedoch in Relation zu einem heißen Getränk Yin, in Relation zu einem kalten aber Yang. Ein und dieselbe Sache kann also einmal Yin und einmal Yang sein.

- **Alle Phänomene haben sowohl einen Yin- als auch einen Yang-Aspekt.**

Der Sommer hat jahreszeitlich gesehen die stärkste Yang-Qualität, der Winter die stärkste Yin-Qualität. Aber auch im Sommer wird es abends dunkel, und die Temperatur nimmt ab, d. h., auch der Sommer hat Yin-Aspekte, und der Winter wiederum hat auch Yang-Aspekte, also etwa Licht und manchmal auch Wärme.

- **Jeder Yin- und jeder Yang-Aspekt können wiederum in Yin und Yang unterteilt werden.**

Wasser ist im Verhältnis zu Feuer Yin. Der Wasserdampf indessen gilt als Yang-Aspekt des Wassers, das Eis als sein Yin-Aspekt.

- **Yin und Yang sind voneinander abhängig und schaffen einander gegenseitig.**

Es gibt keine Nacht ohne den Tag, keine Ruhe ohne Aktivität, keine Dunkelheit ohne Helligkeit, keinen Schatten ohne Licht.

- **Yin und Yang verwandeln sich ineinander.**

Der Tag geht gemäß einem bestimmten Zyklus in die Nacht über, der Winter in den Sommer. Wenn man eine Zeitlang aktiv war (Yang), folgt unweigerlich eine Zeit des Ausruhens (Yin).

Wenn also in der chinesischen Philosophie und Medizin von einer Harmonie von Yin und Yang die Rede ist, so meint dies keineswegs einen statischen Zustand, sondern vielmehr den kontinuierlichen Wandel. Seien es ein 24-Stunden-Rhythmus, der Zyklus der Jahreszeiten oder andere natürliche Zyklen des Lebens: Alle natürlichen Lebensprozesse lassen sich als Wandel von Yin und Yang begreifen. Ein kleines Kind beispielsweise ist sehr Yang. Es hat einen ungeheuren Bewegungsdrang, es wächst, es lernt zu gehen, zu sprechen, es expandiert in jeder Beziehung. Im Alter vollziehen wir die umgekehrte Bewegung, das Yang nimmt ab, wir ziehen uns immer mehr zurück, sind weniger aktiv, das Gedächtnis läßt nach, und wir nehmen weniger neue Dinge auf. Und trotzdem haben auch das kleine Kind Yin- und der alte Mensch Yang-Anteile. Weder Yin noch Yang können für sich allein existieren. Trennen sie sich, dann bedeutet dies den Tod.

Yin und Yang in der Medizin

Vereinfacht ausgedrückt, läßt sich Gesundheit im Sinne der chinesischen Medizin als harmonisches Zusammenspiel von Yin und Yang beschreiben. Krankheit als Abweichung von dieser Harmonie beruht hingegen auf einem gestörten Zusammenspiel dieser beiden Kräfte, und man bezeichnet eine solche Störung deshalb auch als Disharmonie-Muster. Die gesamte Physiologie, Pathologie und alle Therapiekonzepte der chinesischen Medizin können letztlich auf das Prinzip von Yin und Yang zurückgeführt werden. Jede Behandlungsmaßnahme zielt auf die Erhaltung oder Wiederherstellung des Gleichgewichtes zwischen Yin und Yang ab.

Das Konzept von Yin und Yang wird in der chinesischen Medizin auf verschiedenen Ebenen angewandt:
- Auf der Ebene der Körperstruktur sind z. B. der Kopf (oben) und der Rücken (hinten) Yang, während die Füße (unten) und der Bauch (vorne) Yin sind. Auch hier gilt jedoch die Relativität der Gegensätzlichkeit: Der Brustkorb etwa ist in Relation

zum Kopf Yin, weil er weiter unten liegt, und in Relation zum Bauch Yang, weil er weiter oben ist.
- Die Organe bzw. Funktionskreise werden in Yin und Yang eingeteilt. Jeweils ein Yin- und ein Yang-Funktionskreis bilden ein Paar, das einer gemeinsamen Wandlungsphase angehört (vgl. hierzu: Die Lehre von den Fünf Wandlungsphasen, S. 67 ff.).
- Jeder Yin-Funktionskreis hat auch einen Yang-Aspekt und jeder Yang-Funktionskreis einen Yin-Aspekt. Yin entspricht in diesem Sinne dem struktiven, materiellen Anteil und Yang dem funktionellen, dynamischen Potential.
- Alle Beschwerden werden nach den sogenannten Acht Leitkriterien Fülle, Hitze, Außen, Yang bzw. Leere, Kälte, Innen, Yin (vgl. hierzu: Diagnostische Verfahren, S. 131 ff.) sowie ihrem Bezug zu einem bestimmten Funktionskreis oder einer Leitbahn kategorisiert. Die Diagnose eines Heilkundigen der chinesischen Medizin ist, kurz gefaßt, nichts anderes als eine exakte Beschreibung des jeweiligen Verhältnisses von Yin und Yang.

Wichtige Zuordnungen von Yin und Yang für die Medizin

Yin	Yang
Struktur	Funktion
das Körperinnere	das Körperäußere
Körpervorderseite	Körperrückseite
unten	oben
Speicherorgane	Hohlorgane
Blut (Xue), Körpersäfte	Energie (Qi), Geist (Shen)
Nährenergie	Abwehrenergie
Leere	Fülle
Kälte	Hitze
absteigend	aufsteigend
zusammenziehend	sich ausbreitend
verlangsamend	beschleunigend
weich	hart
trübe	klar

Disharmonien von Yin und Yang

Alle Beschwerden oder Krankheiten lassen sich als Disharmonien von Yin und Yang beschreiben. Das *Neijing* sagt: «Yin im Überfluß verschmälert das Yang, Yang im Überfluß verschmälert das Yin. Ein Überwiegen des Yang führt zu Hitze-Symptomen, ein Überwiegen des Yin bringt Kälte.»

Die Disharmonien von Yin und Yang lassen sich also auf vier Grundmuster und entsprechende Behandlungsstrategien zurückführen:

- **Überschuß an Yin → Yin-Fülle beseitigen**
Nehmen wir eine Situation aus dem täglichen Leben: Sie warten bei −10 °C auf Ihren Bus. Ihre Hände sind eiskalt und taub, und Sie fühlen sich steif vor Kälte. Sie leiden an einem Überschuß von Kälte (Yin) und beginnen deshalb, sich zu bewegen (Yang) und Ihre Hände zu reiben (Yang), bis sie wieder warm sind. Zu Hause angekommen, gönnen Sie sich ein warmes Bad und beseitigen damit die Yin-Fülle endgültig.

- **Überschuß an Yang → Yang-Fülle beseitigen**
Im Verlaufe einer fieberhaften Erkrankung (Yang) leiden Sie unter Verstopfung (Yang). Ihr Behandler verabreicht Ihnen ein stark wirkendes Abführmittel in Form eines Kräutertees, um die Fülle des Yang auszuleiten.

- **Yin-Mangel mit relativem Überschuß an Yang → Yin stärken**
An einem Sommertag (Yang) entschließen Sie sich zu joggen. Sehr schnell wird Ihnen heiß (Yang), und Ihr Mund wird trocken (Mangel an Yin). Sie setzen sich in den Schatten (Yin), ruhen sich aus (Yin) und trinken ein wenig Wasser (Yin). Auf diese Weise kräftigen Sie das Yin und stellen das Gleichgewicht von Yin und Yang wieder her.

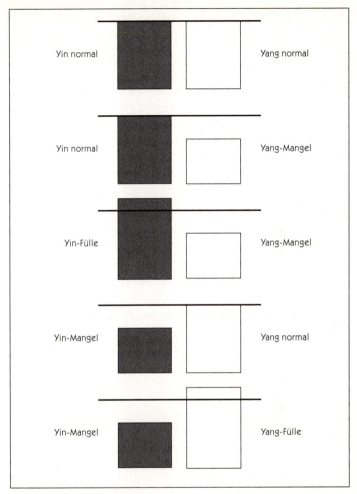

Abb. 7 *Yin/Yang-Disharmonien*

- **Yang-Mangel mit relativem Überschuß an Yin → Yang stärken**

Sie haben den ganzen Tag hart im Garten gearbeitet. Dabei haben Sie vergessen, etwas zu essen. Durch die harte Arbeit (Yang) hat

Ihre Kraft (Yang) abgenommen, und Sie fühlen sich müde und schwach (Yin). Eine heiße Rinderbrühe (Yang) bringt Sie schnell wieder zu Kräften.

Die Beispiele zeigen Ihnen, daß Yin und Yang sich permanent verändern. Sie stehen immer in Beziehung zu den Aktivitäten des Menschen und zu den Klimaeinflüssen. Ihr Verhältnis ist niemals statisch, sondern ein bewegtes, dynamisches Mit- und Gegeneinander.

Es existiert auch keine absolute Festlegung der Eigenschaften von Yin und Yang. Ihre Bedeutung liegt stets in der Relation. Der Schatten ist nur Yin in Relation zum Licht (Yang). Fallen auf ein schattiges Plätzchen nur wenige Sonnenstrahlen, so tendiert es mehr zu Yang als ein Platz, der vollkommen im Schatten liegt.

Yin und Yang sind nicht gleichzusetzen mit gut und böse, sie implizieren keine Bewertung. Yin ist genauso wichtig, genauso wertvoll wie Yang, auch wenn in unserer Gesellschaft die Yang-Anteile oft höher eingeschätzt werden als die Yin-Anteile. Die Harmonie, der Gleichklang beider Kräfte bestimmt im Idealfall das Leben der Natur, der Tiere und Menschen.

Qi – die Dynamik des Lebens

Ein, wenn nicht der zentrale Begriff für das chinesische Denken – und insbesondere für die Philosophie und die Heilkunde – ist der Begriff des *Qi*. Die Vorstellung von Qi geht wie auch das Konzept von Yin und Yang und die Lehre von den Fünf Wandlungsphasen weit zurück in die vordaoistische und vorkonfuzianische Zeit. Wie diese wurde das Konzept des Qi von verschiedenen religiösen und philosophischen Richtungen aufgenommen und fand schließlich in einer entmythologisierten, rationalisierten Form auch Eingang in das Ideengebäude der TCM.

Über die Übersetzung dieses Begriffes ist viel und lange diskutiert worden, denn in ihm steckt eine ganze Lebensphilosophie, die sich in keinem vom westlichen Kulturkreis geprägten Wort ausdrücken läßt. Eine Ahnung von der Dynamik des Begriffes Qi bekommt man durch die Analyse des chinesischen Piktogrammes (siehe Seite 55) sowie durch das Spektrum der vielen unterschiedlichen Übersetzungen unzähliger Sinologen. Am häufigsten trifft man auf die Übersetzung von Qi als «Energie». Aber auch Übersetzungen wie «Atem», «Lebenskraft», «bewegende Kraft» tauchen in der Literatur auf.

Der Ursprung des Qi

> «Das Tao entstand aus Leere, und Leere formte das Universum.
> Das Universum gebar das Qi.»
> (Daodejing)

Die alten Chinesen glaubten, daß vor der Entstehung des Lebens ein einziges großes Chaos, ein Zustand der Formlosigkeit geherrscht hatte. Dieses Chaos, so ihre Vorstellung, enthielt bereits alles, was später einmal existieren sollte: Zeit und Raum,

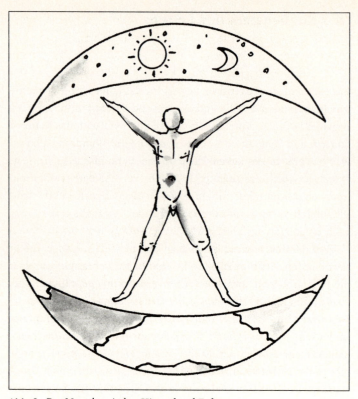

Abb. 8 *Der Mensch zwischen Himmel und Erde*

Himmel und Erde. An einem nicht näher bestimmbaren Punkt trat Bewegung in diesem Chaos auf. Alles, was innerhalb des Chaos existierte, begann nun verschiedene Formen anzunehmen, und es entstanden die 10000 Dinge.

Der Himmel entstand aus dem Leichten, Hellen und trennte sich von dem Schweren, Dunklen, das sich als Erde materialisierte. So heißt es denn auch in dem medizinischen Klassiker *Huangdi Neijing*: «Die Ansammlung von Yang (von Hellem, Leichtem, d. A.) ist der Himmel; die Akkumulation von Yin (von Dunklem, Schwerem, d. A.) formt die Erde.»

Die Kraft des Himmels (Yang) erneuert und ernährt die Erde (Yin) immerfort. Die Erde erzeugt in Vereinigung mit dieser Kraft neues Leben und ernährt dieses. Sie ist die Mutter des Lebens. Der Mensch wird geformt durch das Qi des Himmels und der Erde. Er steht also zwischen Himmel und Erde und befindet sich ständig unter ihrer beider Einfluß. Beide Kräfte ernähren seinen Geist und Körper.

Qi ist der Atem des Lebens. Es ist die Bewegung aller Dinge, das Potential jeder Aktivität. Pulsierend, verwandelnd, ernährend, zerstörend ist es der Motor eines fortwährenden zyklischen Wandels alles sichtbar oder unsichtbar Existierenden.

Ted Kaptchuk, ein bekannter amerikanischer Lehrer der chinesischen Medizin, versuchte, das Konzept des Qi mittels einer gedanklichen Brücke für westliche Menschen besser verständlich zu machen. Qi, so schrieb er, ist weder ein unveränderlicher Urstoff noch einfach Lebensenergie, da das chinesische Denken im Gegensatz zum westlichen gar nicht eindeutig zwischen Materie und Energie unterscheidet. Qi läßt sich vielmehr am ehesten vorstellen als Materie an der Grenzlinie zur Energie oder als Energie am Punkt der Materialisierung.

Werfen wir noch einen Blick auf das Piktogramm für Qi:

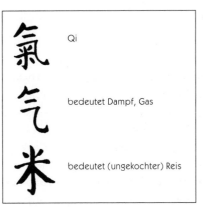

Abb. 9 *Piktogramm für Qi*

Eines der ältesten Piktogramme für Qi aus dem 1. Jahrtausend v. u. Z. setzt sich zusammen aus dem Zeichen für «Dampf» oder «Gas» und dem Zeichen für «ungekochten Reis». In Kombination bedeuten diese Zeichen soviel wie «Abdampfen von gekochtem Reis» oder «Nebel und Wolken durch verdunstendes Wasser über Reisfeldern». Der Dampf wird in Zusammenhang mit dem Kochen von Nahrungsmitteln als nährende Kraft interpretiert und entspricht dem Qi. Er entsteht durch die Interaktion von Yin (Reis/Materie) und Yang (Kochen/Feuer).

Interessanterweise – weil typisch für das chinesische Denken – wird der Begriff Qi in den Klassikern zur chinesischen Medizin nie erklärt. Die Chinesen spekulieren nicht über die Natur des Qi und versuchen nicht, es zu definieren, sondern verstehen es vielmehr funktional durch sein Wirken. Entsprechend wird Qi hinsichtlich seiner Wirkung oder seiner verschiedenen Ausformungen, seines natürlichen Erscheinungsbildes in der Natur oder auch im Körper dargestellt.

Qi im Menschen

In einem der frühesten Klassiker der chinesischen Philosophie heißt es:

«Was Qi hat, lebt;
was kein Qi hat, stirbt.
Leben entsteht mittels Qi.»

Qi ist wie ein Strom, ein Fluß von Kraft, der in allen menschlichen Aktionen sichtbar wird. Es ist eine unsichtbare Kraft, aber es initiiert alle körperlichen und geistigen Prozesse. Ausgestattet mit der Energie des Himmels und der Erde, ist es aus der Sicht der Chinesen der erste und letztlich einzige physiologische Baustein für alle Vorgänge im Menschen.

Normalerweise spüren wir das Fließen des Qi nicht, weil es einfach ein Teil von uns ist. Es ist das, was uns lebendig sein läßt.

Was wir hingegen deutlich spüren, sind Blockaden des Qi, wenn wir krank sind. Dann wird uns meist erst deutlich, wie abhängig wir vom Fluß dieses Qi sind.

Qi übernimmt im Körper viele Aufgaben und wird diesen entsprechend unterschiedlich benannt. So unterscheidet man viele verschiedene Arten des Qi, wie zum Beispiel Abwehr-Qi und Nähr-Qi oder das Qi der einzelnen Organe bzw. Funktionskreise.

Qi hat fünf allgemeine Funktionen:
- Qi schützt den Körper vor dem Eindringen von Kälte, Feuchtigkeit, Hitze usw.
- Qi wärmt den Körper und die vier Extremitäten (Hände und Füße).
- Qi kontrolliert alle Bewegung im Körper und ist zugleich der Ursprung aller körperlichen und geistigen Bewegung.
- Qi ist für die Verdauung aller eingenommenen Speisen verantwortlich und für ihre Umwandlung in andere Substanzen wie Blut, Körpersäfte verantwortlich.
- Qi hält die Organe und die Körpersäfte an ihrem Platz.

In der chinesischen energetischen Physiologie wird Qi differenziert nach Funktion, Qualität und Ort seines Wirkungsbereiches.

Die «drei Schätze»

Qi regeneriert und verbraucht sich täglich. Wie es erhalten, gekräftigt, aufs neue produziert wird und harmonisch in Fluß bleibt, möchten wir anhand der sogenannten Energieproduktion zeigen, die im Hinblick auf Diagnostik und Behandlung für alle traditionellen chinesischen Heilmethoden von zentraler Bedeutung ist.

Drei in bezug auf Dichte und Qualität unterschiedliche Manifestationen von Qi bilden die Basis für unsere Gesundheit: *Jing* (Essenz), *Qi* (Energie), *Shen* (Geist). Lassen Sie sich nicht dadurch verwirren, daß der Begriff Qi jetzt auf zwei Ebenen auftaucht:

einmal als übergeordneter Begriff, als kosmisches Qi, das aus der Fusion von Himmel und Erde entsteht und alle Lebensenergie umfaßt, und einmal als besondere Manifestationsform dieses Qi innerhalb des Menschen, das dann wiederum differenziert wird, je nachdem, wo es auftritt und welche Funktion es erfüllt. Daß der Begriff auf verschiedenen Ebenen auftaucht, unterstreicht nur seine Wichtigkeit und Universalität.

Da Jing, Qi und Shen, diese drei Bausteine des Lebens, so wertvoll und unverzichtbar sind, werden sie in China die «drei Schätze» genannt. Obwohl wir in diesem Buch der Einfachheit halber im wesentlichen auf chinesische Begrifflichkeiten verzichtet haben, behalten wir in diesem Fall – wie auch bei Yin und Yang – die chinesischen Begriffe bei, weil die in Klammern angegebenen Übersetzungen unseres Erachtens letztendlich nicht zum Verständnis beitragen, sondern eher irreführend sind.

Jing

Im *Huangdi Neijing*, Ling Shu, Kapitel 8, heißt es:
«Wo Leben herkommt, das heißt Jing.»

Jing ist die Voraussetzung für das Leben und formt die individuelle Basis für das Leben. Es ist eine verdichtete Form von Qi, die die Kraft in sich trägt, Strukturen und Formen aufzubauen und zu ernähren. Es liefert das «energetische Material» für ein adäquates körperliches und geistiges Wachstum in der Kindheit, für die Entwicklung des reproduktiven Systems und seine Funktionen, für das Gehirn und das Rückenmark. In der chinesischen Medizin geht man außerdem davon aus, daß schwere Unfälle und Schocksituationen nur durch eine plötzliche, massive Ausschüttung von Jing überlebt werden können.

Jing wird aus zwei energetischen Quellen genährt, von deren Qualität seine Stärke abhängt. Die erste Quelle ist das vorhimmlische oder pränatale, die zweite das nachhimmlische oder postnatale Qi.

Vorhimmlisches oder pränatales Qi
Diesen Anteil des Jing bekommt jeder Mensch von seinen Eltern im Moment der Empfängnis mit auf den Weg, nämlich dann, wenn Sperma und Ei miteinander verschmelzen. Er stellt sozusagen die genetische Energie dar. Er ernährt den Fetus während der Schwangerschaft und bildet das struktive Material für die geistige und körperliche Individualität eines jeden Menschen. Als energetisches Erbe von unseren Eltern bestimmt er unsere Grundkonstitution und ist als solches nicht veränderbar. Im pränatalen Qi liegt das gesundheitliche Potential eines Menschen begründet, d. h. also seine grundlegenden Stärken und Schwächen und die ihm prinzipiell zugedachte Lebenszeit. Es ist mitverantwortlich für unsere Lebens- und Willenskraft.

Obwohl das pränatale Qi sich leider nicht vergrößern läßt, sollte einen dies nicht zu einer fatalistischen Haltung verführen. Durch eine gesunde Lebensführung und besonders durch energetische Übungen wie Qigong und Taijiquan läßt sich auch ein nicht so starkes pränatales Qi lange aufrechterhalten.

Nachhimmlisches oder postnatales Qi
Dieser Anteil des Jing wird auch erworbene Essenz genannt, weil man ihn während des Lebens fortwährend neu erwirbt, und zwar hauptsächlich über die Ernährung und die Atmung. Er hängt also von Ernährung und Luft bzw. von der Fähigkeit des Körpers ab, die aufgenommene Nahrung und die Atemluft energetisch aufzuarbeiten.

Verantwortlich für die Aufarbeitung der Nahrung sind das Qi der Milz und des Magens. Milz und Magen gelten als die Wurzel der postnatalen Essenz, und ihre Stärkung durch angemessene Ernährung spielt in der chinesischen Medizin traditionell eine herausragende Rolle. Aber auch durch Atemübungen und Qigong kann jeder für ein kräftiges postnatales Qi sorgen.

Qi

Der zweite «Schatz» ist das Qi, das täglich durch unsere Leitbahnen (Meridiane) strömt und unsere Körperfunktionen in Fluß hält.

Das Yuan Qi ist mitverantwortlich dafür, daß die aufgenommene Nahrung in unserem Körper in «Nahrungsenergie» umgewandelt werden kann. Das Hohlorgan Magen bietet dafür den Raum. Vom Magen aus steigt diese Nahrungsenergie mit Hilfe des Milz-Qi zur Brustmitte. Von dort aus fließt es weiter zur Lunge, wo es auf die Atemluft trifft. Zusammen bilden Atemluft und Nahrungsenergie das «Brust-Qi», das unter Mithilfe des Yuan Qi zum «Wahren Qi» umgewandelt wird. Dieses Qi ist für uns von außen erreichbar und beeinflußbar durch eine Akupunkturbehandlung oder durch Massagen und von innen durch die Einnahme von Kräutern.

Ein Teil dieses Qi fließt in den Leitbahnen, ein anderer Teil fließt tief im Inneren des Körpers und ernährt die inneren Organe, weshalb es auch «Nähr-Qi» heißt. Der nach außen gerichtete Teil des «Wahren Qi» ernährt die Haut und Körperoberfläche. Er wird «Abwehr- oder Verteidigungs-Qi» genannt, weil er uns vor dem Eindringen von Kälte, Feuchtigkeit und anderen krankmachenden Einflüssen schützt.

Das Konzept des postnatalen Qi, das sich immer wieder neu auffüllen läßt und das pränatale Qi unterstützt bzw. erhält, ist ein zentraler Ansatzpunkt für die Gesundheitsvorsorge, die in der chinesischen Medizin eine sehr große Rolle spielt.

Im Uterus werden Embryo bzw. Fetus von beiden Aspekten des Jing ernährt: zum einen durch die pränatale Essenz (gebildet von Sperma und Ei) und zum anderen vom Jing der Mutter, das sowohl prä- als auch postnatale Anteile hat. Beide Anteile des Jing verschmelzen im Körper miteinander und werden als sogenannte Nierenessenz im Bereich der Niere gespeichert. Aus diesem Grund ist der Funktionskreis Niere, wie wir später noch

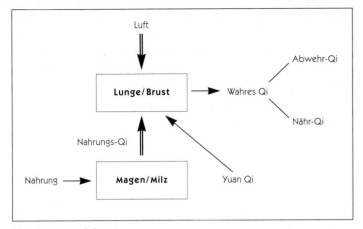

Abb. 10 *Qi-Produktion*

genauer sehen werden, in der chinesischen Medizin von sehr viel größerer und weitreichenderer Bedeutung als das Organ Niere in der westlichen Medizin.

Yuan Qi (Ursprungsenergie)
Eng verwandt mit dem Jing ist die sogenannte Ursprungsenergie, das Yuan Qi. Auch dieses hat einen vorgeburtlichen Ursprung. Während das Jing für den struktiven Aufbau im Körper verantwortlich ist, versorgt ihn das Yuan Qi mit einer dynamischen, wärmenden Kraft. Das Yuan Qi ist gleichsam ein Katalysator, der hinter allen Aktivitäten steckt, für die das Qi verantwortlich ist. Bei einem Auto entspräche das Jing dem Benzin und dem Motoröl, während das Yuan Qi dem Funken vergleichbar ist, der bei der Zündung überspringt. Das Resultat der Verbindung von Jing und Yuan Qi ist als Bewegung (Qi) erfaßbar.

Der Brustraum ist der Ort, an dem nicht nur Qi, sondern auch Blut *(Xue)* gebildet wird. Ein Teil des Nahrungs-Qi fließt in das Speicherorgan Herz und wird dort – wiederum mit Unterstützung des Yuan Qi – in Blut umgewandelt. Das Blut im Sinne der chinesischen Medizin ist in erster Linie eine Energie, die von ihrem

Wesen her fester, fluidischer und dichter ist als etwa das Nahrungs-Qi. Es hat die Aufgabe, die verschiedenen Gewebe des Körpers wie z. B. die Haut zu befeuchten und die Augen, die Sehnen und die Bänder zu ernähren. Erst in zweiter Linie ist Blut Materie im Sinne des westlichen Verständnisses von Blut. Der materielle Aspekt des Blutes wird u. a. durch die Nierenessenz (Jing) zur Verfügung gestellt.

Aus diesem Grund ist es möglich, daß die chinesische Diagnose «Blut-Mangel» lauten kann, obwohl das Blutbild eines Patienten sehr gut ist, also genügend rote und weiße Blutkörperchen nachgewiesen werden können. Blut-Mangel im chinesischen Sinne manifestiert sich in trockener Haut, hartem Stuhl, brüchigen Nägeln und brüchigem, glanzlosem Kopfhaar, hervorgerufen durch eine mangelhafte Ernährung und Befeuchtung durch das Blut.

Eine sehr wichtige Aufgabe des Blutes, die die ganzheitliche Sichtweise der chinesischen Medizin deutlich zum Ausdruck bringt, ist die Verankerung des Shen.

Shen

Shen gehört ebenfalls zu den im Grunde nicht übersetzbaren Begriffen, weil ihm ein ganzes Konzept zugrunde liegt, das eng mit dem Begriff des Qi verbunden ist. Am nächsten kommt ihm noch unser «Geist». Shen, der dritte «Schatz», ist ebenfalls eine Form von Qi. Während es sich bei Jing um eine sehr dichte Form des Qi handelt, ist das Qi, das aus dem Verdauungsprozeß gewonnen wird, fein, gereinigt und gefiltert. Das Qi des Shen stellt in Relation zu diesen beiden die feinste und immateriellste Form dar. Körper und Geist, Materielles und Immaterielles stehen sich in diesem Konzept aber nicht als voneinander abgetrennte, unvereinbare Gegensätze gegenüber, sondern bilden zwei Pole innerhalb eines Kontinuums.

Wir haben gesagt, daß im Moment der Verschmelzung von Sperma und Ei, also der Vermischung der Essenzen von Vater und

Mutter, das pränatale Jing und somit der Ursprung eines neuen Wesens entsteht. Ist dies geschehen, dann können die geistigen Kräfte des Shen es beleben. Jing und Shen sind während des gesamten Lebens untrennbar miteinander verbunden.

Die Verknüpfung von Jing und Shen wird auch in dem Begriff *Jing-Shen* deutlich. Er bedeutet soviel wie «vitaler Geist», «geistige Kraft» und bringt die gegenseitige und unauflösliche Abhängigkeit von Körper und Geist zum Ausdruck.

Den Zustand des Jing-Shen eines Menschen kann man auch am Äußeren erkennen: Eine kräftige Statur, ein junges, frisches Aussehen, ein strahlender Blick und ein harmonischer Gesichtsausdruck sprechen für ein gutes Jing-Shen. Die Qualität unseres Shen übt einen großen Einfluß auf unsere Vitalität, unser Wesen und unsere Gemütsverfassung aus.

Die Aufgaben von Jing, Qi und Shen

Im Heilungssystem der chinesischen Medizin geht es stets darum, die «drei Schätze» in Balance zu halten bzw. zu bringen und somit zu einer Harmonie von Körper und Geist beizutragen. Die besondere Diagnostik der chinesischen Medizin hat zum Ziel festzustellen, wie es um die Dynamik des Qi, die Qualität des Jing und die Kraft des Shen bestellt ist. Störungen dieser Energien führen über kurz oder lang zu Disharmonien des Körpers und Geistes, und es muß deshalb das Bestreben eines jeden Behandlers sein, diese zu verhindern, bevor sie schwere Erkrankungen nach sich ziehen. Dem Patienten klarzumachen, wie seine «drei Schätze» funktionieren, um seine Eigenverantwortlichkeit zu fördern, ist daher eine sehr wichtige Aufgabe.

Das *Jing* ist verantwortlich für den reibungslosen Ablauf aller langfristigen Zyklen, z. B. aller reproduktiven Zyklen, beim Mann für die Produktion von Sperma, bei der Frau für den regelmäßigen schmerzlosen menstruellen Zyklus und die Schwangerschaft. Es ernährt das Gehirn, garantiert Konzentrations- und Denkfähigkeit und hilft dem Gedächtnis. Es gibt uns unsere Vitalität, bestimmt unsere Fähigkeit, uns wieder von Krankheiten zu erholen, und verhindert Krankheitsanfälligkeit.

Treten also Probleme in einem oder mehreren der angesprochenen Bereiche auf, wäre es sinnvoll, zu überprüfen, ob und in welcher Weise Ihre Lebensführung zu einem Jingverlust beiträgt. Eine Schwächung des Jing geht nicht auf die schnelle vor sich, sondern ist in der Regel das Ergebnis eines längeren Prozesses. Entsprechend lange dauert es auch, das Jing wieder aufzubauen. Ursachen für eine solche Schwächung sind u. a. schlechte Ernährung über Jahre, chronische Überarbeitung, chronischer Schlafmangel, zu viele Geburten bei Frauen und zu viel Sex bzw. zu häufige Ejakulationen bei Männern.

Ein Mangel an *Qi* ist leichter aufzufüllen und macht sich auch schneller bemerkbar. Müdigkeit, Erschöpfung, Kurzatmigkeit schon bei geringer Bewegung oder Appetitlosigkeit können erste Anzeichen sein.

Das Qi ist für kurzfristige Zyklen verantwortlich, also zum Beispiel für die Atmung, die Qualität der Nahrungsverwertung, die Verdauung, den Stuhlgang und das Wasserlassen. Der Hauptlieferant für das Qi ist die Energie der «Mitte», also die Energie von Magen und Milz. Insbesondere die Aktivität des Magen-Qi führt zur Bildung von Körpersäften, die den Körper befeuchten und ernähren. Dies ist ein sehr wichtiger Aspekt in der chinesischen Physiologie, denn ein Teil dieser Säfte ernährt das Yin im Körper, das wiederum dem Jing sehr nahe steht und es vor Schwächung schützt. Sind die Energien von Magen und Milz in einem guten Zustand, so trägt dies deshalb in bedeutendem Maße zur Erhaltung des Jing bei. Aus diesem Grund ergreift man bei einer Schwächung des Jing immer auch Maßnahmen, die Magen und Milz stärken.

Jing und Qi bilden sozusagen das Fundament für den *Shen*. Sind Jing und Qi stark, dann wird auch die Kraft des Shen sichtbar werden. Man sagt, daß man den Shen einer Person an ihrer Ausstrahlung und dem Ausdruck der Augen erkennen kann. Große Trauer, die einen Menschen über lange Zeit quält, kann den Shen schwächen. Die Augen werden dann trübe und glanzlos, die Person wirkt in sich gekehrt, hat keine Ausstrahlung mehr. Ein Mensch, dessen Shen gut funktioniert, wird dagegen oft ein Gefühl von Sympathie bei anderen auslösen. Man hat es mit einer warmherzigen, selbstbewußten Person zu tun.

Ein anderes Beispiel für einen geschwächten Shen ist die Gemütsverfassung eines Menschen nach einer langen Krankheit. Die lange Krankheit schwächt zunächst einmal das Jing, was zu einer körperlichen Schwächung führt, doch häufig tritt dann auch eine Form von Kraftlosigkeit auf, die größer ist als die rein körperliche Schwäche bzw. nicht nur in dieser begründet liegt. In diesem Fall ist es durch die Schwächung des Jing und des Qi zu einer Schwächung des Shen gekommen.

Der Shen hat seinen Sitz im Herzen, heißt es in der chinesischen Medizin. Die Chinesen verbinden mit dem Herzen die Vorstellung von einem leeren Raum, der dem Shen eine Residenz bieten kann, damit dieser nach all der Anstrengung des täglichen Lebens zur Ruhe kommen kann. Dies geschieht besonders nachts während des Schlafes. Leidet jemand an chronischen Schlafstörungen, so ist das für den Behandler ein Anlaß, sein Augenmerk auf den Zustand des Shen zu richten. Der Shen wird, wie bereits oben erwähnt, vom Blut verankert bzw. von Yin und Blut ernährt. Diese materielleren Energien haben die Aufgabe, den Shen nachts in seiner Residenz zu halten, seine leichte Energie quasi zu binden. So sagt die Schlafqualität denn etwas über die Versorgung und den Zustand des Shen und damit natürlich auch über den Zustand von Yin und Blut aus.

Vermieden werden sollten Aktivitäten, die den Shen aus seiner Verankerung bringen. Dazu gehören z. B. die Einnahme von Drogen wie LSD, Heroin usw., aber auch extreme Freizeitaktivitäten wie Bungeespringen, die so viel Angst erzeugen, daß der Shen zu stark bewegt wird.

Gerät der Shen z. B. durch Schock «aus der Fassung», dann kann es zu starken, schwer kontrollierbaren Emotionen bis hin zur Geisteskrankheit kommen. Ein starker Shen aber gibt dem Menschen die Kraft, auch die schwersten Dinge im Leben zu meistern, ohne daran zu zerbrechen.

Die Lehre von den Fünf Wandlungsphasen

«Die fünf Elemente sind Metall, Wasser, Holz, Feuer und Erde.
Ihre Veränderungen, ihre Zunahme und Abnahme geben Auskunft
über Tod und Leben und bestimmen Erfolg und Scheitern.
Sie sind ausschlaggebend für die Kraft Fünf Zang-Organe und
legen ihre Zuordnung zu den Vier Jahreszeiten
und den Zeitpunkt von Tod und Leben fest.»
(Huangdi Neijing)

Neben der Philosophie von Yin und Yang ist die Lehre von den Fünf Wandlungsphasen oder Elementen das bekannteste Konzept der chinesischen Medizin. Es handelt sich dabei um ein auf der Zahl Fünf basierendes Entsprechungssystem, mittels dessen alle Erscheinungen und Vorgänge im Kosmos, in der Natur und im Menschen zugeordnet und beschrieben werden. Die Fünf gilt in der chinesischen Philosophie als Zahl des Lebens, zusammengesetzt aus der Zwei, der Zahl der Erde und des Yin, und der Drei, der Zahl des Himmels und des Yang. Der Entstehungszeitpunkt der Lehre von den Fünf Wandlungsphasen läßt sich historisch nicht exakt datieren. Man sagt, sie habe sich in der vordaoistischen, vorkonfuzianischen Zeit auf der Basis der etwas früher ins Leben gerufenen Yin/Yang-Lehre entwickelt. Die bereits erwähnte Yin-Yang- oder naturalistische Schule (476–221 v. u. Z.) war es denn auch, die das Fünf-Wandlungsphasen-Konzept zu seiner höchsten Ausformung brachte.

Der chinesische Begriff für dieses Konzept lautet *Wu Xing*, wobei *Wu* «fünf» heißt und *Xing* soviel bedeutet wie «Durchgang» oder «Bewegung». Zurückgehend auf Übersetzungen jesuitischer Missionare aus dem 16. bis 18. Jahrhundert wurde dieser Begriff lange Zeit als «Lehre von den Fünf Elementen» übersetzt. Die europäischen Missionare hatten diesen Terminus in

Anlehnung an die griechische Elementenlehre gewählt, die allerdings nur gewisse Ähnlichkeiten mit der chinesischen Lehre aufweist. Da wir heutzutage außerdem zumeist an das eher statische System der Elemente aus der Chemie denken und eine solche statische Auffassung dem chinesischen Konzept zutiefst widerspricht, wird in der Zwischenzeit in den meisten Fachkreisen der Begriff der Wandlungsphasen bevorzugt.

Ob man nun von Wandlungsphasen oder Elementen spricht: Wichtig ist, daß es sich hierbei sowohl um Formen als auch um dynamische Vorgänge handelt. Kein anderes Konzept bringt deutlicher zum Ausdruck, wie das Verhältnis von Mensch und Natur, von Körper, Geist und Seele von den alten Chinesen gesehen wurde. Der Mensch steht der Natur nicht als Bezwinger gegenüber, sondern ist ein Teil von ihr. Sein Organismus, seine körperlichen, geistigen und seelischen Funktionen spiegeln die Ordnung der Natur wider, er ist ein Mikrokosmos des Universums. Da der Mensch ein vernunftbegabtes Wesen ist, hat er die Aufgabe, diese Naturgesetze zu erkennen und nach ihnen zu leben, will er Gesundheit und Wohlbefinden erhalten oder erreichen.

Konkret heißt das z. B., daß er sich mit seiner Ernährung, seinen Aktivitäten, seinen Schlafrhythmen an die jeweilige Jahreszeit anzupassen hat. Wer im Winter, der Zeit der minimalen Aktivität der Natur, seine Kräfte vergeudet, indem er wenig schläft, zuviel arbeitet, zu viele kühlende Nahrungsmittel zu sich nimmt, der hat im Frühjahr, natürlicherweise die Zeit der wachsenden Aktivität, zumindest mit Frühjahrsmüdigkeit, wenn nicht gar mit ernsthafteren Beschwerden zu kämpfen.

Die Lehre von den Fünf Wandlungsphasen spiegelt das Verständnis der alten Chinesen von zyklischen Prozessen und vom Zusammenspiel der einzelnen Faktoren innerhalb eines solchen Prozesses wider. Ein Beispiel: Waren der Frühling sehr kalt und der Sommer eher trocken, dann wirkt sich das wenig förderlich auf die Ernte im Herbst aus, und das wiederum hat Konsequenzen für die Ernährung im Winter.

Die Entsprechungen innerhalb einer Wandlungsphase sind vor allem auf der Ebene des energetischen Verhaltens zu sehen, das heißt, die Kraft der Bewegung, die in ihnen steckt, ist der verbindende Faktor: Der Frühling als die Jahreszeit, in der die Natur aus ihrem Winterschlaf erwacht, der Osten als die Himmelsrichtung, in der die Sonne aufgeht, der Wind als klimatischer Einfluß, der Bewegung in die Ruhe bringt, die Kindheit als die Zeit des Wachstums, die Leber, die für den freien Fluß des Qi zu sorgen hat – sie alle sind dadurch miteinander verbunden, daß sie eine aufsteigende, wachsende Energie, die die Wandlungsphase Holz ausmacht, kennzeichnet.

Die minimale, absteigende Energie der Wandlungsphase Wasser dagegen manifestiert sich im Winter, im Norden, in der Kälte, im Alter sowie in der Niere, die mit Speicherung von Energie, von Willenskraft, aber auch mit Angst in Verbindung gebracht wird.

Wenn hier von der Leber oder Niere die Rede ist, so hat das nur wenig mit den Organen zu tun, die wir in der westlichen Medizin mit diesen Begriffen bezeichnen. Vielmehr geht es in der Lehre von den Fünf Wandlungsphasen um bestimmte energetische Funktionen auf körperlicher, geistiger und seelischer Ebene, die diesen Organen zugeschrieben werden. In Anlehnung an die Organisation des Staates wurden die «Organe» als Fürsten, Beamte, Heerführer etc. bezeichnet, die jeweils bestimmte Aufgaben erfüllen und sich dabei gegenseitig ergänzen, unterstützen oder auch kontrollieren sollen. In diesem Sinne ist es wichtig, daß jeder «Funktionsträger» seine eigenen Aufgaben bewältigt, fast noch wichtiger jedoch, daß er dies im Zusammenspiel mit den anderen tut. Modern ausgedrückt: Es geht um Teamarbeit, bei der letztendlich niemand wichtiger ist als der andere bzw. jeder Störungen des Gesamtablaufes verursachen kann.

Das Verhältnis der einzelnen Wandlungsphasen zueinander ist durch zahlreiche Interaktionen gekennzeichnet, auf deren Gesetzmäßigkeiten wir noch im einzelnen eingehen werden. Wenn wir uns jetzt zunächst mit den jeweiligen Qualitäten der einzelnen Wandlungsphasen beschäftigen, möchten wir gleichzeitig betonen, daß es nicht darum geht, diese Phänomene zu kategorisieren. Vielmehr ist der entscheidende Aspekt dieser Lehre das dynamische Zusammenspiel zwischen den einzelnen Wandlungsphasen.

Wandlungsphase Holz

Der Wandlungsphase Holz entspricht jahreszeitlich gesehen der Frühling, auf die Tageszeit bezogen der Morgen und in bezug auf das Lebensalter die Kindheit. Da die Sonne morgens im Osten aufgeht, ist dies die dem Holz zugeordnete Himmelsrichtung. Die Farbe des Holzes ist das Grün der Pflanzen, der Geschmack ist sauer wie der von unreifem Obst.

Die Wandlungsphase Holz ist charakterisiert durch ein hohes Energiepotential, das sich entfalten möchte. So werden ihr denn auch unsere Fähigkeiten, Pläne zu schmieden, Visionen zu entwickeln, Entscheidungen zu treffen zugeordnet. Unsere Phantasie und Kreativität liegen in dieser Wandlungsphase begründet.

Über Leber und Gallenblase, die beiden der Wandlungsphase Holz zugeordneten «Organe», heißt es im *Neijing*: «Die Leber gleicht einem militärischen Führer, der sich durch strategische Planung hervortut; die Galle ist der Stellung eines hochgestellten und korrekten Beamten vergleichbar.»

Die Dynamik des Holzes entwickelt sich zwischen den Polen Planung/Struktur und freie Entfaltung. Da Spontaneität und freie Entfaltung in unserer Gesellschaft so oft behindert und Planung und Kontrolle andererseits übermäßig gefordert werden, verwundert es nicht, daß eines der Hauptprobleme, das mit der Wandlungsphase Holz verbunden ist, darin besteht, daß die Lebensenergie, das Qi, nicht frei fließen kann.

Entsprechend den Funktionen von Leber und Gallenblase äußert sich dies auf körperlicher Ebene u. a. als Muskelverspannung, Kopfschmerz, insbesondere auch Migräne, aber auch in

Menstruations- und Verdauungsbeschwerden. Der dem Holz zugeordnete klimatische Faktor ist der Wind. Daher kann windiges Wetter diese Beschwerden sowohl verschlechtern als auch verbessern.

Die mit dem Holz assoziierte Emotion ist die Wut, der stimmliche Ausdruck das Schreien. Ein Mensch mit Schwierigkeiten in der Wandlungsphase Holz zeichnet sich deshalb oft dadurch aus, daß er entweder häufig und unkontrolliert wütend wird, oder aber durch einen Mangel an Wut bzw. eine Unfähigkeit, diese Emotion auszudrücken. Die Verbindung von Leber/Gallenblase und Wut ist – wie so manche andere Entsprechung aus der Lehre von den Wandlungsphasen – interessanterweise auch im westlichen Kulturkreis bekannt. Redewendungen wie «Dir ist wohl eine Laus über die Leber gelaufen» oder «Da läuft mir aber die Galle über» bringen solches Wissen zum Ausdruck.

Im Gegensatz zur westlichen Psychosomatik, die die eigentliche Ursache eines körperlichen Symptoms in der Psyche begründet sieht, will die Entsprechungslehre der Fünf Wandlungsphasen weniger Ursachen aufzeigen als vielmehr Funktionszusammenhänge beschreiben. Konkret heißt das für die Wandlungsphase Holz, daß die Emotion Wut sich schädigend auf Leber/Gallenblase auswirken kann, daß jedoch auch umgekehrt eine Funktionsstörung von Leber/Gallenblase zu einem Problem mit der Emotion Wut führen kann. Eine Vorliebe für den sauren Geschmack wiederum kann sowohl Ausdruck einer Disharmonie von Leber/Gallenblase sein als auch zu einer solchen führen. In der Regel haben wir es in dem Gedankengebäude der Fünf Wandlungsphasen also mit komplexen Mustern und nicht mit einfachen Kausalketten zu tun.

Wandlungsphase Feuer

Die Wandlungsphase Feuer folgt gemäß dem Hervorbringungszyklus, auf den wir später noch eingehen werden, auf die Wandlungsphase Holz. Jahreszeitlich befinden wir uns jetzt im Sommer, tageszeitlich in der Mittagszeit, was das Lebensalter angeht, im jungen Erwachsenenalter. Zugeordnet sind weiterhin der Süden als Himmelsrichtung, die Hitze als klimatischer Einfluß, das Bittere als Geschmacksrichtung sowie die Farbe Rot.

Hier geht es um die Entfaltung des im Holz entwickelten Potentials, um den individuellen Ausdruck. Und hier treten wir in Beziehung zu anderen Menschen, lernen zu lieben. Das Feuer ist die für die Entwicklung der individuellen Persönlichkeit oder Identität wichtigste Wandlungsphase.

Die Feuer zugeordneten «Organe» sind das Herz und der Dünndarm, die Emotion ist die Freude, der stimmliche Ausdruck das Lachen. Während der Dünndarm den Aspekt der Differenzierung repräsentiert, ist es das Herz, das den Shen beherbergt und mit unserer Fähigkeit zur Freude in Verbindung gebracht wird.

Im *Neijing* heißt es: «Das Herz ist wie ein Minister des Monarchen, von dem Einsicht und Verständnis ausgehen, (...) die kleinen Därme sind die für den Überschuß zuständigen Beamten, die für die Verwandlung der physischen Substanzen zuständig sind.»

Daß ein Mangel an Freude eine energetische Disharmonie darstellt, die sich schädigend auf unsere Gesundheit auswirken kann, kann jeder unmittelbar nachvollziehen. Mit der Vorstellung, Probleme durch ein Zuviel an Freude zu bekommen, tun sich die meisten westlichen Menschen jedoch zunächst sehr schwer. Kann man sich denn tatsächlich zu viel freuen? Freude als schädigende Emotion meint ein Festhalten an einem freudig erregten Zustand, eine Form des Außer-sich-Seins, der Begierde nach lustvollem Erleben – verbunden mit einer Leugnung anderer Aspekte des Lebens. Echte Freude kommt und geht wie alle anderen Emotionen auch.

Zum Feuer gehören außerdem die Sprache und die Zunge, und so drückt sich denn der Zustand unseres Feuers auch in unserem Sprachvermögen und unserer Fähigkeit, frei zu sprechen, aus. Ein Mensch, dessen Feuer «auf Sparflamme» brennt, hat meist auch ein reduziertes Bedürfnis, sprachlich zu kommunizieren. Lodert das Feuer jedoch zu stark, kann es zu manischen Zuständen, zu hysterischem Verhalten und übermäßigem Redebedürfnis kommen. Aber auch Sprachstörungen wie Stottern oder andere Artikulationsprobleme stehen in Verbindung mit der Wandlungsphase Feuer.

Neben Herz und Dünndarm sind dem Feuer außerdem das Perikard, manchmal auch Herz-Kreislauf oder Herz-Kreislauf-Sexus genannt, und der Dreifache Erwärmer zugeordnet. Vom Perikard heißt es, es «gleicht einem Beamten der Zentralregierung, der seine Untertanen zu Freude und Vergnügen anleitet; (...) der Dreifache Erwärmer gleicht den Beamten, die für den Bau von Entwässerungsgräben und Schleusen zuständig sind.» Das Perikard gilt auch als Beschützer des Herzens, das die Schläge, die das Herz einzustecken hat, sozusagen puffert. Der Dreifache Erwärmer, dessen Funktionen im nächsten Kapitel (siehe Seite 103 f.) näher erläutert werden, hat wichtige Funktionen in bezug auf den Wärmehaushalt sowie auf die Umwandlung und den Transport von Flüssigkeiten und ist mit allen anderen Funktionskreisen verbunden.

Wandlungsphase Erde

Die Erde hat eine Sonderstellung innerhalb des Zyklus der Wandlungsphasen. Dies drückt sich auf der Ebene der Entsprechungen darin aus, daß sie sowohl einer bestimmten Jahreszeit, nämlich dem Spätsommer, als auch den Übergangszeiten zwischen den einzelnen Jahreszeiten, also z. B. der Zeit zwischen Winter und Frühling oder zwischen Frühling und Sommer, zugeordnet wird. Außerdem wird die Erde mit der Mitte, also mit keiner einzelnen Himmelsrichtung, sondern dem Treffpunkt aller Richtungen assoziiert. Die Tageszeit der Erde ist der frühe Nachmittag, im Leben eines Menschen entspricht sie der Lebensmitte. Zugeordnet sind weiterhin u. a. der süße Geschmack, die Farbe Gelb, die

Feuchtigkeit als klimatischer Einfluß und eine singende Stimme.

Die Erde gibt Stabilität und verhindert zum Beispiel, daß die Wurzeln des Holzes zu sehr wuchern und wir uns mit unserem Tatendrang völlig verzetteln und nicht bei einer Sache bleiben können. Sie bestimmt unsere Fähigkeit, uns einen Platz zu schaffen, unserer durch das Feuer genährten Persönlichkeit auf einer materiellen Ebene Raum zu geben, sie zu erden. Wer eine starke Erde hat, der ist in der Lage, auch fremde Einflüsse und neue Gedanken aufzunehmen und zu assimilieren. Die «Organe» der Erde sind denn auch der Magen und die Milz, also die Hauptorgane der Verdauung.

Im *Neijing* heißt es: «Der Magen fungiert als Beamter der öffentlichen Kornkammern, der die Fünf Geschmäcker zur Verfügung stellt.» Die Milz gilt als der Zensor oder der tadelnde Beamte. Kritik und Überlegung haben hier ihren Platz, Einsicht geht von ihr aus.

Auf emotionaler bzw. geistiger Ebene sind es also das Nachdenken sowie das Lernen und Studieren, die zur Wandlungsphase Erde gehören. Positiv zeigt sich dies als Umsicht, als Fähigkeit zum praktischen Denken, negativ jedoch als Neigung zum Grübeln bis hin zu Zwangsgedanken. Interessanterweise war die Verbindung von Nachdenken bzw. Grübeln und Magen/Milz schon den alten Griechen bekannt.

Einem Menschen mit einer schwachen Erde wird es oft schwerfallen, sich seinen Platz im Leben zu erobern bzw. bei einer Sache zu bleiben. Wer jedoch zu stark geerdet ist, dem mangelt es an Flexibilität und den hindert sein Sicherheitsdenken daran, sich auf geistiger sowie auf körperlicher Ebene zu bewegen.

Die körperlichen Beschwerden haben im Falle eines Zuviels an Erde mit einer gewissen Schwere bzw. einem Absinken der Energie zu tun, sei es in Form von schweren Beinen, Dickleibigkeit, Blähungen und Verdauungsstörungen verschiedenster Art, einer Schwäche des Bindegewebes oder Organvorfällen.

Wandlungsphase Metall

Im Hervorbringungszyklus folgt die Wandlungsphase Metall auf die Erde. Wir sind jetzt jahreszeitlich im Herbst, tageszeitlich am Spätnachmittag/frühen Abend und in bezug auf das menschliche Alter in der Phase des frühen Alters angelangt. Entsprechend der untergehenden Sonne ist die Himmelsrichtung des Metalls der Westen, und der klimatische Einfluß ist die Trockenheit. Zugeordnet sind außerdem der scharfe Geschmack und die Farbe Weiß.

Im Metall beginnt sich die Energie nach innen zu richten. Es ist die letzte und wichtigste Phase der Ernte und des Einholens, aber auch des Abschiedes von der Orientierung nach außen; naturgemäß auch oft eine mit Trauer verbundene Zeit (im asiatischen Kulturraum gilt Weiß als die Farbe der Trauer).

Über Lunge und Dickdarm, die mit dem Metall verbundenen «Organe», heißt es im *Neijing*: «Die Lungen gleichen der Auslegung und Anwendung der staatlichen Gesetze und Erlasse; (...) die unteren Därme fungieren als Beamte, die den Rechten Weg des Lebens propagieren.»

Beide «Organe» haben mit Aufnahme bzw. Ausscheidung zu tun und sind auf die Fähigkeit, Aufgenommenes auch wieder loszulassen, angewiesen. In bezug auf die Traurigkeit heißt dies, daß ein starkes Metall einen Menschen dazu befähigt, einen Verlust zu betrauern, ohne jedoch übermäßig lange Zeit darin zu verharren. Eine Depression hingegen, in der man trübsinnig versinkt und die einen apathisch werden läßt, verweist auf ein geschwächtes Metall, oft allerdings auch auf Probleme in bezug auf den freien Fluß des Qi infolge einer Holz-Disharmonie.

Die Verbindung insbesondere von Lunge und Trauer ist auch in der westlichen Psychosomatik hinlänglich bekannt. Man denke auch an die aus der Literatur bekannten liebeskranken Schwindsüchtigen. Interessant ist außerdem die Zuordnung der Haut zur Wandlungsphase Metall – der Zusammenhang zwischen bestimmten Hauterkrankungen wie beispielsweise Neurodermitis und asthmatischen Erkrankungen gilt mittlerweile auch im Westen als erwiesen.

Wandlungsphase Wasser

Wir sind am Ende bzw. wieder am Anfang unserer Reise durch den Hervorbringungszyklus angelangt. Es ist jetzt Winter, die Tageszeit ist die Nacht, und wir befinden uns im letzten Lebensabschnitt, dem hohen Alter. Die dem Wasser entsprechende Himmelsrichtung ist der Norden, der klimatische Faktor die Kälte, die Farbe ist Schwarz oder Dunkelblau, der Geschmack salzig.

Die Energie wird jetzt ganz nach innen gerichtet. Es ist die Zeit der inneren Einkehr, des Speicherns, der Meditation und der Weisheit. Jetzt sollte man nicht verschwenderisch mit seinen Energien umgehen.

Tabellarische

Jahreszeit

Himmelsrichtung

Klima

Farbe

Geschmack

Geruch

Yin-Organ

Yang-Organ

Emotion

Stimmlicher Ausdruck

Öffnet sich in:

Gewebe

Die dem Wasser zugeordneten «Organe» sind Niere und Blase, wobei die Niere, wie wir bei der Besprechung des Jing bereits gesehen haben, als das zentrale Speicherorgan sowohl für vorgeburtliche als auch für nachgeburtliche Energien angesehen wird.

Im *Neijing* heißt es: «Die Nieren gleichen den Beamten, die für die Energie zuständig sind und sich durch Fähigkeit und Klugheit auszeichnen; (…) die Harnblase (gleicht) dem Magistrat eines Bezirks oder einer Provinz, der für die Speicherung der Körperflüssigkeiten und flüssigen Ausscheidungen, die der Regulierung der Verdunstung dienen, zuständig ist.»

Einen Ausdruck findet diese Auffassung von der Niere auch bei uns in der Redensart «Das geht mir an die Nieren». Im Unter-

Aufstellung der wichtigsten Entsprechungen

Holz	Feuer	Erde	Metall	Wasser
Frühling	Sommer	Spätsommer	Herbst	Winter
Osten	Süden	Mitte	Westen	Norden
Wind	Hitze	Feuchtigkeit	Trockenheit	Kälte
Grün	Rot	Gelb/Braun	Weiß	Schwarz/Blau
sauer	bitter	süß	scharf	salzig
ranzig	verbrannt	süßlich	verrottend	faulig
Leber	Herz	Milz	Lunge	Niere
Gallenblase	Dünndarm	Magen	Dickdarm	Blase
Wut	Freude	Denken	Trauer	Angst
Schreien	Lachen	Singen	Weinen	Stöhnen
Augen	Zunge	Mund	Nase	Ohren
Sehnen	Adern	Muskeln	Haut	Knochen

schied zu «Das schlägt mir auf den Magen», was eher ein kurzfristiges Ereignis beschreibt, ist damit immer ein tiefer gehender Prozeß gemeint. «Das geht mir an die Nieren» heißt «Das geht mir an die Substanz», und genau so wird die Niere im Kontext der chinesischen Medizin verstanden. Sie beherbergt unsere Antriebskraft, unseren Lebenswillen und ist die Wurzel für alle Yin- und Yang-Energien.

Auch die Verbindung von Angst und Niere/Blase, die im Entsprechungssystem der Fünf Wandlungsphasen geschaffen wird, ist im Westen wohlbekannt und wird z. B. in der Redewendung «sich vor Angst in die Hose machen» zum Ausdruck gebracht. Starke plötzliche Angst kann die Wandlungsphase Wasser so sehr schwächen, daß der Urin nicht mehr gehalten werden kann.

Als Ende des Hervorbringungszyklus steht die Wandlungsphase Wasser für die im Osten so geschätzte Weisheit des Alters. Als Beginn eines neuen Zyklus trägt sie den Keim in sich, der im Holz erneut zu sprießen beginnt.

Obwohl wir in den vorangegangenen Charakterisierungen der Wandlungsphasen jeder Phase eine bestimmte Altersspanne im menschlichen Leben zugeordnet haben, ist aufgrund der anderen Entsprechungen hoffentlich deutlich geworden, daß jeder Mensch in jedem Lebensalter alle Wandlungsphasen mehr oder weniger deutlich ausgeprägt in sich trägt.

In der Natur folgen die Jahreszeiten unweigerlich aufeinander, und die Tiere richten sich in ihren Aktivitäten genau nach den Anforderungen, die dies mit sich bringt. Die Menschen neigen jedoch dazu – je nach Gesellschaft und individueller Disposition –, bestimmte Aspekte überzubetonen und andere zu verleugnen. In unserer westlichen Gesellschaft fällt es den meisten Menschen schwer, auch Zeiten der Ruhe und Besinnung als notwendig und produktiv zu empfinden. Dynamik, Jugend, Erfolg, Spaß stehen dermaßen im Vordergrund, daß die stilleren, aber ebenso wichtigen und nährenden Aspekte des Lebens oft zu kurz kommen.

Die Lehre von den Fünf Wandlungsphasen betont, daß Gesundheit in einem umfassenden Sinne nur dann bestehen kann, wenn alle Wandlungsphasen in der jeweils angemessenen Weise durchlaufen werden. Wer glaubt, er könne nur im Holz und Feuer leben, weil es da so spannend und freudig zugeht, der wird über kurz oder lang die Erfahrung machen, daß ihn seine Kräfte verlassen. Immer dann, wenn eine Wandlungsphase zu lange zuungunsten einer anderen dominiert, kommt es zu einer energetischen Disharmonie bzw. gegebenenfalls zu einer Krankheit. Jede Wandlungsphase steht in vielfältigen Beziehungen zu anderen Phasen. Im folgenden wollen wir Ihnen die für die chinesische Medizin wichtigsten Vernetzungen erläutern.

Der Hervorbringungszyklus

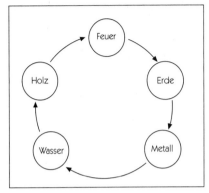

Abb. 11
Hervorbringungszyklus

Der Hervorbringungszyklus wird auch Ernährungszyklus genannt, womit vielleicht noch deutlicher zum Ausdruck kommt, worum es hier geht, nämlich um Beziehungen zwischen den einzelnen Phasen, die auch als Mutter-Kind-Beziehungen bezeichnet werden. Klassisch wird dieser Zyklus folgendermaßen erklärt:

Holz ernährt Feuer (Feuer braucht Holz, um zu brennen);
*Feuer ernährt Erde (*Erde entsteht aus Asche);
Erde ernährt Metall (Metall kommt aus der Erde);
Metall ernährt Wasser (Metall wird unter Hitzeeinwirkung flüssig);
Wasser ernährt Holz (Wasser bewässert die Wurzeln von Bäumen).

Das heißt z. B., daß die Niere die Leber und die Milz die Lunge ernähren. Eine wichtige therapeutische Regel, die sich aus diesem Zyklus ableitet, lautet: Ist das «Kind» in einem Mangelzustand, kräftige die «Mutter». Und: Wenn sich die «Mutter» in Fülle befindet, muß man das «Kind» in seine Grenzen verweisen. Man behandelt also keineswegs immer das die Schwäche präsentierende oder Symptome produzierende «Organ», sondern forscht entsprechend den Regeln der Vernetzung nach Ursachen im gesamten Organismus.

Der Kontrollzyklus und der Überwindungszyklus

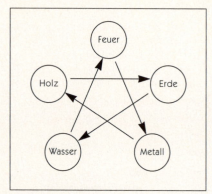

Abb. 12 *Kontrollzyklus*

Beim Kontrollzyklus handelt es sich ebenfalls um einen im medizinischen Sinne physiologischen Zyklus, der der Erhaltung des Gleichgewichtes dient. Hier wirkt jeweils die «Großmutter» (z. B. das Holz) kontrollierend auf die Entwicklung des «Enkelkindes» (die jeweils übernächste Wandlungsphase, in diesem Fall also die Erde) ein, d. h., sie verhindert ein allzu großes Wachstum.

Klassisch läßt sich dieser Zyklus folgendermaßen formulieren:

Holz kontrolliert Erde (ein Holzpflug zerteilt die Erde);
Erde kontrolliert Wasser (ein Deich hält den Fluß zurück);
Wasser kontrolliert Feuer (Wasser löscht Feuer);
Feuer kontrolliert Metall (Feuer läßt Metall schmelzen);
Metall kontrolliert Holz (ein Beil zerteilt Holz).

Dieser Zyklus läßt sich z. B. auf der Ebene der Emotionen illustrieren: Dann kontrollieren die Wut das Nachdenken, das Nachdenken die Angst, die Angst die Freude, die Freude die Trauer und die Trauer die Wut.

Innerhalb dieses Zyklus kann es zu zwei Entgleisungen kommen, die jeweils auf einer Schwäche der einen bzw. übermäßigen Stärke der anderen Wandlungsphase beruhen.

Die erste Variante wird oft als *Überwindungszyklus* bezeichnet und bedeutet, daß die Wandlungsphase, welche die Kontrollfunktion ausüben soll, gegenüber derjenigen Phase, die kontrolliert werden soll, übermächtig ist. Ein besonders häufig vorkommendes Krankheitsmuster, das auf diesem Prinzip beruht, lautet «Holz überwindet Erde». In diesem Fall beeinträchtigt das in Fülle geratene Leber-Qi die Verdauungsfunktionen von Magen und Milz, so daß es typischerweise zu Blähungen, Appetitlosigkeit und einem Wechsel von Durchfall und Verstopfung kommt. Obwohl sich hier also die Symptome in der Wandlungsphase Erde zeigen, liegt die Ursache im Holz und muß entsprechend behandelt werden.

Der Überwältigungszyklus

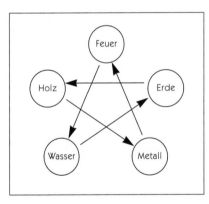

Abb. 13 *Überwältigungszyklus*

Die zweite Variante der Entgleisung des Kontrollzyklus zeichnet sich dadurch aus, daß hier diejenige Wandlungsphase, die kontrolliert werden soll, gegenüber derjenigen, die sie kontrollieren soll, in der Übermacht ist, so daß es zu einer Umkehrung des Zyklus kommt: Es ist nun nicht mehr die «Großmutter», die ihren «Enkel» kontrolliert, sondern der «Enkel» kontrolliert die «Großmutter».

Dieser Zyklus ist immer pathologisch und läßt sich auf der bildlichen Ebene folgendermaßen ausdrücken:

Erde überwältigt Holz (der Holzpflug zerbricht);
Holz überwältigt Metall (das Beil zerbricht);
Metall überwältigt Feuer (Metall erstickt das Feuer);
Feuer überwältigt Wasser (das Löschwasser reicht nicht aus);
Wasser überwältigt Erde (der Deich bricht).

Ebenso häufig wie eine volle Leberenergie die Erde überkontrolliert, überwältigt sie auch das Metall und führt hier entweder zu Verdauungsbeschwerden, die mit dem Dickdarm korrespondieren, insbesondere Verstopfung und Blähbauch, sowie zu Hauterkrankungen oder zu einer Schwächung des Immunsystems und in der Folge davon zu häufigen Erkältungen.

Auf psychischer Ebene vermag eine überdominierende Wandlungsphase Holz die Energie des Metalls z. B. in der Weise zu beeinträchtigen, daß Traurigkeit nicht mehr als solche gespürt, sondern in Wut umgewandelt wird.

Der Stellenwert der Lehre von den Fünf Wandlungsphasen

Die Lehre von den Fünf Wandlungsphasen war im Gegensatz zum Yin/Yang-Konzept immer wieder umstritten. Schon sehr früh wurde kritisiert, die Entsprechungen seien teilweise sehr ungenau, und manch eine Entsprechungsreihe sei wohl mehr durch den Zwang zur Zuordnung zustande gekommen als aufgrund einer inneren Logik.

Im Rahmen der heute in China ausgeübten TCM spielt die Lehre von den Fünf Wandlungsphasen eine verschwindend geringe Rolle. Sie wurde weitgehend verdrängt vom Zang-Fu-Konzept, das wir Ihnen im nächsten Kapitel vorstellen. Dies hat sowohl sachliche als auch ideologische Gründe, denn die Lehre von den Fünf Wandlungsphasen gehörte zu den Anteilen der chinesischen Medizin, die zu dem rationalen Konzept der von einer kommunistischen Weltanschauung geprägten TCM nicht mehr passen wollten. Sachlich wird die Ablehnung des Fünf-Wandlungsphasen-Konzeptes vor allem damit begründet, daß es z. B. für die Diagnostik von akuten Erkrankungen keine ausreichenden Kriterien zur Verfügung stellt.

Im Westen jedoch galt und gilt der Lehre von den Fünf Wandlungsphasen ein weit größeres Interesse, was wohl vor allem damit zusammenhängt, daß sich gerade dieses Modell sehr gut als Matrix für eine ganzheitliche Medizin eignet – ganzheitlich nicht nur im Hinblick auf die Einheit von Körper, Geist und Seele, sondern auch im Hinblick auf die Einbettung des Menschen in die Natur, zwischen Himmel und Erde. Die Stärke der Lehre von den Fünf Wandlungsphasen liegt darin, uns eine Vielfalt an möglichen Zusammenhängen zu eröffnen. Sie eignet sich weniger zur Behandlung akuter oder organisch manifester Erkrankungen als vielmehr zur Unterstützung der Konstitution, wobei den Emotionen besonders viel Aufmerksamkeit geschenkt wird.

Die Lehre von den Funktionskreisen – Zang Fu

Die Lehre von den Zang Fu, den Speicherorganen *(Zang)* und den Hohlorganen *(Fu)*, bildet das Kernstück der TCM. Sie ist gewissermaßen die Physiologie der chinesischen Medizin, unterscheidet sich jedoch in ihrer Betrachtungsweise ganz entschieden vom westlichen Verständnis der Organe und ihrer Funktionsweisen. Die westliche Medizin, die – vereinfacht gesagt – auf einer hochdifferenzierten Anatomie und einer auf dieser aufgebauten Physiologie beruht, betrachtet die Organe als materielle Strukturen und begreift deren Funktionsweisen auf eine eher mechanistische Weise. So wird z. B. das Herz als ein komplex aufgebautes Muskelgewebe verstanden, dessen Pumpfunktion für die Zirkulation des Blutes verantwortlich ist. Konsequenterweise widmen sich auch Diagnostik und Therapie der westlichen Medizin diesen materiellen Strukturen und deren solchermaßen definierten Funktionen.

Ganz anders die chinesische Medizin, in der die Anatomie nie eine entscheidende Rolle gespielt hat. Hier interessiert die materielle Struktur der Organe nur am Rande. Auf zelluläre Veränderungen in Organen, die es in der westlichen Medizin erlauben, eine Diagnose zu erstellen, wird in der TCM nicht eingegangen. Der Blick des chinesischen Behandlers richtet sich auf die *Funktionen* der Organe. Nur im Gesamtzusammenhang kann beurteilt werden, ob das funktionelle Miteinander der verschiedenen Energien und der Organe, die diese produzieren, gesund ist. So wird praktisch nie ein Organ isoliert gesehen, sondern – wie auch bei den Fünf Wandlungsphasen – immer in Beziehung zu den anderen Organen, Geweben und Emotionen betrachtet. In diesem Sinne gibt es eigentlich keine Organmedizin, die mit der westlichen Medizin vergleichbar wäre, und man spricht deshalb auch nicht von Organen, sondern von Funktionskreisen.

Diese Funktionskreise sollten Sie sich als dynamische, energetische Strukturen vorstellen, die ihren Einfluß über den ganzen Körper ausdehnen. So werden etwa in Übereinstimmung mit dem System der Fünf Wandlungsphasen die Fingernägel der Wandlungsphase Holz und darin der Leber zugeordnet. Die Qualität der Fingernägel wird also als eine Reflexion des energetischen Wirkens der Leber verstanden. Sind diese brüchig, dann bedeutet dies eine mangelnde Ernährung durch die Leberenergie. Dies ist aber nicht gleichzusetzen mit einer manifesten Lebererkrankung.

Diese Sichtweise ist für uns zunächst schwierig zu verstehen, und wir wollen Ihnen deshalb ein Beispiel dafür geben: Ein Patient, der unter chronischem Durchfall leidet, kommt in eine Praxis für chinesische Medizin. Er berichtet, die schulmedizinischen Untersuchungen hätten keinen Befund ergeben, sein Durchfall halte aber nach wie vor an. Im Gespräch findet der Behandler heraus, daß der Patient massiv unter beruflichem Streß steht und keine Möglichkeit sieht, in seinem Privatleben einen Ausgleich dazu zu schaffen. Eine solche Konstellation weist darauf hin, daß wahrscheinlich eine Stauung im Funktionskreis Leber, der viel mit Streß und Anspannung zu tun hat, vorliegt. Die Leberenergie befindet sich in Fülle, wodurch der Funktionskreis Milz geschwächt wird, der für die Nahrungsumwandlung verantwortlich ist. Die Behandlung des Durchfalls beinhaltet in diesem Falle also primär die Wiederherstellung des Energieflusses im Funktionskreis Leber, wodurch indirekt Einfluß auf den Darm genommen wird. Es handelt sich nicht um eine Erkrankung des Organs Leber, sondern um eine Störung des Funktionskreises.

Wenn also im folgenden die Rede von der Leber, vom Herzen oder irgendeinem anderen, uns scheinbar bekannten «Organ» ist, so ist damit nicht das Organ im westlichen Sinne gemeint, sondern stets der Funktionskreis im Sinne der TCM. Um dies deutlich zu machen, möchten wir zwar darauf verzichten, die einzelnen

Funktionskreise mit den chinesischen Begriffen zu benennen, verwenden jedoch die Begriffe Zang und Fu.

Die Zang

Im Rahmen des Zang Fu-Konzeptes spielen die Zang, die Speicherorgane oder auch massiven Organe Leber, Herz, Milz, Lunge und Niere, die entscheidende Rolle. Sie speichern, bilden und transformieren die sogenannten reinen Substanzen Qi, Blut *(Xue)* und Jing. Außerdem speichern sie die Energien, die wichtig sind für die Erhaltung der strukturellen Gewebe des Körpers. Wichtig für ihre Funktion ist, daß sie nichts abfließen lassen, was nicht abfließen soll. Erfüllen sie diese Funktion nicht, gehen dem Körper kostbare Essenzen wie Schweiß, Ejakulat oder Blut unfreiwillig bzw. im Übermaß verloren.

Durch ihre Fähigkeit, die «dichteren» Energien wie Blut und Jing zu speichern, verankern sie außerdem die geistigen Aspekte. So wird z. B. über das Blut im Herzen der Shen ernährt und «gehaust». Die geistigen Kräfte sind also unabdingbar an den Körper bzw. an die Yin-Funktionskreise gebunden. Dies zeigt sich sehr deutlich bei Depressionen, die manche Frauen nach der Geburt ihres Kindes befallen und die oft durch einen Verlust und daher Mangel an Blut bedingt sind. Das Blut kann den Shen dann nämlich nicht mehr ausreichend ernähren, und infolgedessen gehen die Kraft und die Freude am Leben verloren. Umgekehrt können aber auch lang andauernde Emotionen oder geistiges Arbeiten das Blut schwächen und damit einen Funktionskreis in die Imbalance bringen.

Die Fu

Die Fu, übersetzt als Hohlorgane, speichern nicht. Sie sind zuständig für die Aufnahme, Trennung, Verteilung und Ausscheidung von Körpersubstanzen. Zu den Fu zählen die Gallenblase, der Dünndarm, der Magen, der Dickdarm, die Blase und der Dreifache Erwärmer.

Neben diesen existieren außerdem noch die sogenannten außerordentlichen Fu, die für die Gesamtdynamik von untergeordneter Bedeutung sind und deshalb auch lediglich erwähnt, aber nicht näher besprochen werden sollen. Zu diesen gehören das Gehirn, das Mark (das später in Rückenmark umgewandelt wird), die Blutgefäße, die Gebärmutter und die Gallenblase. Sie haben gemeinsam, daß sie von der Nierenessenz ernährt werden. Da sie hohl sind, werden sie als Fu bezeichnet. Außerordentlich nennt man sie, weil sie bestimmte Yin-Essenzen speichern.

In der Diagnose und Therapie der TCM konzentriert man sich im wesentlichen auf Disharmoniemuster der Zang, und wir werden uns deshalb im folgenden auch vor allem mit den Zang und nur kurz mit den Fu beschäftigen. Obwohl Ihnen einige der Funktionen der Zang Fu bereits aus der Lehre von den Fünf Wandlungsphasen bekannt vorkommen werden, gibt es doch auch wichtige Unterschiede zwischen diesen beiden Theorien. Während die Lehre von den Wandlungsphasen eher theoretisch/philosophisch ausgerichtet ist und auf einem tradierten Entsprechungssystem beruht, ist das Zang Fu-Konzept sehr viel jünger und eher klinisch orientiert. Das zeigt sich z. B. auch darin, daß die Paarung der Zang und Fu, wie sie durch die gemeinsame Zugehörigkeit zu einer Wandlungsphase vorgegeben ist, im Zang Fu-Konzept eher pragmatisch betrachtet wird. Einige Paarungen wie die von Leber und Gallenblase oder Milz und Magen werden aufgrund klinischer Erfahrungen für wichtig erachtet, andere wie die von Herz und Dünndarm oder Lunge und Dickdarm als weniger relevant eingestuft. Einige weitere Unterschiede werden bei der Besprechung der einzelnen Zang Fu noch deutlich werden.

Eines noch vorweg: Unser Anspruch ist es nicht, Sie zu einem Fachmann oder einer Fachfrau in Sachen TCM zu machen. Gerade an diesem Punkt, wo wir uns stärker auf die klinische Ebene beziehen als bisher, ist es uns wichtig zu betonen, daß die folgenden Beschreibungen Ihnen nicht mehr als einen Eindruck von der

Funktionsweise der Zang Fu geben können. Unser Anliegen ist es lediglich, Ihnen eine Grundlage für das Verständnis der therapeutischen Methoden, denen wir uns im zweiten Teil dieses Buches widmen werden, zu vermitteln.

Niere und Blase

Alle Zang haben Yin-Charakter, denn sie speichern Essenzen. Die Fu sind hingegen gekennzeichnet durch Yang-Eigenschaften, da sie ausscheiden. Zum Leben erweckt werden beide aber nur durch die Berührung und Interaktion mit der jeweils anderen Polarität, dem Yang bzw. Yin. Jedes Organ hat sowohl einen Yin- als auch einen Yang-Aspekt. Die Zang benötigen Yang, z. B. um die gespeicherten Essenzen umzuwandeln und zu bewegen. Die Fu verarbeiten das Unreine (Yin) und scheiden es aus. Die Kraft des Yang ist verantwortlich für alle physiologischen Prozesse, während das Yin die Energien für die strukturelle Matrix und Ernährung des Körpers zur Verfügung stellt.

Niere als Wurzel des Lebens

Die beiden Grundkräfte Yin und Yang haben ihren Sitz in der Niere*. Daher heißt es in den Klassikern, die Niere sei die Wurzel des Lebens. Hier verbinden sich die vorgeburtlichen Essenzen, die wir von unseren Eltern bekommen, mit der nachgeburtlichen Essenz, die wir zum größten Teil aus der Nahrung gewinnen.

In der Niere also wird der Boden für die energetische und strukturelle Bildung und Aufbereitung aller Energien im Körper gelegt. Yin und Yang haben hier ihre Wurzel und bilden gleichsam die Basis für die Kraft und Qualität der anderen Zang Fu. So

---

* Natürlich ist es auch in der TCM bekannt, daß es anatomisch betrachtet zwei Nieren gibt. Da wir uns aber hier mit dem Funktionskreis Niere beschäftigen – und davon gibt es nur einen –, sprechen wir bewußt von der Niere. Dasselbe gilt für die Lunge.

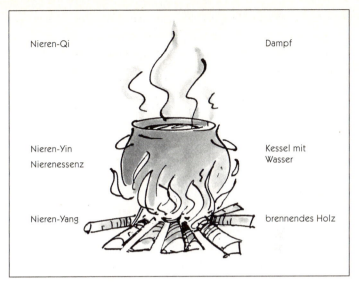

Abb. 14 *Die Beziehung zwischen Nieren-Yang, Nieren-Yin, Nierenessenz und Nieren-Qi*

hängt die Kraft des Funktionskreises Herz vom Nieren-Yang ab. Das Yin des Magens wird entscheidend vom Nieren-Yin gestaltet.

Das Nieren-Yin wird mit dem Prinzip Wasser in Verbindung gebracht – kühlend, ernährend – und das Nieren-Yang mit dem Feuer – wärmend, transformierend. Stellen Sie sich einen Holzofen vor, auf dem ein Kessel Wasser steht. Wenn das Nieren-Yang (das Feuer im Ofen) brennt, wird das Wasser (Nieren-Yin) dadurch erwärmt. Das Yin wird also durch das Yang aktiviert und umgewandelt, und es entsteht Dampf – für die Chinesen eine Form von Qi. Man erinnere sich nur an das Schriftzeichen für Qi, das auch die Bedeutung des Dampfes enthält.

Stellen Sie sich nun vor, daß der Holzofen zwar weiterhin Wärme (Yang) spendet, im Teekessel aber kaum noch Wasser (Yin) vorhanden ist. Irgendwann, wenn alles Wasser verdampft ist, wird das Material des Kessels geschädigt. Dies entspricht der

Pathologie eines schwachen Nieren-Yin und damit eines geschwächten Yin im ganzen Körper. Es fehlt die befeuchtende, kühlende Energie des Wassers, der Patient verabscheut Hitze (Yang), wird unruhig, bekommt starke Kopfschmerzen und eventuell hohen Blutdruck (alles Yang-Symptome). Wird nichts getan, um das Yin zu kräftigen, dann kann es zur Schädigung des «Materials», z. B. der Blutgefäße, kommen, und es kann ein Schlaganfall auftreten.

Stellen Sie sich nun das umgekehrte Szenario vor: Der Wasserkessel (Nieren-Yin) steht gut gefüllt auf dem Holzofen. Das Feuer (Nieren-Yang) ist aber fast erloschen und zu schwach, um das Wasser (Yin) im Kessel zu erwärmen. Das Yin stagniert nun und wird nicht umgewandelt. Im Körper kann dieser Mangel an katalysierender Wärme zu Wasseransammlungen, Gewichtszunahme, sexuellen Störungen, Mangel an Körperwärme und Energie führen.

Wichtige Symptome bei Nieren-Yin-Mangel:
- Nachtschweiße
- Schwindel, Ohrensausen
- trockener Mund, besonders nachts
- Handflächen und Fußsohlen sind sehr warm
- Schlafstörungen
- rote Zunge, beschleunigter Puls

Wichtige Symptome bei Nieren-Yang-Mangel:
- Schwäche und Schmerzen der Lendenwirbelsäule
- schwache, kalte Knie
- Impotenz, Unfruchtbarkeit
- Müdigkeit
- blasse Zunge, langsamer Puls

Nieren-Yin und Nieren-Yang beliefern den Körper mit Grundenergien. Ihre Qualität ist verantwortlich für die Yin- und Yang-

Energien in allen anderen Zang Fu. Daher werden bei einem Lungen-Yin-Mangel, der mit trockenem Husten einhergeht, auch einige Symptome auftreten, die typisch für einen Nieren-Yin-Mangel sind. Und bei einem Milz-Yang-Mangel, der sich in der Hauptsache in Durchfall mit unverdauten Nahrungsbestandteilen manifestiert, werden ebenfalls Symptome eines Nieren-Yang-Mangels in Erscheinung treten.

Weitere Aspekte des Funktionskreises Niere

Mark, Gehirn, Knochen
In den Klassikern heißt es, daß die Nierenessenz das Mark produziert. Dies erhält sozusagen den Stempel des Jing als materialisierte Essenz, mit der das Gehirn geformt und ernährt wird. Das Mark produziert auch das Rückenmark und ist die Basis für die Bildung von Knochenmark und Knochen. Daher werden sowohl Erkrankungen des Gehirns als auch der Knochen häufig dadurch behandelt, daß man das Jing kräftigt.

Ohren
Die Ohren wie auch das Gehirn bedürfen der Ernährung durch das Jing. Da das Jing mit jedem Tag des Lebens mehr oder weniger (je nach Lebensstil) verbraucht wird, kommt es besonders im Alter zu allmählich abnehmendem Hörvermögen. Dies sollte in keinem Fall gleichgesetzt werden mit den besonders bei jüngeren Patienten immer häufiger auftretenden Hörstürzen.

Haare und Zähne
Die Nierenenergie zeigt sich nach außen in der Kopfbehaarung. Volles Haar läßt in der Regel auf kräftiges Jing schließen, während frühzeitiger Haarausfall oder frühzeitiges Ergrauen auf eine Schwächung dieser Energie hinweist. Ähnliches gilt auch für die Qualität der Zähne. Ein frühzeitiger Verlust von Zähnen kann ebenfalls einen Mangel an Jing andeuten.

Regulation des Wasserhaushaltes
Es ist nicht verwunderlich, daß die Niere diese Funktion innehat, da sie ja zur Wandlungsphase Wasser gehört. Sie werden in dieser Beziehung oft mit einer Schleuse verglichen, die im unteren Teil des Körpers deren korrektes Öffnen und Schließen kontrolliert. Das Wasserlassen funktioniert gut, wenn Nieren-Yin und Nieren-Yang gut miteinander harmonieren. Ist die Yang-Energie der Niere zu schwach, um die Schleuse zu schließen, dann kommt es zur häufigen Ausscheidung von sehr hellem Urin in großen Mengen. Ist die Nieren-Yin-Energie aber geschwächt, dann führt dies zur seltenen Ausscheidung von trübem oder dunklem Urin in geringen Mengen. Durch das Nieren-Yang erhält die Blase Energie, um den Urin zu speichern, einen Teil des Urins umzuwandeln und den Rest auszuscheiden.

Was die Kontrolle der Körpersäfte angeht, besteht eine wichtige Beziehung zwischen Lunge und Niere. Die Lunge sendet Säfte zur Niere, von denen ein Teil verdampft wird. Der Dampf steigt nach oben zur Lunge und hält diese feucht. Ist das Nieren-Yang zu schwach und kann daher diese Säfte nicht transformieren, kommt es zum einen zum Flüssigkeitsstau im unteren Teil des Körpers, und zum anderen wird die Lunge in ihrer Funktion, die Säfte abzusenken, beeinträchtigt. Besteht aber ein Mangel an Säften im Körper (Nieren-Yin-Mangel), dann kann nicht genug Dampf gebildet werden, und die Lunge wird nicht befeuchtet. Diese Störung ist dann verantwortlich für trockenen Husten und Atembeschwerden bis hin zu Asthma.

Atmung
Die Niere hat auch die Funktion, das Qi, das ihr neben den Säften von der Lunge gesandt wird, zu halten. Ist diese Funktion des Haltens durch einen Nieren-Yang-Mangel gestört, dann sammelt sich zuviel Qi in der Lunge und die Atmung ist aufs schwerste behindert.

Willenskraft

Die Niere beherbergt die Willenskraft, die dafür verantwortlich ist, daß wir unsere Pläne mit Kraft angehen und umsetzen können. Diese geistige Kraft verleiht uns Zielstrebigkeit und Klarheit. Viele Menschen geraten durch Überarbeitung oder durch persönliche Probleme an die Grenzen ihrer Kraft, was bis zum Nervenzusammenbruch führen kann. Das sogenannte Burn-Out-Syndrom ist ein Zeichen starker Schwäche der Nierenenergie und insbesondere des Aspektes der Willenskraft.

Herz und Dünndarm

Blutzirkulation

Das Herz regiert das Blut und kontrolliert die Blutgefäße. Es wird in den medizinischen Klassikern als «Oberhaupt der lebenswichtigen Organe» bezeichnet, weil es die Funktionen der anderen Zang beeinflußt, indem es den Blutkreislauf kontrolliert. Hier finden sich Ähnlichkeiten mit dem westlichen Verständnis des Herzens: Es lenkt den Fluß des Blutes durch die Gefäße, schafft gleichmäßige Wärme in den Extremitäten und kontrolliert den Rhythmus des Pulses. Darüber hinaus wandelt es jedoch das Nahrungs-Qi in Blut um (vgl. Energieproduktion, S. 61) und kontrolliert die Blutgefäße.

Schweiß

Da Blut und Körperflüssigkeiten in der chinesischen Medizin denselben Ursprung haben, kontrolliert das Herz auch den Schweiß. Bei abnormen Schweißabsonderungen ist deshalb immer an das Herz, allerdings auch an andere Funktionskreise wie Lunge und Niere, zu denken.

Gesicht und Zunge

Die Herzenergie zeigt sich im Gesicht und öffnet sich zur Zunge. Eine rosige, leicht glänzende Gesichtsfarbe läßt auf eine gute

Energie des Herzens schließen, ein fahler, matter Teint dagegen auf eine Schwächung, eine bläuliche Verfärbung auf Stauung des Blutes und damit auf eine ernstzunehmende Disharmonie des Herzens.

Shen (geistige Kräfte)
Das Herz beherbergt den Shen, und es bewahrt die Freude. Wie schon angesprochen, kann der Begriff Shen viele verschiedene Bedeutungen haben. Um Sie mit der Theorie der chinesischen Medizin vertraut zu machen, soll es genügen, den Shen als mentale, emotionale und spirituelle Kraft zu beschreiben. Das bedeutet innerhalb dieser Theorie, daß mit dem Herzen und nicht mit dem Gehirn gedacht wird. Bewußtsein, (Langzeit-)Gedächtnis, Denken, die Emotionen sowie die Fähigkeit zu schlafen obliegen der Kontrolle des Shen. Um all diese Funktionen befriedigend ausführen zu können, bedarf der Shen der Ernährung und Verankerung des Blutes und natürlich besonders des Herz-Blutes. Ist dieses schwach, dann kann es zu schlechtem Gedächtnis, Konzentrationsmangel, Schlafstörungen und auch zu Depressionen

---

Wichtige Symptome bei Herz-Yin-Mangel:
- Schlaflosigkeit
- Nachtschweiße
- innere Unruhe
- schlechtes Gedächtnis
- permanentes und überschnelles Sprechen
- Herzklopfen, besonders nachts

Wichtige Symptome bei Herz-Yang-Mangel:
- Kurzatmigkeit und/oder Herzklopfen bei Belastung
- spontanes Schwitzen
- Müdigkeit
- helles, blasses Gesicht

kommen. Ständiger Pessimismus und mangelnde Lebensfreude können ebenfalls eine Imbalance des Shen ausdrücken.

Natürlich können jeweils zusätzlich Symptome aus der Nieren-Yin- oder Nieren-Yang-Kategorie auftreten.

Der Dünndarm

Nachdem der Magen die unreinen Anteile aus dem Nahrungsbrei an den Dünndarm weitergegeben hat, beginnt dieser nun eine Art Filterungsprozeß. Er trennt das Reine vom Unreinen. Der unreinste Teil wird über den Dickdarm ausgeschieden. Durch diese Filterung wird verwertbare Energie bis aufs letzte aus dem Nahrungsbrei extrahiert, resorbiert und über Umwege zu Niere und Blase gesandt. Dort werden die unreinen Säfte noch einmal verarbeitet und als Urin ausgeschieden. Die Funktion des Dünndarms hängt von der Kraft des Nieren-Yang ab. Störungen der Dünndarm-Funktion können zu Bauchkollern, Durchfall oder zur Ausscheidung von großen Mengen an hellem, klarem Urin führen.

Milz und Magen

Transport und Umwandlung
Die Milz steht im Zentrum der Qi-Produktion. Sie gewinnt aus der Nahrung, die der Magen aufnimmt und zerkleinert, die feinsten Essenzen, die sie zu den anderen Zang transportiert und die zur Bildung des Nahrungs-Qi notwendig sind. Wie wir bereits beim Thema Energieproduktion besprochen haben, steigt diese Energie zur Lunge auf, wo sie sich mit Luft verbindet und ein wichtiger Bestandteil bei der Blutbildung im Herzen wird. Ist die Milzenergie zu schwach, um das Aufsteigen dieser reinen Essenzen zu bewirken, dann treten Müdigkeit und schlechte Verdauung in Form von Blähungen und breiigen Stühlen auf. Kommt noch ein Yang-Mangel hinzu, dann kann dies zu wäßrigen Stühlen und kalten Extremitäten führen. Da die aufgenommene Nahrung wegen dieser Schwäche nicht mehr ausreichend bewegt und

umgewandelt wird, können außerdem Feuchtigkeit und Schleim im Körper entstehen. Ein solcher Zustand beeinträchtigt fast immer die Lebensqualität, da er durch ein allgemeines Schweregefühl des Körpers, chronische Müdigkeit und Verdauungsbeschwerden gekennzeichnet ist.

Kontrolle des Blutes
Die Milz kontrolliert das Blut. So hat sie zum einen die Aufgabe, das Blut in den Gefäßen zu halten. Bei einer Milz-Schwäche kann am Anfang eine Neigung zu blauen Flecken und Krampfadern auftreten. In einem späteren Stadium sind lang anhaltende Blutungen, wie z. B. menstruelle Tröpfelblutungen möglich. Des weiteren hält sie die Organe an ihrem Platz. Vorfälle des Uterus, des Anus oder anderer Organe werden deshalb als Ausdruck eines Milz-Qi-Mangels begriffen.

Mund und Lippen
Die Milz öffnet sich in den Mund und zeigt sich in den Lippen. Ein geschwächter Geschmackssinn oder blasse, trockene Lippen werden deshalb ebenfalls mit der Milz in Verbindung gebracht.

Denken
Der geistige Aspekt, den die Milz beherbergt, ist das Denken. Damit ist die Aufnahme und Umwandlung von Fakten gemeint, also die Kapazität, die beim Erlernen von neuen Dingen wichtig ist. Besonders die Fähigkeit, auswendig zu lernen, beruht auf der Stärke der Milzenergie. So ist der Appetit auf etwas «Süßes» (der süße Geschmack ist der Wandlungsphase Erde und damit Milz und Magen zugeordnet) beim Lernen durchaus verständlich, aber nicht förderlich, da zuviel Süßes die Milz schwächt. Auf der anderen Seite kann allerdings auch übermäßige Denkarbeit, z. B. in Examenszeiten, die Milz schwächen.

> **Wichtige Symptome bei Milz-Qi-Mangel:**
> - Appetitlosigkeit
> - Blähbauch nach dem Essen
> - allgemeine Müdigkeit
> - breiige Stühle
> - blasse Zunge

Der Magen

Der Magen fermentiert den Nahrungsbrei und unterstützt die Milz in ihrer Funktion, die reinen Essenzen umzuwandeln und zu bewegen. Daher werden Milz und Magen gemeinsam als Wurzel des postnatalen Qi bezeichnet. Ist das Magen-Qi kräftig, dann transportiert es einen Teil der Essenzen zu den Gliedmaßen. Schwaches Magen-Qi führt umgekehrt leicht zu verminderter körperlicher Leistungsfähigkeit.

Der Magen gilt als Ursprung der Körpersäfte. Körperflüssigkeiten entstehen durch die aufgenommene Nahrung. Der Magen ist dafür verantwortlich, daß der Teil der Nahrungsessenzen, der nicht für die Bildung des Nahrungs-Qi verarbeitet wird, in Körperflüssigkeiten umgewandelt wird. Daher heißt es in den Klassikern, daß der Magen Feuchtigkeit liebt – ganz im Gegensatz zur Milz, die Feuchtigkeit haßt. Auf Dauer schädigen zuwenig Flüssigkeiten im Magen das Yin.

> **Wichtige Symptome bei Magen-Yin-Mangel:**
> - Sodbrennen
> - Patient hat Durst, kann aber nur in kleinen Schlucken trinken
> - Oberbauchschmerzen
> - trockener Mund
> - rote Zunge

Leber und Gallenblase

Blutspeicherung und -regulation
Die Leber speichert wie auch in der westlichen Medizin Blut. Sie ist jedoch in der TCM darüber hinaus für die Regulierung der zirkulierenden Blutmenge zuständig. Braucht der Körper, z. B. in Ruhepausen, weniger Blut, hält sie das Blut zurück. Steigert sich der Blutbedarf, z. B. bei körperlicher Betätigung, gibt sie das Blut frei. Da diese Funktion u. a. für die Menstruation eine große Rolle spielt, werden in der TCM viele gynäkologische Probleme, insbesondere prämenstruelle Störungen, mit der Leber in Verbindung gesetzt.

Regulation des Qi-Flusses
In gewisser Hinsicht ist diese Funktion der Regulierung des Blutes mit der Aufgabe der Leber, einen reibungslosen Fluß des Qi zu gewährleisten, verbunden, denn eine Stagnation des Qi kann zu einer Stauung des Blutes führen, und umgekehrt vermag ein Mangel an Blut eine Stagnation des Qi zu verursachen. Die Diagnose Leber-Qi-Stagnation ist eine der häufigsten in unseren Praxen. Da der freie Fluß des Qi für alle Funktionskreise von Bedeutung ist, tritt sie meist in Kombination mit anderen Disharmoniemustern auf. Wir haben im Abschnitt über die Fünf Wandlungsphasen bereits auf den Zusammenhang zwischen einer Stauung der Leberenergie und Verdauungsbeschwerden hingewiesen. In der Regel korrespondiert eine Leber-Qi-Stagnation mit emotionalen Problemen, insbesondere mit einer mangelnden Fähigkeit, Ärger und Wut, aber auch andere Emotionen auszudrücken. Menschen mit einer solchen Disharmonie sind meist sehr ehrgeizig und legen größten Wert auf Selbstkontrolle, weil sie sich keine Blöße geben wollen.

Sehnen und Bänder
Weiterhin kontrolliert die Leber die Sehnen, d. h. sie ernährt die Sehnen und Bänder mit Blut und beeinflußt somit deren Flexibilität. Steifheit und Schwäche der Sehnen stehen deshalb in Verbindung mit dem Leber-Blut.

Augen
Das Sinnesorgan, in das sich die Leber öffnet, sind die Augen. Auch hier ist es wieder das Blut der Leber, das die Augen ernährt. Im Falle eines Mangels an Leber-Blut kann es zu einer Reihe von Störungen im Bereich der Augen kommen. Typisch ist ein etwas verschwommenes Sehen.

Lebensplanung
Ein weiterer wichtiger Aspekt der Leberfunktionen ist die Fähigkeit zur Lebensplanung. Die Leber beherbergt den Hun, die ätherische Seele, auch Hauchseele genannt. Ebenso wie der Shen ist auch dieser spirituelle Anteil im Blut, in diesem Fall im Leber-Blut, verankert und wird von ihm ernährt. Wird der Hun gut ge-

---

Wichtige Symptome bei Leber-Qi-Stagnation:
– Spannungsgefühl oder Empfindlichkeit im Oberbauchbereich, Brustkorb oder in den Brüsten, besonders unter den Rippen
– Menstruationsbeschwerden
– Verdauungsbeschwerden
– kalte Hände und Füße
– Stimmungsschwankungen

Wichtige Symptome bei Leber-Blut-Mangel:
– blasses, fahles Gesicht
– Schwäche und Krämpfe der Muskeln und Sehnen
– spärliche Menstruation
– verschwommenes Sehen, schlechtes Sehen bei Dunkelheit

> **Wichtige Symptome bei aufsteigendem Leber-Yang:**
> – Reizbarkeit, Zorn
> – Spannungskopfschmerz in der Scheitelregion, Migräne
> – Schwindel, Ohrensausen

nährt durch das Leber-Blut, hat der Mensch die Fähigkeit zu planen. Er trägt dazu bei, daß wir die für uns angemessene Richtung im Leben finden. Ein Mangel an Leber-Blut kann daher zu Verwirrung und Unsicherheit in unserer Lebensplanung führen.

Wut und Kontrolle
Auf der psychischen Ebene ist die Leber einerseits mit der Wut, andererseits jedoch auch mit der Fähigkeit der Kontrolle über die verschiedenen Emotionen verbunden. Ist die Energie der Leber ausgeglichen, sind wir in der Lage, mit all unseren Emotionen in allen möglichen Situationen angemessen umzugehen.

Die Gallenblase

Der Gallenblase werden die Speicherung der Gallenflüssigkeit sowie die Fähigkeit zur Entscheidungsfindung zugeschrieben. Sie gilt als eng verbunden mit der Leber.

Lunge und Dickdarm

Kontrolle der Respiration und Regulation von Qi
Die Lunge kontrolliert die Atmung. Sie verbindet uns durch das Einatmen mit dem Außen, dem «himmlischen Qi». Während der Einatmung wird Luft von der Lunge aufgenommen und zur Niere gesandt. Das Lungen-Qi ist natürlich auch verantwortlich für die Ausatmung, durch die «schmutziges Qi» nach außen freigesetzt wird. In dieser Funktion ist sie, wie beim Funktionskreis Niere bereits erwähnt, auf die Kommunikation mit der Niere angewiesen. Ist das Lungen-Qi kräftig, geht die Atmung ohne Probleme

vor sich. Jede Art von Imbalance des Funktionskreises Lunge wird über kurz oder lang Probleme mit der Atmung hervorrufen.

In der Lunge wird mit Hilfe der Nahrungsenergie das wahre Qi gebildet. Dies zirkuliert in den Leitbahnen und im ganzen Körper. So ist es auch mitverantwortlich für das Gefühl der Vitalität eines Menschen, denn durch seinen stetigen Fluß versorgt es alle Organe mit Qi, Blut und Körpersäften. Ein Teil dieser Energie fließt in den äußeren Schichten des Körpers als Abwehrenergie. Er wärmt nicht nur Muskeln und Haut, sondern verhindert auch das Eindringen von äußerer Kälte, Hitze usw. Die Lungenenergie reguliert also den Fluß der Abwehrenergie. Eine Schwäche des Lungen-Qi führt deshalb zu einer erhöhten Erkältungsanfälligkeit.

Haut
Auch als Feuchtigkeitsspender für die Haut hat die Lunge eine wichtige Funktion. Sie verteilt einen Teil der Körpersäfte über die Haut. Dadurch sehen Haut und Körperhaare frisch und gut ernährt aus. Starke Raucher haben oft eine gräulich gefärbte, trockene Gesichtshaut, da das Rauchen den Flüssigkeitshaushalt der Lunge schädigt. Allgemein wird der Praktiker bei Hauterkrankungen, die durch Trockenheit, Risse und Jucken gekennzeichnet sind, an eine Lungen-Disharmonie denken.

Regulation der Wasserwege
Gesundes Lungen-Qi zeichnet sich dadurch aus, daß die Lunge die Körpersäfte wie feinstes Spray unter der Haut verteilt. Die Menge wird reguliert durch Schwitzen, d. h., das Lungen-Qi kontrolliert das angemessene Öffnen und Schließen der Hautporen. So zeigen spontanes oder zu häufiges Schwitzen sowie die Unfähigkeit zu schwitzen eine Störung im Funktionskreis Lunge an. In schweren Fällen kann es auch zu einer Ansammlung von Flüssigkeiten unter der Haut kommen, die sich als Ödeme oder Schwellungen bemerkbar machten.

Nase
Die Nase gilt als Öffnung der Lunge. Entsprechend entsteht der Geruchssinn in Verbindung mit dem Zustand der Lungenenergie.

Trauer
Trauer schädigt und schwächt das Lungen-Qi. Auf der anderen Seite kann ein schwaches Lungen-Qi ein Gefühl der Melancholie und Trauer hervorrufen.

Körperseele
Die Körperseele *(Po)* wird durch das Lungen-Qi verwurzelt. Dieser spirituelle Aspekt der Lunge hat mit allen rhythmischen, kurzfristigen Lebensvorgängen wie der Atmung, dem regelmäßigen Stuhlgang usw. zu tun. Po ist der körperlichste aller spirituellen Aspekte und manifestiert sich durch «animalische» Aktivität. In den Klassikern heißt es, daß man die Körperseele durch Hautjucken und Schmerzen wahrnehmen kann. Beeinträchtigt wird sie besonders durch Trauer, die ja wiederum das Lungen-Qi schwächt. Menschen mit einer schwachen Körperseele lassen sich

Wichtige Symptome bei Lungen-Qi-Mangel:
- Kurzatmigkeit bei Belastung
- schwacher Husten
- leise Stimme
- Asthma
- spontane Schweißausbrüche
- Abwehrschwäche

Wichtige Symptome bei Lungen-Yin-Mangel:
- trockener Husten ohne Schleim
- Wangenrötung
- Nachtschweiß
- trockene Schleimhäute und Haut

oft an ihrer Körperhaltung erkennen. Sie stehen oder sitzen stark nach vorne gebeugt, der Brustbereich ist eingesunken, die Schultern fallen nach vorn. Ihre Atmung ist oft nur sehr flach, oder sie tun sich schwer mit dem Atmen.

Der Dickdarm

Der Dickdarm nimmt die unreinen Substanzen vom Dünndarm auf und trennt erneut Reines vom Unreinen, um alle unreinen Substanzen als Kot auszuscheiden.

Perikard und Dreifacher Erwärmer

Das Perikard (oder Herzbeutel) wird von der TCM nicht als eigener Funktionskreis betrachtet, sondern vielmehr dem Herzen zugeordnet. Nach traditioneller Auffassung umhüllt das Perikard das Herz und schützt es vor dem Eindringen äußerer krankheitserregender Faktoren. Die Perikard-Leitbahn spielt für die Akupunktur eine bedeutende Rolle, da auf ihr einige sehr wichtige Punkte liegen.

Die Verbindung zwischen Perikard und Dreifachem Erwärmer ist nicht so deutlich. Einige Autoren meinen sogar, sie sei nur hergestellt worden, um sechs Zang Fu-Paare zu haben, also aufgrund eines Bedürfnisses nach Systematik.

Das Konzept des Dreifachen Erwärmers ist insofern besonders interessant, als es sich beim Dreifachen Erwärmer nicht um ein aus der Sicht der westlichen Anatomie nachweisbares Organ, sondern um einen Funktionskreis ohne anatomische Struktur handelt. Er gliedert sich in drei Bereiche: einen oberen Erwärmer, der mit Herz und Lunge korrespondiert, einen mittleren Erwärmer, der mit Milz und Magen zu tun hat, und einen unteren Erwärmer, der das Zusammenwirken von Niere, Dünn- und Dickdarm und Blase reguliert. Er steuert die Umwandlung und den Transport der Flüssigkeiten im Körper, indem er die Zusammenarbeit der anderen Zang Fu überwacht. Wie sein Name schon nahelegt, hat er außerdem mit der Regulation des Wärmehaushaltes zu tun, d. h., er trägt in Verbindung mit dem Nieren-Yang und dem Yuan Qi dazu bei, das Temperaturniveau im Körper zu halten.

Das Leitbahnsystem

Im Kapitel über das Qi haben wir die Wichtigkeit eines harmonischen Qi-Flusses für die Gesundheit hervorgehoben. Nur wenn das Qi in ausreichendem Maße und ohne sich an irgendeiner Stelle aufzustauen durch den Körper zirkuliert, fühlen wir uns wirklich wohl. Wie aber hat man sich diesen Fluß vorzustellen? In welchen Bahnen und nach welchen Regeln bewegt sich das Qi?

Das in der Brust produzierte «Wahre Qi» fließt sanft und rhythmisch durch den gesamten Körper. Es bahnt sich seinen Weg durch ein vielschichtiges Transportsystem, Leitbahn- oder Meridiansystem genannt, das schon in den frühesten Klassikern der chinesischen Medizin beschrieben wurde. Auf dieses System bezieht sich sowohl die Akupunktur als auch die Kräuterheilkunde.

Versorgung und Verknüpfung

Durch einen inneren Verlauf in der Brust drängt das «Wahre Qi» an die Oberfläche und beginnt mit seiner Zirkulation in Höhe der 2. Rippe, wo sich der erste Punkt der sogenannten Lungen-Leitbahn befindet. Es breitet sich nun entlang einer Linie über die Innenseite des Armes aus, fließt bis zum Daumen, wo die Lungen-Leitbahn endet, um dort in einen anderen «Fluß», nämlich in die Dickdarm-Leitbahn überzutreten. Diese verläuft über die Außenseite des Armes zum Gesicht, wo das Qi in die Magen-Leitbahn übertritt. Auf diese Weise bewegt sich das Qi in einer bestimmten Reihenfolge, die wir gleich noch genauer betrachten werden, durch den gesamten Körper bzw. durch alle Leitbahnen.

Im *Neijing* heißt es: «Die Leitbahnen transportieren Qi und Blut, regulieren Yin und Yang, halten Sehnen und Knochen elastisch und fördern die Gelenke.»

Leitbahnen sind keinesfalls mit Blutbahnen gleichzusetzen. Sie bilden vielmehr ein unsichtbares System, das alle Grundsubstanzen (Blut, Qi, Körpersäfte, Jing) und alle Funktionskreise miteinander vernetzt.

Das Leitbahnsystem verhält sich wie ein Verkehrsnetz. Das Qi bewegt sich von großen, an der Oberfläche gelegenen Straßen zu kleineren, tiefer gelegenen, tritt aber immer wieder an die Oberfläche. Haut, Muskeln, Bindegewebe, die Organe und Körpersäfte werden auf diese Weise über die Leitbahnen, die den gesamten Körper durchkreuzen und bedecken, mit Qi versorgt. Nur weil das Innere auf diese Weise mit dem Äußeren verbunden ist, können Therapiemethoden wie die Akupunktur oder Akupressur überhaupt funktionieren.

Ebenso wie die Welt auf Landkarten durch longitudinale (Längengrade) und horizontale (Breitengrade) Meridiane eingeteilt wird, wird der Körper von den 12 jeweils bilateral verlaufenden Hauptleitbahnen oder Hauptmeridianen durchzogen. Jede Hauptleitbahn beginnt oder endet in dem ihr zugeordneten Zang oder Fu, so z. B. die Dickdarm-Leitbahn im Dickdarm.

Die allein an den Zang Fu orientierten Bezeichnungen der Leitbahnen, die sich im Westen leider überall durchgesetzt haben, verleiten dazu, die Leitbahnen lediglich als Auswüchse der Organe statt als Teile der Funktionskreise zu begreifen. Im Chinesischen setzen sich die Namen der 12 Hauptleitbahnen aus je drei Teilen zusammen:
- dem Verlaufsweg, wobei zwischen «Hand» und «Fuß» unterschieden wird (keine Leitbahn verläuft sowohl an den Armen als auch an den Beinen, sondern immer nur entweder an den Armen oder an den Beinen),
- der Zugehörigkeit zu Yin oder Yang und bestimmten Energieschichten sowie
- dem Namen des zugeordneten Zang oder Fu.

Das «Bruder-Schwester»-Verhältnis der Leitbahnen

Yin	Yang
Leber	Gallenblase
Herz	Dünndarm
Perikard	Dreifacher Erwärmer
Milz	Magen
Lunge	Dickdarm
Niere	Blase

Jede der 12 Hauptleitbahnen hat einen inneren und einen äußeren Anteil. Der innere Zweig fließt – unerreichbar durch Akupunkturnadeln – durch das ihm zugeordnete Zang oder Fu oder dicht an diesen vorbei. Gleichzeitig stellt er durch seinen Verlauf eine energetische Verknüpfung zu dem jeweiligen Partner (s. Tabelle; vgl. auch Seite 84–104) her. Durch diese Verbindungen kann das Qi an verschiedene Plätze transportiert werden oder auch zu energetischem Ausgleich beitragen.

Häufig kommt es an den Stellen, wo diese Verknüpfungen stattfinden, zu Blockaden des energetischen Flusses. Besonders Schulter- und Hüftgelenke sind Regionen, in denen viele verschiedene Leitbahnen zusammenlaufen. Gerade an diesen Stellen sind darum auch viele sehr wirkungsvolle Akupunkturpunkte zu finden.

Der äußere Anteil einer Leitbahn ist besonders für den Akupunkteur wichtig. Auf diesem Teil ihres Verlaufes liegen sowohl nach ihren Aufgaben definierte als auch topographisch genau lokalisierbare Akupunkturpunkte (insgesamt 365 klassische).

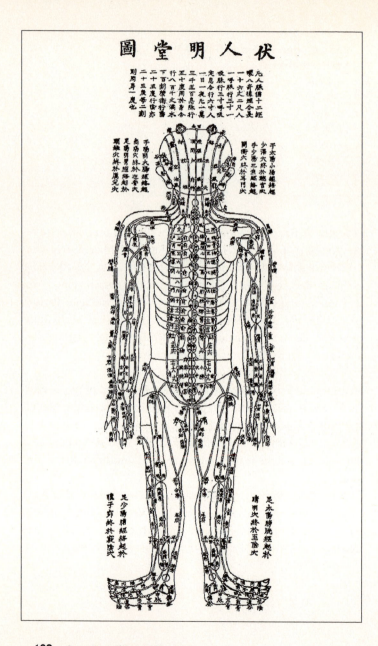

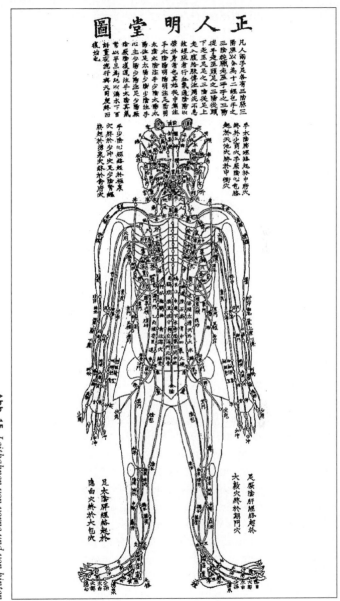

Abb. 15 *Leitbahnen von vorne und von hinten*

Symmetrie und Hierarchie des Leitbahnsystems

Die Struktur dieses Verkehrsnetzes des Qi hat eine strikte Ordnung. Leitbahnen, die sich an der Innenseite der Arme und Beine befinden, werden Yin-Leitbahnen genannt; auf der Außenseite verlaufen dagegen die Yang-Leitbahnen.

Innerhalb dieses Systems gibt es eine Symmetrie: Die Yin-Leitbahnen der Arme, den Funktionskreisen Herz, Perikard, Lunge zugeordnet, beginnen in der Brust, verlaufen entlang der Innenseite des Armes und enden an den Fingerspitzen. Die Yang-Leitbahnen des Armes, Dünndarm, Dreifacher Erwärmer, Dickdarm, ziehen von den Fingerspitzen entlang der Außenseite des Armes zum Kopf. Ähnliches gilt für die Anordnung der Leitbahnen an den Beinen.

Die Hauptleitbahnen, auf denen die Akupunkturpunkte liegen, sind die «Straßen», durch die das Qi schnell beeinflußt werden kann. Von hier aus kann der Akupunkteur das vorhandene Qi an die Oberfläche bringen, z. B. bei der Behandlung von Hautkrankheiten, oder aber auch zur Regulierung der Funktionskreise in die Tiefe leiten, z. B. bei der Behandlung von akutem Durchfall. Die Hauptleitbahnen sind der Dreh- und Angelpunkt des Leitbahnsystems.

Von den Hauptleitbahnen gehen aber auch kleinere Bahnen ab, die eine regulierende Wirkung haben. So z. B. die sogenannten Muskelleitbahnen, die unentbehrlich für die Versorgung und Erwärmung von Muskeln und Haut sind. In ihnen zirkuliert die Abwehrenergie durch diese Gewebe.

Nicht zu vergessen ist außerdem das System der acht außerordentlichen Gefäße: Auch diese haben eine enge Beziehung zu den Hauptleitbahnen. Bis auf zwei Ausnahmen – das Lenkergefäß *(Du Mai)* und das Konzeptionsgefäß *(Ren Mai)* sind eigenständige Leitbahnen – haben sie keine eigenen Akupunkturpunkte, sondern stellen Verbindungen zwischen den Hauptleitbahnen her und sind über bestimmte Punkte auf diesen zu erreichen. Sie agieren als Reservoire von Qi, Blut und Jing und haben u. a. die wichtige Funktion, alle Wachstumsprozesse im Körper zu kontrollieren und energetisch zu garantieren.

Der oberflächliche Energiefluß

In der chinesischen Medizin geht man traditionell davon aus, daß die 12 Hauptleitbahnen ständig von Qi durchströmt werden. Innerhalb eines 24-Stunden-Zyklus haben sie jedoch für die Dauer von jeweils zwei Stunden ihre Hauptaktivitätsphase. Diese Konzeption der sogenannten Organuhr erinnert an moderne westliche Forschungen zum Biorhythmus.

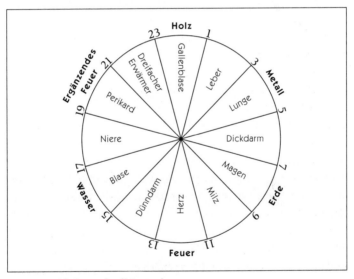

Abb. 16 *Leitbahn-Umlauf / Organuhr*

Die Zirkulation beginnt um drei Uhr in der Frühe in der Brust. Die Abfolge entspricht dem sogenannten Leitbahn-Umlauf, d. h. dem Weg des Qi durch die Leitbahnen:

Lunge ➔ Dickdarm ➔ Magen ➔ Milz ➔ Herz ➔ Dünndarm ➔ Blase ➔ Niere ➔ Perikard ➔ Dreifacher Erwärmer ➔ Gallenblase ➔ Leber ➔ Du Mai ➔ Ren Mai ➔ Lunge ...

Die Konzeption der Organuhr findet auf verschiedenen Ebenen Anwendung. So lassen sich z.B. diagnostische Rückschlüsse ziehen, wenn bestimmte Beschwerden gehäuft um eine bestimmte Tages- oder Nachtzeit auftreten bzw. zu bestimmten Zeiten immer verschwinden. Schlafstörungen oder Kopfschmerzen, die regelmäßig gegen Mitternacht auftauchen, können z.B. mit einer Disharmonie der Gallenblase zu tun haben. Therapeutisch gesehen sind bestimmte Akupunkturpunkte zu bestimmten Zeiten besonders effektiv. Außerdem werden einige Übungen aus dem Qigong, die die verschiedenen Funktionskreise ansprechen, zwar nicht zur jeweiligen Tageszeit, aber doch in der Abfolge des Energie-Umlaufes gemacht.

Leitbahnen und die westliche Wissenschaft

Genauso wie das Qi sind die Leitbahnen immateriell und somit an keine festen Strukturen gebunden. Daher ist es bisher noch keinem Wissenschaftler gelungen, sie durch Röntgen, CT-Scans oder andere Methoden darzustellen. Auch die anfängliche Idee mancher westlicher Mediziner, die Leitbahnen seien Fasern des vegetativen Nervensystems, hat sich als nicht haltbar erwiesen. Dies ist sicherlich ein Grund dafür, daß ein Teil der Schulmediziner die Wirkung der Akupunktur-Therapie – trotz empirisch nachgewiesener Erfolge – nach wie vor bezweifelt.

Die jahrtausendealte Erfahrung, daß es diese Leitbahnen gibt, läßt sich bislang eher subjektiv als objektiv nachvollziehen. Meister des Qigong sind in der Lage, den Fluß des Qi entlang der Leitbahnen genau zu fühlen und auch zu steuern. Durch das korrekte Manipulieren einer gesetzten Akupunkturnadel können aber auch Patienten den Verlauf der betreffenden Leitbahn oft erstaunlich akkurat beschreiben. Eine dumpfe, schwere oder kribbelnde Sensation breitet sich dann genau lokalisierbar entlang der Leitbahn aus. Wir werden bei der Beschreibung der Akupunktur noch näher auf diese Phänomene zu sprechen kommen.

Krankheitsursachen

Wenn man in der modernen westlichen Medizin von Krankheitsursachen spricht, so meint man in der Regel Keime, Viren, Bakterien, Chemikalien oder ähnliche nachweisbare Organismen oder Stoffe. Krankheitserreger werden im Labor, unter Mikroskopen und mit einer immer ausgefeilteren Technik gesucht. Zwar ist auch ab und zu von psychischen Belastungen und Streß die Rede, die psychosomatische Medizin fristet allerdings weiterhin das Dasein eines «Mauerblümchens» innerhalb der westlichen Medizin und wird letztendlich nicht so recht ernst genommen.

Das Konzept der chinesischen Medizin mutet dagegen auf gewisse Weise sehr simpel, fast archaisch an, umfaßt aber Aspekte, mit denen sich unsere Medizin sehr schwer tut. Die Ursachen von Krankheit werden traditionell in drei Gruppen eingeteilt: äußere Ursachen (klimatische Faktoren), innere Ursachen (Emotionen), sonstige Ursachen.

Bevor wir auf diese drei Gruppen im einzelnen eingehen, noch ein paar grundsätzliche Anmerkungen vorweg: Die chinesische Medizin betont stets die Ausgewogenheit als Schlüssel zur Gesundheit, und Ausgewogenheit bedeutet ein harmonisches Verhältnis von Yin und Yang in bezug auf Ruhe und Bewegung, Erholung und Arbeit, Ernährungsverhalten, Sexualleben, klimatische Bedingungen und vieles mehr. Jedes Übermaß, jeder Mangel, jede Unausgewogenheit führen über kurz oder lang zu einer energetischen Disharmonie und verursachen Krankheit.

Für eine Akupunktur- oder Kräuter-Behandlung nach den Prinzipien der chinesischen Medizin ist in erster Linie das Erkennen des Disharmoniemusters und erst in zweiter Linie die Ursache von Bedeutung. Das heißt, es ändert z. B. nichts Grundsätzliches in bezug auf die Punkteauswahl bei der Akupunktur, ob ein Patient seinen Milz-Qi-Mangel dadurch erworben hat, daß er übermäßig Rohkost, Süßes oder eisgekühlte Speisen gegessen, oder dadurch, daß er in einer Examenszeit zuviel gelernt und seine mentalen Kapazitäten erschöpft hat. Für die Beratung des Patienten ist es jedoch unumgänglich, sich mit den Ursachen zu beschäftigen. Die Alten Chinesen, die ganz auf Vorsorge eingestellt waren, gingen sogar soweit zu sagen, der Arzt solle einen Patienten zunächst nur in bezug auf seine Lebensführung und seine Ernährung beraten und ihn erst dann mit Akupunktur oder Kräutern behandeln, wenn dies keine Besserung gebracht habe.

Erkrankungen lassen sich äußerst selten auf eine einzige Ursache zurückführen. In der Regel haben wir es mit einem vielfältigen, multifaktoriellen Geschehen zu tun. So spielt z. B. die Konstitution, die zur dritten Gruppe der Krankheitsursachen zählt, fast immer in ein aktuelles Ereignis mit hinein. Auch auf der Ebene der Ursachen geht es also um ein Verständnis für das Geflecht von Einflüssen, dem wir ausgesetzt sind.

Äußere Krankheitsursachen: klimatische Faktoren

Als wichtigste Krankheitsauslöser sahen die Alten Chinesen das Eindringen von klimatischen Faktoren wie Hitze, Kälte, Wind, Feuchtigkeit und Trockenheit an. Für eine bäuerliche Bevölkerung, die unter teilweise sehr harten Bedingungen lebte, traf dies sicherlich zu; und noch im heutigen China spielen derart bedingte Erkrankungen eine größere Rolle als bei uns.

Aber auch der westliche Mensch hat unter «Klimaeinflüssen» zu leiden. Man denke nur an die Klimaanlagen in Büros, Flugzeugen, Zügen usw., die zwar an heißen Tagen angenehme Kühlung bringen, den Körper aber ständig unnatürlichen Temperaturen aussetzen. Auf der anderen Seite stehen überheizte Wohnungen, die – mit vielen elektrischen Geräten ausgestattet – oft für eine sehr trockene Luft verantwortlich sind.

Es ist nicht das Wetter oder Klima per se, das uns krank macht. Das Wetter kann uns nur dann etwas anhaben, wenn es extrem ist, wir nicht angemessen gekleidet sind oder aber unsere Abwehrenergie zu schwach ist, d. h. also dann, wenn Körper und Umgebung nicht mehr im Gleichgewicht sind.

Die chinesische Medizin geht davon aus, daß die sogenannten äußeren pathogenen Faktoren (Wind, Kälte, Hitze, Feuchtigkeit, Trockenheit) über Nase, Mund und Haut in den Körper eindringen können. Ist dies geschehen, versucht das Abwehr-Qi, diesen pathogenen Faktor anzugreifen und zu beseitigen. Bei diesem Kampf kommt es schnell zu Fieber, wenn die Energie des Körpers stark ist. Unter guten Bedingungen ist man meist schon nach wenigen Tagen wieder auf den Beinen. Sind die Körper- und Abwehrenergie aber schwach, dann kann der pathogene Faktor weiter vordringen oder sich lange im Körper halten. Dies ist der Fall, wenn es Wochen dauert, bis man sich nach einer Erkältung wieder erholt.

Auch hier wird offensichtlich, welchen großen Stellenwert das Denken in Analogien in der chinesischen Medizin hat. Da der Mensch als Mikrokosmos im Verhältnis zum Makrokosmos der Natur bzw. des Universums gesehen wird, ist es nur folgerichtig, daß das Klima sich in vergleichbarer Weise auf ihn auswirkt, wie es dies auf die Natur tut. Wie im Großen, so auch im Kleinen!

Darüber hinaus können sich aber auch aufgrund von inneren Faktoren im Körper des Menschen Wind, Hitze, Kälte, Feuchtigkeit und Trockenheit entwickeln. In diesem Fall wird eine Disharmonie dann beispielsweise als «Innerer Wind» oder «Innere Kälte» bezeichnet, weil sie Eigenschaften aufweist, die denen des äußeren Windes oder der äußeren Kälte gleichen oder ähneln. Mit diesen inneren Mustern werden wir uns im Kapitel über die Diagnostik (vgl. Die Acht Leitkriterien, S. 133 ff.) noch beschäftigen.

Wind

Das Konzept des Windes ist wahrscheinlich am schwersten nachvollziehbar. Als Naturvolk nahmen die Chinesen die Einflüsse der verschiedenen Klimata an ihrer Umgebung, aber auch an sich selbst wahr. Diese Beobachtungen wurden auf den medizinischen Bereich ausgedehnt.

Um zu verstehen, wie sich die äußeren pathogenen Faktoren verhalten, hilft es, sie sich ganz plastisch vorzustellen. «Ruhe vor dem Sturm» ist ein gutes Bild, um die plötzlich auftretende Kraft und Bewegung des Windes zu verstehen. Alle plötzlich und schnell auftretenden Symptome werden dem Wind zugeordnet. Da der Wind bewegt, wird er als ein Yang-Faktor bezeichnet.

Leichter Wind eignet sich hervorragend zum Wäschetrocknen: Die Chinesen sagen, daß auch der Wind im Körper trocknende Wirkung hat und daher leicht Yin und Blut schädigt.

Nehmen wir das atopische Ekzem (Neurodermitis) als Beispiel: Die Haut ist bei dieser Erkrankung oft trocken und juckt stark. Charakteristisch ist der Wechsel der Lokalisation der befallenen Hautstellen sowie des Juckreizes. Obwohl diese Erkrankung nicht primär durch äußeren Wind ausgelöst wird, ist sie doch gekennzeichnet von vielen «Windzeichen»: Der Wind greift gerne die Oberfläche (Yang), insbesondere die Haut, an und verursacht Hautjucken. Die wechselnde Lokalisation zeigt die Bewegung des Windes an. Seine trocknende Wirkung erkennt man an der trockenen Haut. Kurzum: Die Symptomatik verhält sich in vieler Hinsicht wie der Wind und wird deshalb diesem krankmachenden Faktor zugeordnet.

Wind hat außerdem die Tendenz, sich mit den anderen pathogenen Faktoren zu verbinden. Er tritt kombiniert mit äußerer Hitze oder Kälte auf und agiert gewissermaßen als Träger für diese pathogenen Faktoren. Erkältungen oder grippale Infekte werden in der Regel als Wind-Kälte oder Wind-Hitze identifiziert. Typische Symptome für das Eindringen von Wind sind Abneigung gegen Kälte oder Wind, Niesen/Husten, eine rinnende Nase, evtl. Fieber, Nackensteifheit und -schmerzen, Halskratzen und evtl. Schwitzen. Den beiden umseitig abgebildeten Kästen können Sie entnehmen, wie sich Wind-Kälte und Wind-Hitze unterscheiden.

Wind-Kälte
— Frösteln, Abneigung gegen Kälte, evtl. leichtes Fieber
— kein Schwitzen
— Gliederschmerzen
— Halsschmerzen (Kratzen im Hals)
— akuter Husten und/oder Schnupfen mit reichlich klarem Schleim

Wind-Hitze
— Fieber
— leichtes Schwitzen
— Halsschmerzen mit Rötung
— Durst
— Husten und/oder Schnupfen mit gelbem Schleim

Äußerer Wind kann aber auch die Leitbahnen direkt befallen und zu Gesichtslähmungen (Facialisparese) sowie zu typischerweise wandernden Schmerzen in den Gelenken führen.

Manche Menschen lieben den Wind, weil er belebend auf sie wirkt, andere jedoch, wie z. B. Menschen mit einer Leber-Disharmonie (Leber und Wind gehören beide zur Wandlungsphase Holz) und Migräne-Neigung, bekommen bei windigem Wetter leicht Nacken- und Kopfschmerzen. Bei solchen Menschen kann sich auch der sogenannte «Innere Wind» entwickeln, der sich in Schwindelgefühlen, Zittern, Tics, Krämpfen, Kopfschmerz und Reizbarkeit zeigen kann.

Kälte

Kälte ist ein Yin-Faktor. Sie verlangsamt und blockiert den Fluß von Qi, besonders der Abwehrenergie. Dies führt dazu, daß zwar Fieber, aber kein Schwitzen bei einer Erkältung entsteht, weil das Abwehr-Qi die Hautporen nicht mehr kontrollieren kann. Auch aus unserer westlichen Volksmedizin wissen wir, daß schweißeinleitende Maßnahmen bei einer Erkältung mit Fieber schnell Linderung bringen können.

Äußere Kälte kann jeden Teil des Körpers, die Muskeln, die Gelenke, die Leitbahnen, befallen, und sie kann auch direkt in den Magen, Darm und den Uterus eindringen. Daß Kälte den Fluß von wärmender Energie durch die Muskeln blockiert, spüren insbesondere viele ältere Menschen bei Kälteeinbrüchen. Gerade bei chronischen Gelenkschmerzen kann ein Klimawechsel in wärmere Gefilde deutliche Erleichterung bringen, da Wärme die Zirkulation von Qi fördert.

Folgende Aktivitäten und Bedingungen können ein Eindringen von äußerer Kälte fördern:
- zu leichte Kleidung bei kalter Witterung,
- zu leichte Kleidung beim Motorrad- oder Radfahren,
- kalte Luft auf der Haut kurz nach schweißtreibenden Aktivitäten,
- «kalte» Arbeitsbedingungen (Schlachterei, Fischfang),
- Schwimmen während der Menstruation,
- ungeheizte Räume,
- Klimaanlagen,
- Sportarten wie Segeln, Windsurfen.

Hitze

Äußere Hitze tritt natürlich besonders im Sommer auf, kann sich aber während des ganzen Jahres als pathogener Faktor bemerkbar machen. In der Natur bringt große Hitze Trockenheit mit sich und kann zum Austrocknen von Flüssen usw. führen. Auf den Körper übertragen bedeutet dies, daß das Eindringen von äußerer Hitze eine schnelle Schädigung des Yin bewirken kann.

In seiner extremsten Form kann dieser Yang-Faktor zu einem Hitzschlag führen. Dann ist die Haut rot, trocken und heiß. Besonders die Region des Yang, der Kopf, ist betroffen. Kopfschmerzen bis hin zur Bewußtlosigkeit können auftreten. Hohes Fieber und eine stark beschleunigte Pulsfrequenz sind ein weiteres Zeichen für einen Angriff durch Hitze. Man weiß, wie angenehm ein dunkler Raum (Yin) nach dem Sonnenbaden ist, und jeder, der schon einmal an einem Sonnenbrand gelitten hat, weiß um die Kraft der äußeren Hitze.

Der chinesischen Theorie zufolge kann sich Hitze auch in der Haut sammeln. Dies zeigt sich in pustulösen, juckenden Hautausschlägen, wie bei Masern, Windpocken, Herpes Zoster oder Urtikaria (Nesselsucht).

Verbindet sich äußere Hitze mit äußerem Wind, dann kann diese in den Rachenraum und die Lunge eindringen. Neben hohem Fieber, stark entzündeten und geröteten Mandeln kann auch ein Husten mit gelbem, eitrigem Sekret auftreten. Was die westliche Schulmedizin als akute Entzündung diagnostiziert, wird in der chinesischen Medizin sehr häufig als Hitze- oder Wind-Hitze-Erkrankung verstanden.

Folgende Aktivitäten und Bedingungen können ein Eindringen von äußerer Hitze fördern:
- zu langes Sonnenbaden,
- sich der Sonne ohne Kopfbedeckung aussetzen,
- «warme» Arbeitsbedingungen (Bäckerei).

Feuchtigkeit

Hohe Luftfeuchtigkeit, Regen, Nebel oder diesiges Wetter machen vielen Menschen gesundheitlich zu schaffen, denn der pathogene Faktor Feuchtigkeit, der dem Yin zugeordnet wird, dringt gerne in die Leitbahnen und Gelenke ein. Äußere wie innere Feuchtigkeit blockiert den Energiefluß. Feuchtigkeit ist schwer, klebrig und wird in der chinesischen Medizin allem, was unrein erscheint, zugeordnet. Sie ist vergleichbar mit einem dünnflüssigen Leim, an dem alle Dinge haftenbleiben.

In der chinesischen Medizin sagt man, daß Feuchtigkeit oft für chronische Beschwerden im Körper verantwortlich ist. Die Körperenergie – durch sie blockiert – ist dann nicht effektiv in der Ausleitung und Beseitigung überschüssiger Feuchtigkeit.

Die Symptome der inneren und äußeren Feuchtigkeit sind sich sehr ähnlich. Allerdings manifestiert sich äußere Feuchtigkeit, wie alle äußeren pathogenen Faktoren, durch akut auftretende Symptome wie: Schweregefühl im Kopf und allgemeine Körperschwere, plötzlich geschwollene Gelenke, insbesondere die Knie, Völlegefühl im Oberbauch und unreine Ausscheidungen, wie z. B. bei unspezifischen Harnwegsentzündungen, gräulich gefärbtem vaginalem Ausfluß, Mitesser auf der Haut.

Durch ihre Schwere hat die Feuchtigkeit eine absinkende Qualität und dringt daher bevorzugt in die unteren Körperregionen ein. So kann sie z. B. weißen vaginalen Ausfluß oder breiige Stühle verursachen.

Äußere Feuchtigkeit kann direkt die Funktionskreise Milz/Magen angreifen, die ja unter anderem für die Transformation von Körperflüssigkeiten verantwortlich sind. Äußere Feuchtigkeit kann diese Aktivität beeinträchtigen und somit zu einer Ansammlung von Feuchtigkeit im Inneren beitragen.

Verbindet sich äußere Feuchtigkeit mit Hitze, können Fieber, geschwollene Gelenke, Körperschwere und Völlegefühl die Folge sein.

Folgende Aktivitäten und Bedingungen können ein Eindringen von äußerer Feuchtigkeit fördern:
- auf nassem Untergrund sitzen,
- in feuchten Kleidungsstücken arbeiten bzw. spazierengehen,
- in nasser Badekleidung verbleiben,
- in feuchten Räumen leben,
- «feuchte» Arbeitsbedingungen (Fischerei, Töpferei, Treibhausgärtnerei).

Trockenheit

Trockenheit hat Yang-Qualität und schädigt das Yin, indem es die Körpersäfte austrocknet. In unseren Breitengraden haben wir wenig Probleme mit natürlicher, klimabedingter Trockenheit, durchaus jedoch mit Trockenheit, die durch Klimaanlagen und zentralbeheizte Räume verursacht wird. Äußere Trockenheit kann zu trockenem Hals, einer trockenen Zunge, trockener Haut, trockenen Nasenschleimhäuten sowie zu einem trockenen, hackenden Husten führen.

Innere Krankheitsursachen: Emotionen

Da wir uns mit dem Einfluß der Emotionen auf die Funktionskreise schon in den Kapiteln über die Fünf Wandlungsphasen (siehe Seite 67 ff.) und die Zang Fu (siehe Seite 84 ff.) beschäftigt haben, wollen wir uns an dieser Stelle kurz fassen. Emotionen werden in der chinesischen Medizin als integrale Bestandteile der Funktionskreise begriffen. Sie stehen nicht außerhalb des Körpers, wie die eher mechanistische westliche Auffassung dies annimmt, wenn sie körperliche und psychische Befindlichkeit als voneinander weitgehend unabhängige «Einzelteile» betrachtet – und vor allem auch so behandelt. Sie stehen aber auch nicht «über» dem Körper, wie die westliche Psychosomatik behauptet, indem sie sämtliche Erkrankungen ursächlich auf psychische Probleme zurückführt. Vielmehr versteht die chinesische Medizin das Verhältnis von Körper und Geist als eines des Zusammenwirkens in einem Kreis, auf ein und derselben Ebene.

Aus diesem Grund können Emotionen eine Disharmonie verursachen, aber ebenso durch eine solche hervorgerufen werden. Dies auseinanderzuhalten ist nicht immer einfach, manchmal auch gar nicht mehr möglich, weil sich längst ein Teufelskreis entwickelt hat, innerhalb dessen nicht mehr auszumachen ist, wo die Ursache liegt.

Zu Krankheitsursachen werden Emotionen nur dann, wenn sie entweder besonders stark sind oder aber, was häufiger vorkommt, über einen sehr langen Zeitraum hinweg bestehen – vor allem dann, wenn sie unterdrückt und nicht akzeptiert werden.

Zur Erinnerung noch einmal kurz die sieben Emotionen mit ihrer Wirkung auf den Energiefluß:

Wut
Mit dem Begriff Wut sind nicht nur Wutausbrüche gemeint, sondern auch unterdrückte Haßgefühle oder Ärger, Gereiztheit, Frustration, Feindseligkeit und Bitterkeit. Bestehen diese Gefühle über lange Zeit, dann hindern sie die Leberenergie daran, frei durch den Körper zu fließen. Vielleicht haben Sie selbst schon einmal gespürt, wie sich Druck unter den Rippen oder in der Magenregion gebildet hat, als Sie Ihren Ärger «heruntergeschluckt» haben.

Man sagt, daß Wut zu einem Aufsteigen der Leberenergie führt. Wenn durch Streß und Ärger im Laufe des Tages Kopfschmerzen oder Ohrensausen auftreten, kann man sicher sein, daß der Funktionskreis Leber am Entstehen dieser Symptome beteiligt ist.

Freude
Wie schon im Kapitel über die Fünf Wandlungsphasen ausgeführt (siehe Seite 72), kann übermäßige Freude zu Hitze im Herzen führen, was sich z. B. in Schlaflosigkeit und innerer Unruhe manifestiert.

Traurigkeit
Trauer und Melancholie schwächen über lange Zeit das Lungen-Qi. Es ist nicht ungewöhnlich, z. B. nach dem Tod eines geliebten Menschen plötzlich häufig an Erkältungen zu leiden. Das Immunsystem verliert seine Abwehrkraft aufgrund des durch Trauer geschwächten Lungen-Qi.

Sorgen
In der modernen Gesellschaft sorgen sich die Menschen paradoxerweise immer mehr – um ihre Existenz, ihre Gesundheit, ihre Beziehungen, worum auch immer. Dies schwächt nicht nur das Milz-Qi, sondern beeinträchtigt auch die Zirkulation der Lungenenergie.

Übermäßiges Denken
Damit ist einerseits ein Übermaß an intellektueller Arbeit gemeint, andererseits aber auch ständiges Grübeln und zwanghaftes Nachdenken. Die Milz wird dadurch erschöpft, was sich in chronischer Müdigkeit niederschlagen kann.

Angst und Ängstlichkeit
Reagiert ein Mensch auf sein Leben tendenziell ängstlich, ist das ein sicheres Zeichen für schwache Nierenenergie. Durch einen Nieren-Yin-Mangel gerät die stabilisierende Beziehung zum Herzen aus dem Gleichgewicht. Panikattacken, besonders nachts, können die Folge sein. Bei Kindern führt Angst zu einem Absinken des Nieren-Qi und kann verantwortlich sein für Bettnässen. Akute Angst kann aber auch bei Erwachsenen zu einem plötzlichen Harndrang führen.

Schock
Die Herzenergie wird durch einen plötzlichen Schock zerstreut und stark geschwächt. Starkes Herzklopfen und Schweißausbrüche sind die Folge. Außerdem kann ein Schock die Nierenenergie schwächen, da Jing ausgeschüttet werden muß, um der verstörenden Situation standzuhalten.

Sonstige Krankheitsursachen

Zu den sonstigen Ursachen für Krankheiten werden die Konstitution, Erschöpfung und Überanstrengung, übermäßige sexuelle Aktivität, Ernährung, Traumata, epidemische Erkrankungen, Parasiten, Vergiftungen und durch falsche medizinische Behandlung hervorgerufene Krankheiten gezählt.

Konstitution

Unsere Konstitution wird von der pränatalen Essenz, also unserer ererbten Energie, und der postnatalen Essenz, der erworbenen Energie, geprägt. Erstere ist nachträglich nicht mehr beeinflußbar, letztere aber kann durch die Lebensführung entscheidend verbessert und verändert werden.

Bedauerlicherweise gibt es eine ererbte schwache Konstitution. Sie ist erkennbar an erhöhter Krankheitsanfälligkeit, an angeborenen Krankheiten und an einer konstitutionellen Ängstlichkeit. Menschen mit einer angeborenen schwachen Konstitution sollten energetisch stärkende Übungen wie Taijiquan, Qigong und Meditation praktizieren und mit ihren Energien haushalten. Neben einer ausgewogenen Ernährung sollten sie sich um eine stabile mentale Situation bemühen und jegliche Überanstrengung vermeiden. Dies kann zu einer entschiedenen Kräftigung des Energiehaushaltes führen.

Die individuellen prophylaktischen Maßnahmen der chinesischen Medizin beziehen sich vor allem auf unsere Konstitution, und es ist für den einzelnen sehr wichtig, zu begreifen, was er tun bzw. lassen sollte, um seine Konstitution zu unterstützen.

Dieses Konzept von angeborener Konstitution einerseits und Lebensführung andererseits spielt für zukünftige Eltern eine Rolle. Wenn ein Paar den Wunsch hat, Kinder in die Welt zu setzen, kann es durch seine Lebensführung vor der Empfängnis zu einem kraftvollen Jing für das neue Leben beitragen.

Ernährung

Da die Ernährung zu den Grundpfeilern der chinesischen Medizin gehört, haben wir ihr im zweiten Teil dieses Buches, der sich mit den therapeutischen Methoden beschäftigt, ein eigenes Kapitel gewidmet (siehe Seite 231 ff.). An dieser Stelle gehen wir nicht näher auf sie ein. Vorweg sei aber bereits gesagt, daß der

Ernährung eine ganz entscheidende Rolle zukommt, und zwar sowohl als Krankheitsursache als auch als Möglichkeit, seine Energien zu verbessern.

Überanstrengung

In der chinesischen Medizin wird zwischen drei Arten von Überanstrengung unterschieden, nämlich zwischen der körperlichen und mentalen Überarbeitung sowie der Überanstrengung durch Sport. Sich von Zeit zu Zeit zu verausgaben führt nicht sofort zu Krankheit. Solange regelmäßiger Schlaf, gute Eßgewohnheiten und ein emotionales Gleichgewicht gegeben sind, erholt sich das Qi im Körper immer wieder. Denken Sie an die Energieproduktion, wo anschaulich dargelegt wurde, daß täglich neue Energie aus Atmung und Nahrungsaufnahme gebildet wird.

Mentale Überarbeitung
Viele Menschen fühlen sich – sofern sie noch eine haben – bei ihrer Arbeit unter Druck: Überstunden, Hektik, Streß, Versagensangst; oft bleibt nicht einmal Zeit, in Ruhe das Mittagessen einzunehmen. Immer mehr Informationen müssen in immer kürzerer Zeit immer effektiver bewältigt werden. Derart «in Fahrt», gelingt es immer weniger Menschen, nach der Arbeit abzuschalten; «entspannt» wird vor dem Fernseher und/oder mit Alkohol.

Bei den Menschen, die unter derartigen Einflüssen vorwiegend am Schreibtisch arbeiten, kann das folgende energetische Störungen bewirken:
- Übermäßiges Denken schädigt das Milz-Qi und das Blut,
- unregelmäßiges Essen schwächt das Milz- und Magen-Qi sowie das Magen-Yin,
- zuviel Sitzen schädigt die Milz,
- Überanstrengung der Augen schädigt das Leber-Blut,
- chronische Überarbeitung schädigt das Jing,

- Hektik und Streß erzeugen eine Stagnation des Leber-Qi und Hitze im Herzen,
- Versagensangst schädigt Herz- und Nieren-Yin.

Körperliche Überarbeitung
Körperliche Schwerstarbeit über Jahre schädigt nicht nur das Milz-Qi, sondern auch das Nieren-Qi, letzteres insbesondere durch das Tragen und Heben von schweren Lasten, z. B. bei Bau- oder Bergarbeiten.

Auch wiederholte, einseitige Bewegungen oder starre Haltungen können eine Stagnation des Energieflusses in einem oder mehreren Gelenken verursachen. Man denke nur an die einseitigen Belastungen des Schultergürtels, denen z. B. Kassiererinnen ausgesetzt sind.

Sportliche Überanstrengung
Ein Übermaß an sportlicher Betätigung kann zu einer schweren Erschöpfung des Qi führen. Heutzutage gibt es viele Menschen, die versuchen, sich nach einem harten Arbeitstag durch Jogging oder Fitneßtraining einen Ausgleich zu verschaffen und sich körperlich fit zu halten. Am Anfang werden das Laufen als entspannend und die nachfolgende Erschöpfung als sehr angenehm empfunden. Diese Erschöpfung beruht aber auf einer Schwächung der Herz-, Lungen- und Leberenergie bzw. einer kurzzeitigen Entspannung der Leberenergie. Langfristig führt dies zu einer weiteren und tieferen Schwächung der Körperenergie, insbesondere bei Menschem, die eine schwache energetische Disposition haben oder durch ihr Arbeitsleben bereits überfordert sind.

Deshalb empfehlen die Chinesen moderate Übungen und Bewegungstraining, die erfrischen und kräftigen. Nicht umsonst kann man auch heute noch in China am frühen Morgen viele Menschen beobachten, die verschiedene Formen von Taijiquan und Qigong praktizieren.

Vorsicht geboten ist insbesondere bei Heranwachsenden, die

Leistungssport betreiben. In diesem Lebensabschnitt wird sehr viel Qi und Jing für die körperliche und geistige Entwicklung benötigt, das aber nicht mehr zur Verfügung steht, wenn es bei den sportlichen Belastungen übermäßig verbraucht wird.

Sexualität

Ein paar Anmerkungen noch zum Thema Sexualität: Wir haben bereits erwähnt, daß die Ejakulation des Mannes nach der Auffassung der chinesischen Medizin das Jing schwächt. Aus diesem Grund wird übermäßige Sexualität als mögliche Krankheitsursache angesehen, wobei sich natürlich die Frage stellt, welches Maß hier angesetzt wird. Aus den Klassikern lassen sich teilweise sehr genaue Angaben darüber entnehmen, wie oft ein Mann in welchem Alter maximal oder auch minimal ejakulieren sollte, wobei sich die Chinesen traditionell eher mit dem Zuviel als mit dem Zuwenig beschäftigen. Ein Ratgeber aus der Sui-Dynastie (581–618) macht z. B. folgende Angaben in bezug auf die Ejakulationshäufigkeit:

Alter (Jahre)	Gute Verfassung	Durchschnittliche Verfassung
15–20	2 x tägl.	1 x tägl.
30	1 x tägl.	alle 2 Tage
40	alle 3 Tage	alle 4 Tage
50	alle 5 Tage	alle 10 Tage
60	alle 10 Tage	alle 20 Tage
70	alle 30 Tage	keine

Diese Angaben können nicht mehr sein als grobe Anhaltspunkte. Insbesondere Männer, deren Nierenenergie geschwächt ist, sind nach einer Ejakulation über längere Zeit sehr müde. Für sie sind daoistische oder tantrische Liebestechniken, bei denen der Mann nicht ejakuliert, jedoch trotzdem zum Orgasmus kommt, durchaus zu empfehlen.

Frauen erfahren keine Schädigung des Jing durch zuviel Sex. Allerdings kann unbefriedigender Sex über Jahre bei Frauen zu einer Stagnation des Leber-Qi und des Leber-Blutes führen, was sich häufig als schmerzhafte Menstruation bemerkbar macht.

Das Jing wird bei Frauen durch zu viele Geburten, Fehlgeburten oder Abtreibungen in Mitleidenschaft gezogen. Stillende Mütter sollten auf sich achten. Die Muttermilch ist das Resultat der Umwandlung von Blut und Yin. So kann Stillen über Monate oder Jahre auch zur Schwächung dieser Aspekte führen. In China ist es deshalb Tradition, stillenden Müttern kräftigende Kraftsuppen zu verschreiben, um Kraftverlust zu verhindern.

Überdies kann auch ein menstrueller Zyklus von kurzer Dauer, der mit einer starken Menstruationsblutung einhergeht, zur Schwächung von Blut und Jing führen.

3. DIAGNOSTISCHE VERFAHREN

Jede Therapie beginnt mit einer Diagnose. Über 2000 Jahre lang sind die vier Diagnoseverfahren der chinesischen Medizin erprobt worden, und sie bewähren sich bis heute. Die Grundpfeiler dieser Verfahren sind:
- Diagnose durch Befragung
- Diagnose durch Inspektion (Sehen)
- Diagnose durch Palpation (Fühlen/Tasten)
- Diagnose durch Gehör und Geruch

Diese Verfahren sind durch den engen Kontakt vom Behandler zum Patienten gekennzeichnet. Hier ist der Heilpraktiker oder Arzt sowohl in seiner Wahrnehmungsfähigkeit als auch in seiner Intuition stark gefragt. Beides erlaubt ihm, den Patienten in seiner Gesamtheit energetisch zu erkennen.

Die verschiedenen Methoden der Diagnose zielen immer darauf ab, die Kraft, Qualität und den Fluß des Qi bzw. der verschiedenen Qi-Arten eines Patienten wahrzunehmen. Im Mittelpunkt der Diagnose steht immer das Verhältnis von Yin und Yang, denn jedes Symptom, das den Patienten veranlaßt, Hilfe zu suchen, ist das Resultat einer energetischen Entgleisung dieser beiden Kräfte. Der Ursprung dieser Entgleisung liegt jedoch meist Monate oder Jahre zurück.

Die diagnostischen Verfahren der chinesischen Medizin beruhen auf zwei Prinzipien:

Das Innere spiegelt sich im Äußeren wider

Die Beobachtung des Patienten, d. h. sowohl seines Auftretens als auch seines Äußeren (Haut, Gesichtsfarbe, Körperhaltung, Stimme usw.) ist sehr wichtig, denn die Inspektion des Äußeren gibt Aufschluß über das Innere, über die Qualität der Funktionskreise. Diese Beziehungen zwischen inneren und äußeren Manifestationen wurden über Jahrhunderte hinweg beobachtet. So drückt sich z. B. ein Qi-Mangel des Lungen-Funktionskreises in einer schwachen Stimme aus, eine Überaktivität der Leber-Energie oft in einem hochroten Gesicht oder in starkem Körpergeruch. Innen und Außen entsprechen sich und können nicht voneinander getrennt werden.

Erfassen des Disharmoniemusters

Die chinesische Diagnostik interessiert sich nicht für spezielle, isolierte Krankheitsbilder und deren Ursachen. Sie gibt vielmehr eine Beschreibung des Disharmoniemusters des jeweiligen Patienten, in dem die Individualität und Unterschiedlichkeit des jeweiligen Menschen erfaßt werden. Im Mittelpunkt steht also nicht irgendeine im westlichen Sinne definierte Krankheit, sondern vielmehr ein Muster, das die individuellen Besonderheiten eines Menschen und die Mechanismen seines Zustandes zu erfassen sucht: Wodurch wurden die Beschwerden ausgelöst? Was verbessert, was verschlechtert sie? In welchem Kontext tauchen sie auf? Welche anderen Beschwerden bzw. auch Lebensgewohnheiten hat der Mensch? Eine große Anzahl von Symptomen und Zeichen werden zueinander in Beziehung gesetzt. Erst nachdem ein solches Disharmoniemuster erkannt worden ist, kann ein Behandlungskonzept erstellt werden.

Die Acht Leitkriterien

Die vielen Informationen, die aus den verschiedenen Verfahren gewonnen werden, müssen als ein Ganzes systematisch organisiert werden. Dazu dienen die sogenannten Leitkriterien. Sie «leiten» den Behandler zu dem energetischen Problem des Patienten.

Yin	Yang
Inneres	Äußeres/Oberfläche
Kälte	Hitze
Schwäche/Leere	Fülle/Völle

Dieses Ordnungssystem wird besonders dann angewandt, wenn es um die Diagnose und Behandlung eines *akut* aufgetretenen Symptoms bzw. Erkrankung geht. Wünscht der Patient eher eine konstitutionelle oder prophylaktische Behandlung, dann bezieht man sich häufig auf die Prinzipien der Lehre von den Fünf Wandlungsphasen oder auch auf die Zang Fu-Lehre.

Yin – Yang

Innerhalb des Systems der Acht Leitkriterien stellen Yin und Yang gewissermaßen übergeordnete Größen dar. Das Krankheitsbild sowie die Persönlichkeit eines Patienten werden nach Yin und Yang differenziert. So sind z. B. Müdigkeit, Schwäche, Appetitlosigkeit und heller, klarer Urin in großen Mengen Yin-Krankheitszeichen. Das Wesen eines Menschen, der eher durch Yin als durch Yang gekennzeichnet ist, ist eher ruhig und introvertiert, sein Interesse an Bewegung meist gering. Geht die energetische Entwicklung oder Konstitution eher ins Yang, dann ist der Mensch lebhaft, laut, oft hektisch, zu erkennen an schnellen

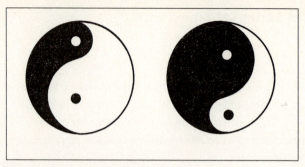

Abb. 17 *Yin/Yang-Konstitution, zwei Varianten*

Bewegungen. Yang-Krankheitszeichen sind z. B. ein hochrotes Gesicht, Durst, verminderte Urinausscheidung und harter Stuhl.

Je stärker die Kraft des Yang im Körper, desto mehr Hitze, Unruhe und Durst verspürt der Patient. Je stärker der Einfluß von Yin, desto leichter friert, desto lethargischer ist er.

Aber auch ein jedes einzelne Symptom kann nach Yin/Yang differenziert werden. Ist z. B. der Stuhl breiig, wäßrig und geruchlos, so fällt er in die Kategorie Yin; ist er aber breiig, klebrig und übelriechend, hat er Yang-Qualität.

Innen – Außen

Die Kategorien Innen/Außen beziehen sich auf zwei verschiedene Aspekte:

1. Bei Infektionskrankheiten wie z. B. Erkältungen zeigen die Kategorien Innen/Außen die Eindringtiefe an. Beginnt eine Erkältung mit Kopf- und Gliederschmerzen und Abneigung gegen Wind und Kälte, dann ist die Krankheit nur «außen», d. h. an der Oberfläche, und ist in der Tat auch nur «oberflächlich». Der Krankheitsfaktor ist in diesem Falle nicht in die Tiefe bis zu den Organen eingedrungen. Geschieht dies aber, kann es z. B. zu hohem Fieber und zu Verstopfung kommen.

2. Leichte Störungen, die bei den meisten Menschen gelegentlich einmal auftauchen, gelten als oberflächlich und in diesem Sinne äußerlich, während chronische psychische oder organische Erkrankungen immer das Innere betreffen.

Hitze – Kälte

Diese beiden Kriterien machen nicht nur Aussagen über die «Thermik» von Symptomen, sondern auch über ihre Dynamik. So heißt es in der chinesischen Medizin, daß Kälte den Fluß von Qi und Blut verlangsamt, was zu Schmerzen in den Gelenken oder auch im Unterbauch führen kann. Natürlich wird eine Erkrankung, die durch den Faktor Kälte gekennzeichnet ist, auch subjektiv vom Patienten so empfunden. So schläft er z. B. meist

Abb. 18 *Thermische Skala*
① *Region der Balance: In diesem Bereich sollte sich die Thermik des Körpers, der Ernährung und der Kräuterrezepturen befinden.*
② *Regionen der Imbalance: Bleibt das Pendel hier zu lange, kann energetische Entgleisung entstehen.*

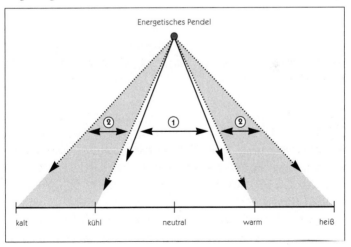

zusammengekrümmt, um keine Wärme zu verlieren. Der Puls eines solchen Patienten ist verlangsamt, die Zunge blaß.

Dagegen wird der Patient, der an einer Hitze-Disharmonie leidet, nachts die Beine und Arme herausstrecken, um sich Kühlung zu verschaffen. Hitze im allgemeinen macht das Krankheitsgeschehen sehr dynamisch. Neben hohem Fieber oder entzündetem Rachen kommt ein starkes Verlangen nach kalten Speisen und besonders nach kalten Getränken hinzu. Der Puls ist in diesem Fall beschleunigt, die Zunge gerötet.

Fülle – Leere

Mit Hilfe dieser Faktoren kann die Dynamik und Kraft aller Energien im Körper beschrieben werden. Eine Leere des Qi macht sich durch Schwäche, eine leise Stimme oder durch spontane Schweißausbrüche bemerkbar. Eine Fülle des Qi kann zu Magenschmerzen, Völlegefühl nach dem Essen oder Kopfschmerzen führen. Auch die Kraft des Pulses kann hier weiteren Aufschluß geben. So weist ein schwacher Puls auf einen Leerezustand, ein kräftiger auf einen Füllezustand hin.

Das Ordnungssystem der Acht Leitkriterien ist sehr wichtig für die Diagnose und die sich daraus entwickelnde Behandlungsstrategie. Zwei Beispiele sollen die praktische Anwendung dieses Systems, das bei allen Diagnoseverfahren, die wir Ihnen in Teil II vorstellen, angewandt wird, illustrieren:

Fall 1

Ein Patient kommt mit einem akuten «Hexenschuß» in die Praxis. Er beschreibt den Schmerz im Rücken als scharf, stechend und lokalisiert. Eine Wärmeflasche oder Massage empfindet er als unangenehm.

Nun wird die Differenzierung nach den Acht Leitkriterien vorgenommen. Scharfer, stechender Schmerz und Abneigung gegen

Massage sind eindeutige Fülle-Zeichen. Die Energie ist in der Blasen-Leitbahn im Rückenbereich blockiert und sammelt sich dort. Wärme gehört in den Yang-Bereich. Daß ihm diese unangenehm ist, ist ein Zeichen für ein Zuviel an Yang.

Der Rückenschmerz ist also charakterisiert durch die Yang-Leitkriterien Fülle und Abneigung gegen Wärme. Als Therapieform empfiehlt sich die Akupunktur, bei der man in diesem Fall Punkte benutzt, die die Blockade von Qi im unteren Rücken beseitigen und eine kühlende Wirkung haben.

Fall 2

Ein anderer Patient kommt ebenfalls mit Rückenschmerzen in die Praxis. Der Schmerz ist dumpf, tief und dehnt sich über den gesamten unteren Rückenbereich aus. Kaltes, feuchtes Wetter verschlimmert den Schmerz, eine Wärmflasche verbessert ihn.

Der dumpfe Schmerz fällt in die Kategorie «Leere». Eine Verbesserung des Schmerzes durch Wärme zeigt, daß hier das Yang zu schwach ist, um wärmende Energie in diesen Bereich zu transportieren. Daß die Beschwerden sich mit Kälte verschlimmern, weist ebenfalls auf eine Leere des Yang hin. In diesem Fall benutzt man Akupunkturpunkte, die die Energie stärken, und wendet zur Erwärmung gleichzeitig Moxibustion im schmerzhaften Bereich an.

Leider ist es in der Praxis nicht immer so einfach, die Differenzierung vorzunehmen. Selbst für einen Kundigen der chinesischen Medizin kann eine Diagnose schwierig sein und bedarf einer umsichtigen Vorgehensweise. Vor Selbstdiagnosen, wie sie gerne von interessierten Laien gemacht werden, muß aus diesem Grunde dringlich gewarnt werden – insbesondere dann, wenn ernsthaftere gesundheitliche Störungen vorliegen. Beobachten Sie sich genau, und machen Sie ruhig auch den einen oder anderen Versuch, sich selbst zu helfen. Bevor Sie jedoch aufgrund einer «Do-it-yourself»-Diagnose Ihre Ernährung grundlegend verändern oder bestimmte Qigong-Übungen intensiv praktizieren, sollten Sie auf jeden Fall einen Heilkundigen der chinesischen Medizin konsultieren. Anderenfalls laufen Sie Gefahr, Ihre energetische Disharmonie durch falsche Maßnahmen noch zu vergrößern.

Diagnose durch Befragung

Beim ersten Besuch des Patienten wird stets eine eingehende Befragung durchgeführt. Während in einer westlich-schulmedizinischen Anamnese die Symptomatik des Patienten abgefragt wird, um das «verdächtige» Organ zu überprüfen, interessiert sich der Heilkundige der chinesischen Medizin zwar auch für die bestehenden Symptome, aber vor allem für den allgemeinen energetischen Zustand des Patienten. Für ihn gilt es herauszufinden, wie kräftig das Qi durch den Körper fließt.

Qi ist Leben. Qi ist universell und individuell. So gehören zum Qi die Reaktionen eines Menschen auf das Leben, auf Probleme. Reagiert jemand auf Schwierigkeiten z. B. eher mit Gereiztheit als mit sorgenvollem Nachdenken, dann korrespondiert dies mit einer energetischen Störung des Leber-Qi. Zuviel Nachdenken hingegen läßt eher auf eine Schwäche des Milz-Qi schließen. Neigt eine Person bei Aufregung zu Verstopfung, kann wiederum eine Disfunktion des Leber-Qi dafür verantwortlich sein. Stellt sich bei Aufregung aber Durchfall ein, läßt dies auf eine Imbalance des Herz/Dünndarm-Funktionskreises schließen. Auf diese Weise geben Reaktionen eines Menschen auf seinen Alltag, seine Art, das Leben zu bewältigen, Aufschluß über sein energetisches Muster.

Um durch Befragung das potentielle oder schon bestehende Disharmoniemuster eines Menschen herauszufinden, haben sich die sogenannten Zehn klassischen Fragen über die Jahrhunderte hinweg bewährt.

Die Zehn klassischen Fragen

1. Fieber und Frösteln

Jede akute Erkrankung hat ihre eigene Entstehungsgeschichte und ihren Verlauf. Da die diversen chinesischen Therapien besonders am Anfang von z. B. grippalen Infekten und Erkältungen sehr effektiv sind, ist hier eine genaue Befragung von äußerster Wichtigkeit, um die korrekte Behandlungsstrategie anzuwenden. Zuerst muß herausgefunden werden, welche Qualität der krankmachende Faktor hatte. Ist das Eindringen von Wind und Kälte für eine Grippe verantwortlich, dann kann der Patient Fieber haben, aber trotzdem eine Abneigung Kälte gegenüber verspüren. Er wird trotz des Fiebers nicht schwitzen. Eine ganz andere Behandlung wird aber vorgenommen, wenn der Patient berichtet, er habe hohes Fieber, ihm sei Wärme unerträglich, und er schwitze sehr stark. Dies deutet auf einen Hitze-Faktor, der die akute Erkrankung verursacht hat. Hier wird im Gegensatz zum ersten Fall eine kühlende Behandlung vorgenommen.

2. Schwitzen

Der Zeitpunkt des Schwitzens gibt wichtige Aufschlüsse über den Sitz einer bestimmten energetischen Schwäche. Nachtschweiße deuten fast immer auf einen starken Yin-Mangel hin, während Schweiße, die tagsüber bei kleinster Betätigung auftreten, ein Zeichen eines Lungen-Qi-Mangels sind. Auch die Qualität des Schweißes ist von Wichtigkeit. Geruchloser, wäßriger Schweiß deutet eher auf ein Leere-Muster hin; klebriger, fleckenbildender und stark riechender Schweiß auf ein Fülle-Muster.

3. Kopf und Körper

Hier wird in erster Linie nach Schmerzzuständen gefragt. Viele Menschen leiden an Kopfschmerzen oder Migräne. Für die chinesische Medizin ist es aber wichtig, genau zu wissen, wo genau der

Schmerz auftritt. Tritt er z. B. immer über dem linken Auge auf, kann man mit Sicherheit von einer Disharmonie im Leber-Funktionskreis ausgehen. Ist die Stirn aber die Region, in der sich der Schmerz am stärksten manifestiert, muß man an eine Störung der Magenenergie denken. Auch die Qualität des Schmerzes wird genau beleuchtet. Ein scharfer, stechender, klopfender, genau lokalisierter Schmerz zeigt einen Füllezustand an, ein dumpfer, tiefer Schmerz dagegen einen Leerezustand. Außerdem wird danach gefragt, wann und in welchem Zusammenhang die Schmerzen auftreten.

Ähnliches gilt auch für Fragen nach Schmerzen, die an irgendeiner beliebigen Stelle im Körper auftreten können. Immer werden Qualität, Zeitpunkt, Lokalisation sowie die Faktoren, die zur Schmerzlinderung oder -verschlechterung beitragen, in die Diagnose mit einbezogen.

4. Brustkorb und Bauchraum

Hier gilt es herauszufinden, ob Schmerzen oder andere Beschwerden im Bereich des Brustkorbes oder Bauchraumes auftreten. Wenn ja, ist es wichtig, den Schmerzcharakter sowie die Lokalisation des Schmerzes genau festzustellen.

Schmerzen im Brustraum können viele Ursachen haben. Fließt das Blut z. B. wegen eines Herz-Yang-Mangels nicht frei, kann es zu starken Herzschmerzen kommen. Klagt jemand über Beklemmungsgefühle in der Brust, die durch große Mahlzeiten verschlimmert werden, deutet dies auf Stagnation von Nahrung im Magen. Lassen sich die Schmerzen oder Druckgefühle in der Rippen- und Flankengegend lokalisieren, ist das eher ein Hinweis auf eine Leber-Qi-Stagnation. Wie beim Kopfschmerz gilt auch hier: Scharfer, stechender Schmerz zeigt einen Völlezustand, dumpfer, tiefer einen Leerezustand an.

5. Appetit und Geschmack im Mund

Eßverhalten und Appetit sind interessant für den Praktiker, da sie die Funktionen des Verdauungshaushaltes widerspiegeln und anzeigen, wie es um die Kraft von Milz und Magen bestellt ist. Wenig oder kein Appetit sind charakteristisch für eine Milz-Qi-Schwäche, wogegen Heißhunger ein sicheres Zeichen für Magen-Hitze ist.

Im Gegensatz zu China, wo Patienten ihrem Mundgeschmack große Aufmerksamkeit schenken, wird von unseren Patienten eher selten auf einen besonderen Mundgeschmack hingewiesen. Es lohnt sich jedoch durchaus, dem Mundgeschmack Beachtung zu schenken, da er ebenfalls wichtige Hinweise liefern kann. Die Diagnose des Mundgeschmacks wird nach dem Konzept der Fünf Wandlungsphasen vorgenommen.

6. Durst und Trinkverhalten

Trinkt jemand literweise kalte Flüssigkeiten, kann das auf eine von voller Hitze gekennzeichnete Pathologie hindeuten. Bevorzugt jemand warme Getränke, dann denkt man hingegen an ein Kälte-Muster. Das Fehlen von Durst kann einen Milz-Qi-Mangel anzeigen. Typisch für jemanden, der an einem Nieren-Yin-Mangel leidet, ist es, zwar durstig zu sein, aber nur in ganz kleinen Schlucken zu trinken.

Selbst so etwas Alltägliches wie das Trinkverhalten, über das sich kaum ein Patient selbst Gedanken macht, kann also dem Praktiker der chinesischen Medizin sehr viel Aufschluß über die energetische Situation des Patienten liefern.

7. Stuhlgang/Wasserlassen

Als allgemeine Regel gilt hier: Fühlt man sich schlechter nach dem Stuhlgang, dann deutet dies auf einen energetischen Leere-Zustand, fühlt man sich besser, auf einen Fülle-Zustand.

Abgefragt werden Frequenz, Konsistenz, Geruch und Farbe

von Stuhl und Urin. Zwei Beispiele sollen dies verdeutlichen: Trockener Stuhl, der nur alle zwei bis drei Tage ausgeschieden wird, läßt häufig auf einen Magen-Yin- oder Nieren-Yin-Mangel schließen, und zwar besonders dann, wenn der Patient nicht durstig ist. Hat der Patient dagegen sehr viel Durst und seit ein paar Tagen keinen Stuhlgang, kann dies auf volle Hitze in Magen und Darm hinweisen.

Heller Urin läßt ein Kälte-, sehr gelber dunkler Urin ein Hitze-Muster vermuten. Große Mengen an hellem Urin können ein Anzeichen für einen Nieren-Yang-Mangel, kleine Mengen an dunklem Urin für einen Nieren-Yin-Mangel sein.

8. Schlaf

Schlaflosigkeit hängt meistens mit einer Schwäche des Blutes und des Yin zusammen, da das Blut und das Yin dafür verantwortlich sind, dem Shen (Geist) eine «Behausung» zu bieten, ihn zu verankern. Außerdem erreicht das Yin nachts seinen energetischen Höhepunkt. Es ist nun stärker als die Kraft des Yang, die uns während des Tages wach hält. Das Yin zieht das Yang nach innen, und dadurch werden wir müde und können schlafen. Ist das Yin aber zu schwach, bekommen wir Durchschlafstörungen und können nicht wieder einschlafen. Eine solche Schwäche des Blutes oder des Yin kann auch für lebhafte Träume oder gar Alpträume verantwortlich sein. Schläfrigkeit während des Tages ist dagegen typisch für einen Nieren-Yang-Mangel.

9. Ohren und Augen

Die Nierenenergie versorgt die Ohren und kontrolliert das Hörvermögen. Es ist physiologisch bedingt, daß das Jing und die Nierenenergie im Alter nicht mehr so kräftig sind wie in der Jugend. Ein gewisser Verlust der Hörschärfe im Alter wird daher als normal angesehen. Hörverlust bzw. eine Verminderung der Hörleistung in jungen Jahren wird dagegen häufig als eine krankhafte Schwäche der Nierenenergie interpretiert. In der Befragung muß aber differenziert werden, ob es auch andere Gründe, wie z. B. die Akkumulation von Schleim, geben könnte, die zu den Beschwerden führen.

Eine Beschwerde, die in unserer Gsellschaft immer häufiger auftritt, ist der Tinnitus (Ohrensausen). Bei den meisten Patienten, die stark unter Streß stehen, wird ein Tinnitus durch eine Fülle im Funktionskreis Leber/Gallenblase verursacht. Der Ton, den sie hören, ist meist hoch und laut; ein eher schwaches Ohrgeräusch spricht dagegen eher für einen Nieren-Yin-Mangel.

Die Befragung über die Augen schließt die Sehkraft, Schmerzen und den Feuchtigkeitszustand der Augen ein. Das Auge wird über das Leber-Blut und das Nieren-Yin befeuchtet. Rötung und Trockenheit lassen entsprechend auf eine Schwäche dieser Energien schließen.

10. Frauenheilkunde

Im Zentrum der Befragung steht die Menstruation. Die Regelmäßigkeit des Zyklus, Schmerzen während, vor oder nach der Periode sind von großer Wichtigkeit. Treten Schmerzen vor der Blutung auf, deutet dies auf eine Stagnation von Qi oder Blut hin. Treten sie aber am vierten oder fünften Tag der Blutung auf, werden sie als Zeichen einer Qi- oder Blut-Leere gewertet. Die Farbe und Konsistenz der Blutung werden ebenfalls in die Diagnose miteinbezogen.

Fragen zum Verlauf von Schwangerschaften oder Menopause gehören außerdem zu den Standardfragen, um das Verhältnis von Qi und Blut bei einer Frau zu ermitteln.

Diagnose durch Inspektion

Vitalität, Gebaren und Körperbau

Hier wird der Patient in seiner Gesamtheit in Augenschein genommen. Welchen Eindruck macht er auf den ersten Blick? Wie ist seine Ausstrahlung, wie sein Gebaren? Besonders durch den Ausdruck in den Augen kann man das Jing-Shen eines Menschen erkennen, d. h. seine psychische und physische Vitalität. Funkelnde, glänzende Augen sind Ausdruck eines starken Jing-Shen, während ein dumpfer, teilnahmsloser Blick auf eine Schwäche schließen läßt. Schnelle, hastige, eckige Bewegungen der Arme und Beine sowie schnelle Augenbewegungen zeigen eine Yang-Tendenz an, während ein langsamer, eher zögernder Bewegungsrhythmus auf eine Yin-Dominanz schließen läßt.

Der Körperbau wird nach dem Entsprechungssystem der Fünf Wandlungsphasen eingeordnet. So besitzt – um nur ein paar Beispiele zu nennen – der Erde-Typ einen vollschlanken Körper mit leichtem Bauchansatz, der Holz-Typ einen eher schlanken und langen Körper. Den Feuer-Typ erkennt man an seinem rötlichen Teint, einer breiten Stirn und hohen Wangenknochen, den Metall-Typ an seiner breitschultrigen, aber oft hohlbrüstigen, mageren Gestalt und den Wasser-Typ an einer Neigung zu aufgedunsenem Gewebe und dunklem Teint.

Etwas allgemeiner kann man sagen, daß ein dünner, ausgezehrter Körper eine Schwäche von Blut und Yin anzeigt, ein übergewichtiger Körper hingegen eine Akkumulation von Feuchtigkeit oder Schleim.

Haare, Gesichtsfarbe

Farbe und Qualität der Haare lassen Rückschlüsse auf die Kraft des Jing zu. Dickes, volles Haar verweist auf ein kräftiges Jing, frühzeitiges Ergrauen und brüchiges Haar lassen hingegen auf eine Schwäche des Jing schließen. Haarausfall, langsames Wachstum des Haars und Glanzlosigkeit deuten insbesondere bei Frauen auf eine Schwäche des Blutes hin. Bei Männern zeigt Haarausfall eine Schwäche des Jing sowie die Entwicklung von Hitze, insbesondere in den Funktionskreisen Magen und Gallenblase, an.

Die Gesichtsfarbe reflektiert den Zustand von Qi und Blut. Ein blasses Gesicht entsteht, wenn die Körperenergie zu schwach ist, das Blut angemessen zum Kopf zu zirkulieren. Ein rotes Gesicht weist darauf hin, daß das Yang im Körper zu stark geworden ist und das Blut zum Kopf treibt.

Gesichtsfalten – nicht die normalen Altersfältchen – werden ebenfalls gedeutet. Sie gehen auf tiefere energetische Störungen zurück und deuten auf eine Disharmonie innerhalb eines Funktionskreises hin.

Zwei vertikale Falten (siehe Abb. 19a) über der Nasenwurzel können z. B. eine Störung des Leber-Funktionskreises, eine vertikale Falte (siehe Abb. 19b) eine Disharmonie des Magen-Funktionskreises anzeigen.

Abb. 19a *Zwei Falten über der Nasenwurzel*
Abb. 19b *Eine Falte*

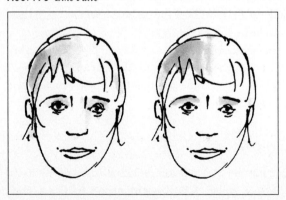

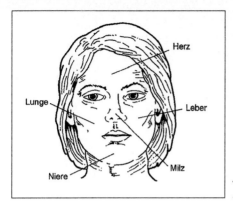

Abb. 20 *Diagnostische Zonen im Gesicht*

Ohren, Augen, Nase, Mund, Zähne

Auch die Sinnesorgane werden in der Betrachtung eingeschlossen und nach Farbe, Beschaffenheit und Versorgung durch Blut und Körpersäfte beurteilt. Um nur ein Beispiel zu nennen: Gerötete Bindehäute spiegeln Hitze, bläuliche Bindehäute hingegen Kälte im Körper wider.

Zungendiagnose

Neben der Pulsdiagnose stellt die Zungendiagnose die bedeutendste Form der Diagnose dar. Bei der Betrachtung der Zunge sind vier Aspekte besonders wichtig:
- Zungenform und -konsistenz
- Zungenfarbe
- Zungenbelag
- Zungenfeuchtigkeit

Die genaue Betrachtung dieser vier Aspekte läßt Rückschlüsse auf den Zustand von Qi, Blut und Yin/Yang im ganzen Körper zu, da fast alle Hauptmeridiane die Zunge durchfließen bzw. in die Zungenwurzel münden. Nach dem Prinzip, daß das Innere im

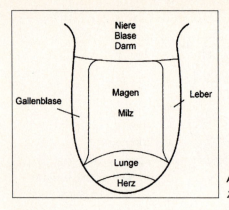

Abb. 21 *Diagnostische Zonen auf der Zunge*

Äußeren reflektiert und sich das Ganze in einem Teil widerspiegelt, kann man über diese Diagnoseform den Gesamtzustand (Fülle/Leere) eines Menschen wahrnehmen. Außerdem wird die Zunge in Zonen eingeteilt, die die energetische Verfassung der einzelnen Funktionskreise sehr deutlich anzeigen.

1. Die Zungenform

Es ist das Qi eines Menschen, das seiner Zunge ihre Form verleiht. Eine geschwollene Zunge mit Zahneindrücken zeigt z. B. an, daß die Energie der Milz zu schwach ist, Flüssigkeiten zu transformieren. Diese sammeln sich dann im Körper und in der Zunge. Mit solch einem Befund gehen oft Symptome wie Wasserretention in Form von Ödemen oder wäßriger Stuhl einher.

Ein dünner Zungenkörper dagegen zeigt an, daß zuwenig Körpersäfte oder Blut vorhanden sind, weshalb der Zungenkörper nicht «ausgefüllt» werden kann. Besonders bei Frauen mit starkem Haarausfall sieht man häufig einen dünnen Zungenkörper.

2. Zungenfarbe

Die Farbe der Zunge reflektiert den Zustand von Qi, Blut und Körpersäften. Im gesunden Zustand sollte sie blaßrot sein.

Eine *blasse Zunge* zeigt an, daß das Qi im Körper zu schwach ist, um das Blut zur Zunge zu transportieren. Sieht der Zungenkörper dazu noch trocken aus, ist dies ein Indiz für einen Qi- und Blut-Mangel. Das Qi ist nun auch zu schwach, genügend Blut zu produzieren.

Eine stark *gerötete Zunge* deutet immer auf Hitze, also auf zuviel Yang. Dies entsteht meistens durch einen Mangel an Yin und Körpersäften. Sehr häufig kann man solch eine Rötung der Zunge bei Kindern im Verlauf einer fieberhaften Erkrankung wahrnehmen. Fieber bedeutet große Hitze für den Körper, und Hitze «verdunstet» die Körpersäfte. In diesem Zustand hat ein Kind mehr Yang als Yin, was zu der Rotfärbung der Zunge führt. Nimmt das Fieber ab, dann nimmt die Zunge in wenigen Tagen ihre normale Farbe wieder an. Bei Erwachsenen jedoch steht hinter solch einer Verfärbung häufig eine chronische Disharmonie.

Eine *bläuliche Zunge* weist darauf hin, daß die Blutzirkulation behindert wird. Sie ist häufig bei Patienten mit chronischen Herzerkrankungen anzutreffen.

3. Zungenbelag

Der normale Zungenbelag ist weißlich, dünn und ein wenig feucht. Er reflektiert die Funktion der Verdauungsorgane und ganz besonders die des Funktionskreises Magen. Je dicker der Belag, desto stärker ist die energetische Imbalance.

Ein gelber Belag zeigt Hitze im Verdauungssystem an, ein dicker weißer Belag Kälte, ein grauer oder schwarzer Belag kann beides bedeuten.

Der Belag ist sehr wichtig bei der Deutung einer Krankheitsentwicklung. Ist der Belag z. B. während einer Grippe weiß und dünn, so ist der Krankheitsfaktor noch an der Oberfläche, die Disharmonie also noch außen. Wird er aber einen Tag später dick und gelb, dann weiß man, daß die Krankheit nun in die Tiefe, ins Innere geht. Die Veränderung des Zungenbelags nötigt den Praktiker dazu, eine dem neuen Befund angepaßte Behandlung vorzunehmen. Somit ist die Diagnose des Zungenbelages besonders bei akuten Erkrankungen sehr wichtig sowohl für die korrekte Behandlung als auch für die Prognose der Erkrankung. Wird der gelbe Belag heller und schließlich wieder weiß, beginnt die Heilung.

4. Zungenfeuchtigkeit

Die normale Zunge ist ein wenig feucht. Ist die Zunge zu naß, dann läßt das auf eine Schwäche des Yang schließen, denn die Flüssigkeiten werden nicht adäquat transformiert. Ist die Zunge aber zu trocken, dann läßt sich ein Mangel an Körpersäften diagnostizieren.

Diagnose durch Palpation

Pulsdiagnose

Die Pulsdiagnose ist das Juwel der chinesischen Diagnostik. Eine korrekte Behandlung durch Akupunktur oder chinesische Kräuter ist ohne Pulsdiagnose nicht möglich. Da sie sehr schwer zu erlernen ist, dauert es Jahre, bis man sie wirklich meistert, zumal sie dem Praktiker auch sehr viel Intuition abverlangt. Neben der Übung bedarf es deshalb auch einer Begabung, um die Pulse differenziert zu interpretieren – im Unterschied zur Zungendiagnose, die es auch einem Anfänger der chinesischen Medizin leicht macht, zu einer korrekten Diagnose zu kommen. Die Zunge verändert sich nur langsam, der Puls hingegen ist durch viele Dinge, wie z. B. durch Kaffee oder Aufregung, die ihn sofort beschleunigen, beeinflußbar. Gerade in dieser schnellen Veränderbarkeit und Reaktionsbereitschaft des Pulses liegt jedoch auch die Stärke der Pulsdiagnose. Dies ist besonders wichtig bei der Akupunktur, bei der man eine Veränderung des Pulses unmittelbar fühlen kann. Verändert sich der Puls während der Akupunkturbehandlung nicht, wird sie keine langfristigen Erfolge bringen.

Der normale Puls

Wie all die anderen Diagnoseverfahren gibt der Puls Auskunft über Fülle und Leere der verschiedenen Körperenergien. Der normale Puls ist weder oberflächlich noch tief, sondern er ist in der mittleren Schicht, zwischen der Hautoberfläche und dem Knochen, zu fühlen. Der normale Puls beträgt vier bis fünf Pulsschläge in der Zeit des Ein- und Ausatmens eines gesunden Behandlers. Treten nur drei Pulsschläge in dieser Zeit auf, leidet der Patient an einer Kälte-Disharmonie, bei sechs oder mehr Pulsschlägen an einer Hitze-Disharmonie.

Da die Körperenergie auf Veränderungen im Klima reagiert,

verändern sich die Pulse im Einklang mit den Jahreszeiten. So sind die Pulse im Sommer – die Zeit des Yang – oberflächlich und flutend, im Winter – die Zeit des Yin – dagegen eher tief und stark wie ein Stein. Jede Jahreszeit hat ihre entsprechende Energie, die sich im Puls widerspiegelt. Ist der Puls im Sommer tief und klein, so kündigt dies eine kommende Erkrankung an. Auf diese Weise läßt sich mit Hilfe der Pulsdiagnose eine sehr gute Gesundheitsvorsorge vornehmen. Es wird deshalb empfohlen, bei jedem Wechsel der Jahreszeiten eine Pulsdiagnose machen zu lassen, um beginnende Disharmonien durch eine gezielte Akupunktur zu beseitigen, noch bevor sie sich als Krankheiten manifestieren.

Pulsqualitäten und -positionen

Man kann den Puls in sitzender oder liegender Position des Patienten nehmen. Der Praktiker legt dabei die Fingerkuppen seiner linken Hand auf den Puls am rechten Handgelenk des Patienten und die rechte Hand auf den Puls am linken Handgelenk. Durch diese Berührung tritt der Behandler in engen Kontakt mit dem Qi seines Patienten. Qi ist der Motor für alle Bewegung im Körper. Es ist das Qi, welches das Blut durch die Gefäße treibt. So fühlt man über den Pulsschlag und über den Blutfluß, mit welcher Qualität das Qi durch den Körper fließt.

Den Klassikern zufolge gibt es 28 verschiedene Pulsqualitäten: tiefe, oberflächliche, weiche, harte, rauhe oder schlüpfrige, um nur einige Beispiele zu nennen. So kann ein schlüpfriger Puls Störungen im Verdauungssystem bedeuten, und ein rauher Puls kann einen Mangel an Blut anzeigen. Ähnlich wie bei der Zungendiagnose werden sogenannte Pulspositionen topografisch auf der Arterie festgelegt.

Ein voller, kräftiger Puls auf der Leber-Position zeigt eine Fülle und Überaktivität des Leber-Funktionskreises an, was z. B. auf Symptome wie Migräne oder Schwindel schließen läßt. Ein tiefer, schwacher Nieren-Yang-Puls ist ein Hinweis auf ein schwaches

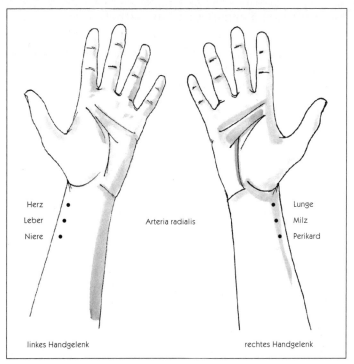

Abb. 22 *Pulspositionen*

Yang im Körper. Ein Patient mit solch einem Puls ist aller Wahrscheinlichkeit nach kälteempfindlich und leicht erschöpft.

Zum Abschluß des Themas Pulsdiagnose noch eine kleine Anekdote, die die Akkuratesse der Pulsdiagnose illustrieren soll:

Dr. Shen, ein chinesischer Arzt, der seit mehr als 50 Jahren chinesische Medizin praktiziert, nahm während eines Kongresses den Puls einer Kollegin. Er sagte, sie habe etwas in ihrer Gebärmutter, das sie unbedingt entfernen lassen müsse. Sie sollte sich aber keine Sorgen machen, es sei nichts Ernstes. Erstaunt berichtete die Kollegin, daß sie seit kurzem eine Spirale zur Empfängnisverhütung benutze.

Palpation des Bauches und der Leitbahnen

Da diese diagnostischen Verfahren für die chinesische Medizin eine nicht so wichtige Rolle spielen, sollen sie nur kurz erwähnt werden. Von Bedeutung sind sie vor allem in der japanischen Akupunktur, wo sich ein System der Bauchdiagnostik, auch Hara-Diagnose genannt, herausgebildet hat, das es ermöglicht, die Energien der einzelnen Funktionskreise in bestimmten Zonen des Bauches zu fühlen. Die Palpation der Leitbahnen wird insbesondere bei Schmerzen durchgeführt, um herauszufinden, ob sich im Verlauf einer Leitbahn z. B. die Temperatur der Haut oder die Festigkeit des Gewebes verändern, was z. B. Rückschlüsse auf Blockaden des Qi zuläßt.

Diagnose durch Gehör und Geruch

Stimme, Atmung, Husten

Auch hier wird diagnostiziert, indem man Fülle und Leere, Yin und Yang bestimmt.

Eine kräftige Stimme zeigt gutes Lungen- und Herz-Qi an. Eine leise, schwache Stimme ist ein Hinweis auf ein Leere-Muster, eine laute Stimme verweist auf ein Fülle-Muster. Der Klang der Stimme wird nach dem Entsprechungssystem der Fünf Wandlungsphasen beurteilt. Eine singende Stimme kann z. B. eine Störung im Milz-Funktionskreis, eine weinerliche eine Störung des Lungen-Funktionskreises anzeigen.

Fülle würde man diagnostizieren bei einer lauten, rauhen Atmung, Leere hingegen bei schwacher, kaum wahrnehmbarer Atmung. Gleiches gilt für Husten: Lauter, hackender Husten zeigt ein Fülle-Muster, Hüsteln dagegen ein Leere-Muster an.

Körpergeruch

Nach dem System der Fünf Wandlungsphasen werden bestimmte Körpergerüche jeweils einer Wandlungsphase zugeordnet. Der ranzige Geruch gehört zum Holz (Leber/Gallenblase), der verbrannte Geruch zum Feuer (Herz/Dünndarm), der süßliche Geruch zur Erde (Milz/Magen), der verrottende Geruch zum Metall (Lunge/Dickdarm) und der faulige Geruch zum Wasser (Niere/Blase).

Allgemein kann man sagen, daß stark riechende Ausscheidungen, seien es Schweiß, Stuhl, Urin oder Mundgeruch, häufig Hitze anzeigen und als Muster der Fülle zu bewerten sind.

Von der Diagnose zur Therapie

Aus diesen verschiedenen Diagnoseverfahren ergibt sich ein Muster. Der geschulte Behandler kann nach Berücksichtigung all dieser Faktoren erkennen, wo die Imbalance des Patienten sitzt. Aufgrund des Disharmoniemusters wird die Art der Therapie bestimmt und eine Behandlungsstrategie entworfen.

Jede Emotion, jedes Symptom und alle möglichen, zunächst vielleicht unwichtig erscheinenden Details werden also in die Diagnose einbezogen, und es ergibt sich ein Bild des ganzen Menschen in seiner Persönlichkeit. Die «gesunden» und die «kranken» Anteile werden miteinander in Beziehung gebracht und gegeneinander abgewogen. Daraus ergeben sich sowohl die Therapie, die Prognose als auch Vorschläge für den Patienten, wie er selbst an seiner Heilung mitwirken kann.

Die Stärke des chinesischen Diagnosesystems liegt insbesondere auch darin, energetische Disharmoniemuster zu erkennen, noch bevor sie sich als Symptome oder Erkrankungen manifestieren. Eine weitere Vertiefung der Probleme kann somit verhindert werden, indem man bereits diese Disharmonie behandelt. Darüber hinaus macht man dem Patienten klar, durch welche Dinge in seinem Leben die energetische Imbalance verschlimmert oder verbessert wird.

4. QIGONG UND TAIJIQUAN

Auch wer China nicht bereist hat, kennt die Bilder von jungen und alten Chinesen, die in Parks oder auf Sportplätzen langsame, anmutige Bewegungsabfolgen praktizieren. Oft plärrt dazu eine von sanft gesprochenen Anweisungen unterbrochene chinesische Musik. Die Menschen üben Taijiquan oder Qigong, Übungsformen, die sich – mit unterschiedlichen Schwerpunkten – der Kultivierung und Harmonisierung des Qi und damit der Erhaltung bzw. Wiederherstellung der Gesundheit widmen.

Während Taijiquan in enger Verbindung zu den Kampfkünsten steht und eher allgemein harmonisierend auf die Gesundheit wirkt, lassen sich Qigong-Übungen sehr gezielt zur Vorbeugung bzw. Behandlung von Beschwerden einsetzen. In China ist Qigong aus diesem Grund zu einem festen Bestandteil des medizinischen Versorgungssystems geworden. Zu jeder TCM-Klinik gehört auch eine Qigong-Abteilung, und es sind in den letzten Jahren zahlreiche Studien durchgeführt worden, die die Effektivität des Qigong bestätigen.

Auch im Westen sind Taijiquan und Qigong mittlerweile bekannt, ja geradezu populär. Neben vielen privaten Schulen haben zahlreiche öffentliche oder öffentlich geförderte Einrichtungen der Erwachsenenbildung sowie Sportvereine und Krankenkassen Taijiquan und Qigong in ihre Programme aufgenommen. Und auch hierzulande sieht man mittlerweile in manch einem Großstadtpark Taijiquan oder Qigong übende Menschen.

Wir wollen Ihnen in dem folgenden Kapitel einen kleinen Überblick über die Geschichte, die Grundlagen und die therapeutischen Möglichkeiten dieser gesundheitlich so wertvollen Übungen geben. Zwei kleine Übungsanleitungen sollen Ihnen außerdem einen praktischen Eindruck vermitteln. Da das Qigong im medizinischen Bereich eine größere Rolle spielt als das Taijiquan, konzentrieren wir uns in der Hauptsache auf die verschiedenen Formen des Qigong.

Was ist Qigong?

Qigong ist eine Sammelbezeichnung für eine Vielzahl von Übungen, denen gemeinsam ist, daß sie die Qualität und Quantität des Qi mittels Atmung und Vorstellungskraft, meist unterstützt durch Bewegung, zumindest aber durch eine bestimmte Körperhaltung, fördern. *Gong* wird in der Regel mit Disziplin, Geschick oder Arbeit übersetzt. In Verbindung mit *Qi* meint er das Erlernen der Fähigkeiten, das Qi wahrzunehmen, aufzunehmen, zu lenken und zu bewahren, und zwar in einer regelmäßigen Übungspraxis.

Qigong, soviel wird schon aus dieser Übersetzung deutlich, hat also mit Arbeit zu tun und ist nichts Mystisches, Wundersames oder gar Geheimnisvolles. Mit den oft seltsam anmutenden Bewegungen werden weder Geister vertrieben noch herbeigeholt. Obwohl Qigong in einem spirituellen Kontext entstanden ist, braucht man an nichts zu glauben und weder Buddhist noch Daoist zu werden, um davon zu profitieren. Qigong ist eine sehr subtile Form der Arbeit mit dem Qi, mit unserer Lebensenergie.

Wahrscheinlich kennen Sie das Autogene Training, eine sehr gebräuchliche, oft auch von Ärzten empfohlene Übung, bei der man sich mit Hilfe von Vorstellungen und Autosuggestionen entspannt. Man geht dabei gedanklich durch alle Körperteile und stellt sich vor, daß sie ganz schwer und angenehm warm werden, und läßt außerdem den Atem ruhig und tief werden. Wenn man das Autogene Training beherrscht, kann man sich damit sehr schnell von einem angespannten, nervösen Zustand in einen Ruhe- und Erholungszustand bringen.

Das Konzept des Qigong ist ein sehr viel umfassenderes. Vergleichbar ist jedoch der Aspekt, daß wir mit Hilfe unserer Vorstellungskraft unsere Energien beeinflussen können. Wie dies im Qigong im einzelnen geschieht, erfahren Sie ab Seite 170.

Die Schulen des Qigong

Die heutige Qigong-Praxis baut wie die anderen Elemente der Traditionellen Chinesischen Medizin auf jahrtausendealten Erkenntnissen und Erfahrungen auf. Eine der zahlreichen Legenden, die sich um die Entstehung des Qigong ranken, erzählt von einer Zeit vor etwa viertausend Jahren. Damals regnete es so stark und anhaltend, daß es ständig dunkel war und die Menschen ganz trübsinnig wurden. Ihre Gedanken wurden so dunkel wie der Himmel, sie hatten keine Freude mehr am Leben und verrichteten ihre Arbeit nur noch notdürftig. Mit der Zeit wurden sie immer schwächer, gebrechlicher und anfälliger für Krankheiten, und der weise Herrscher Yao dachte darüber nach, wie er ihnen helfen könnte. Schließlich erfand er einen Tanz, der die Menschen wieder in Bewegung brachte, ihre Stimmung verbesserte und ihnen ihre Vitalität wiedergab. Dieser Tanz war die Urform des Qigong.

Im Laufe der Jahrhunderte entwickelten sich verschiedene Ausrichtungen und Arten des Qigong, die man gängigerweise nach ihrer Herkunft (daoistische, konfuzianische, buddhistische, medizinische und Kampfkunst-Schule), nach ihrer Absicht («weiches» und «hartes» Qigong) und nach ihrer äußeren Form (Übungen in Ruhe, Übungen in Bewegung, Übungen in Ruhe und Bewegung) unterscheidet. Wir wollen hier zunächst auf die Grundzüge der wichtigsten Schulen eingehen, um deutlich zu machen, welches die verschiedenen Anliegen sind, die mit dem Qigong verbunden sind.

Daoistisches Qigong

Für die Daoisten spielt, wie bereits betont, der Kontakt zur Natur eine große Rolle. Ein wichtiger Aspekt des daoistischen Qigong

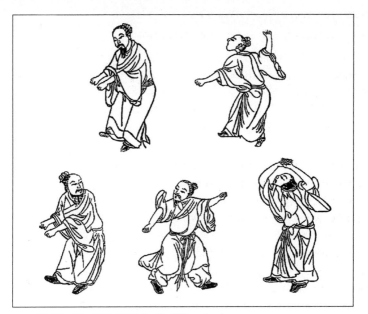

Abb. 23 *Wu Qing Xi («Spiel der fünf Tiere»)*

ist es deshalb, sich über die Übungen mit der Naturgesetzlichkeit zu verbinden und im Einklang mit dieser zu leben. Atem- und Meditationsübungen, gymnastische Übungen sowie die Einnahme von Kräutern und die bewußte Lebensgestaltung sollen dabei helfen, den Prozeß der Entfremdung von der Natur umzukehren. Dieser Gedanke zeigt sich beim Qigong z. B. in der Nachahmung von Tierbewegungen. Indem man diese Bewegungen macht und sich in die Tiere hineinversetzt, sollen eigene «animalische» bzw. natürliche Impulse geweckt werden. Formen wie das «Wildgans»- und das «Kranich-Qigong» sowie das «Spiel der fünf Tiere», die heute auch im Westen relativ viel gelehrt werden, stammen aus diesem Kontext.

Der andere wichtige Aspekt des daoistischen Qigong hat mit dem Wunsch nach Lebensverlängerung bzw. Unsterblichkeit zu tun. Die Daoisten betrachten die materielle Welt und somit auch den menschlichen Körper als eine vergegenständlichte Form von Energie und unterscheiden zwischen feinstofflichen und grobstofflichen Ebenen. Die Idee ist nun die, daß man sich sozusagen von der grobstofflichen, der Vergänglichkeit unterworfenen Ebene lösen kann, indem man sich in der Wahrnehmung und Kultivierung der feinstofflichen, energetischen Ebene schult – und genau das geschieht bei vielen daoistischen Qigong-Übungen, insbesondere bei den Übungen in Ruhe.

Der Körper stellt für die Daoisten das wichtigste Instrument zur Entwicklung und Vervollkommnung der eigenen Person dar. Körperübungen dienen in dieser Tradition, wie z. B. auch beim indischen Yoga, nicht nur dem Erhalt der körperlichen Gesundheit, sondern sind darüber hinaus ein wichtiger Schritt auf dem Weg der spirituellen Entwicklung.

Konfuzianisches Qigong

Im Konfuzianismus hat das Qigong die Funktion, sich in Beharrlichkeit und Disziplin zu üben, um so die Charakterbildung zu unterstützen. Außerdem soll es die Gesundheit des einzelnen fördern, damit er seine Aufgaben in Staat und Familie erfüllen kann. Man geht davon aus, daß Menschen nur durch strenge Regeln und Normen zu Tugendhaftigkeit gelangen können, da sie ihrer Natur nach in Leidenschaften und Gefühle verstrickt sind. Die Qigong-Übungen sollen dabei helfen, triebhafte und gefühlsmäßige Regungen unter Kontrolle zu halten. Yunzi, ein konfuzianischer Philosoph aus dem zweiten Jahrhundert v. u. Z. formulierte diesen Zusammenhang folgendermaßen:

«Wenn man seinen Organismus und sein Gemüt, seine Einsicht, sein Wissen und seine Überlegungen so nutzt, wie es die Riten vorschreiben, dann erzielt man Ordnung und Erfolg, anderenfalls aber Unberechenbarkeit und Aufruhr, Müßiggang und Widerspenstigkeit. Wenn man die Aufnahme von Speisen und Getränken, das Kleiden, den Aufenthalt innerhalb und außerhalb des eigenen Hauses sowie die Bewegung und Rast so vornimmt, wie die Riten es vorschreiben, dann erreicht man Harmonie und Regelmäßigkeit, anderenfalls aber ist man Angriffen und Verrat ausgesetzt, und Krankheiten werden entstehen.»

Ziel der konfuzianischen Qigong-Schulen ist es also, Körper und Geist zu trainieren, um Gesundheit und sittliche Reife zu erlangen.

Buddhistisches Qigong

Der Legende nach war es Bodhidharma, der im 6. Jahrhundert, der Blütezeit des Buddhismus in China, Übungen zur Förderung der Atmung und der körperlichen Gesundheit entwickelte – als Voraussetzung für die geistige Entwicklung und die Meditation. Diese buddhistische Linie des Qigong brachte Übungen hervor, die später unter medizinischen Aspekten in die chinesische Heilkunde einflossen. Die bekannteste dieser Übungen, die *Acht Brokate*, wird auch bei uns sehr oft gelehrt.

Die andere Linie legte den Grundstein für die chinesischen Kampfkünste, das *Shaolin-Gongfu*, benannt nach dem heute noch existierenden Kloster Shaolin, in dem Bodhidharma gelebt haben soll. Da dort tätliche Übergriffe und Überfälle an der Tagesordnung waren, mußten die Mönche sich körperlich fit halten und gegebenenfalls auch verteidigen. In diesem Kontext entstanden die Formen des sogenannten «harten» Qigong, die noch heute von den Shaolin-Mönchen gepflegt und in manchmal recht spektakulären Vorführungen demonstriert werden. Spezielle Methoden der Atemführung in Verbindung mit Kräftigungs- und Abhärtungsübungen machen es beispielsweise möglich, Steine mit der Hand zu zertrümmern oder Eisenstangen zu durchbrechen.

Auch beim Gongfu (bekannter in der Schreibweise *Kungfu*) ist das Ziel die Beherrschung des Qi. Im Unterschied zum Qigong wird es jedoch über die Vorstellungskraft in die äußeren Körper-

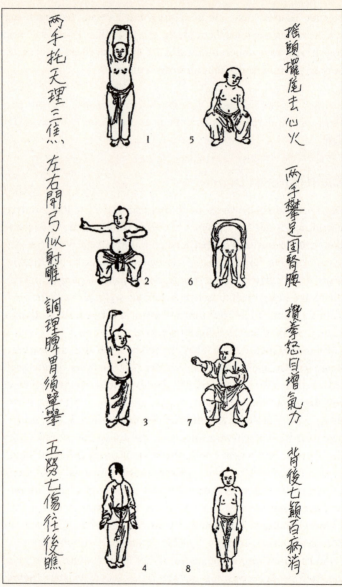

Abb. 24 *Die Acht Brokate*

bereiche gelenkt, so daß die Kämpfenden gegen Verletzungen und Schmerzen geschützt sind. Beim Qigong hingegen wird das Qi niemals nach außen gelenkt, da es der Heilung und inneren Entwicklung einer Person dienen soll.

Taijiquan

Noch bevor das Qigong in den Westen kam, faszinierte hier einige Menschen bereits in den siebziger Jahren Taijiquan mit seinen anmutigen Bewegungen. Das Taijiquan nimmt eine mittlere Stellung zwischen den Kampfkünsten und dem «weichen» Qigong ein und wird je nach Lehrer und Stil mehr in die eine oder andere Richtung akzentuiert. Taijiquan basiert immer auf Bewegungsabläufen, d. h., es gibt kein Taijiquan in Ruhe.

Auch um die Entstehung des Taijiquan ranken sich diverse Legenden, wobei die bekannteste von dem daoistischen Mönch Zhang San Feng erzählt, der im 13. Jahrhundert gelebt haben und eines Tages einen unentschiedenen Kampf zwischen einer Schlange und einem Kranich beobachtet haben soll. Begeistert von den Bewegungen dieser Tiere machte er sich angeblich daran, eine neue Kampfkunst zu kreieren, das Taijiquan.

Wie auch immer das Taijiquan in Wahrheit entstanden sein mag, sicher ist, daß es lange Zeit eine geheime Kampfkunst war, die nur innerhalb der Familie Chen, auf die der älteste heute noch bekannte Taijiquan-Stil zurückgeht, weitergegeben wurde und die erst seit dem letzten Jahrhundert auch öffentlich unterrichtet wird. Im Laufe der Zeit verschwanden die kämpferischen Aspekte mehr und mehr aus dem Taijiquan und gesundheitliche und meditative traten in den Vordergrund. Es entwickelten sich verschiedene Stile, von denen heute im Westen der Yang-Stil der bekannteste ist.

Das Charakteristische am Taijiquan ist die sogenannte «Form». Diese mehr oder wenige lange Bewegungsabfolge verschiedener «Bilder», also einzelner Bewegungsteile, «läuft» jeder Übende für sich alleine bzw. in der Gruppe. Obwohl der Kampfkunstaspekt heute nicht mehr im Vordergrund steht und die Partnerübungen des Taijiquan eher selten praktiziert werden, lassen sich alle Bewegungen immer noch auf Ausweich-, Aufnehm- bzw. Angriffsbewegungen zurückführen.

Im Gegensatz zum Qigong ist Taijiquan außenorientiert, d. h., die Aufmerksamkeit geht nicht nur nach innen, sondern auch nach außen zu einem imaginären Partner oder Gegner. Ebenso wie das Qigong hat das Taijiquan die Harmonisierung von Yin und Yang zum Ziel und bringt Körper und Geist in Einklang. Es wirkt jedoch weniger spezifisch als bestimmte Qigong-Übungen und ist deshalb eher im Rahmen der Vorsorge und Gesundheitserhaltung zu empfehlen als bei konkreten Beschwerden.

Auch aufgrund der sehr viel anspruchsvolleren Bewegungsabläufe beim Taijiquan dauert es relativ lange, bis man eine solche Form beherrscht. Wer allerdings die Ausdauer und Disziplin mitbringt, es zu erlernen, der wird davon in vielfacher Hinsicht profitieren. Es verbessert die Qi- und Blut-Zirkulation im Körper, zentriert den Geist und verändert Bewegungsmuster nachhaltig, so daß sich auch Fehlhaltungen bzw. ineffektive Alltagsbewegungen nach und nach verringern oder gar verschwinden.

Medizinisches Qigong im modernen China

Das medizinische Qigong, wie es heute in China gelehrt und praktiziert wird, entstand erst in den fünfziger Jahren dieses Jahrhunderts. Diese ersten klinischen Versuche mit Qigong fanden allerdings während der Kulturrevolution (1966–78) schon bald wieder ein vorläufiges Ende: Im Zeichen der kommunistischen Erneuerung wurden Klöster geschlossen, Priester und weise Männer verbannt – und Qigong, das als schwer einzuschätzende spirituelle Praxis galt, wurde im Gegensatz zum Taijiquan, das in bestimmten Formen geübt werden durfte, kategorisch verboten.

Nach der Kulturrevolution, Ende der siebziger Jahre, wurde Qigong allerdings quasi über Nacht so bekannt, wie es dies nie zuvor gewesen war. War Qigong davor immer eine vor allem in den Klöstern und deren Umfeld ausgeübte Kunst gewesen, die – meist unter dem Siegel der Geheimhaltung – vom Meister an seinen auserwählten Schüler weitergegeben worden war, so entwickelte es sich jetzt zu einer Kunst der Massen, des Volkes. Man sprach von einem regelrechten «Qigong-Fieber» (Ots, 1993).

Diese Massenheilbewegung entstand unabhängig von der institutionalisierten Traditionellen Chinesischen Medizin. Sie war so etwas wie ein Ventil für eine unterdrückte Bevölkerung, der verbale Proteste nicht erlaubt waren. Bezeichnenderweise wurden gerade in dieser Zeit bevorzugt Formen des «Spontanen Qigong», vor allem bestimmte Varianten des «Kranich-Qigong» und des «Spiels der fünf Tiere» geübt, die es dem Übenden erlauben, unkontrollierte Körperbewegungen und Laute entstehen zu lassen. Weit entfernt vom konfuzianischen, aber auch vom kommunistischen Ideal der Selbstbeherrschung, boten diese Formen des Qigong, bei denen der Übende, ausgehend von vorgegebenen Bewegungsabfolgen, schließlich eigenen inneren Bewegungsimpulsen folgt, Raum für spontanen, individuellen Selbstausdruck.

Gleichzeitig fanden bestimmte Qi-Phänomene wie das Arbeiten mit «externem Qi», bei dem ein Qigong-Meister Qi auf andere Personen oder auch auf Gegenstände überträgt, in den achtziger Jahren internationale Beachtung. China nahm die Chance wahr, auf diese Art mit dem Ausland ins Gespräch zu kommen und wissenschaftliche Kontakte zu knüpfen. So fand z. B. 1979 die erste Konferenz der «Word Scientific Association of Medical Qigong» in Peking statt, auf der Meldungen und Gerüchte über Menschen mit außergewöhnlichen Fähigkeiten, die der Beherrschung des Qi zugeschrieben wurden und die sich zu dieser Zeit in China häuften, diskutiert wurden. Vor allem amerikanische Forscher überzeugten sich davon, wie Qigong-Meister Gegenstände, die mehrere Meter von ihnen entfernt waren, kraft ihres Qi in Bewegung versetzten und Menschen heilten.

Obwohl dieser Rummel um die außerordentlichen Fähigkeiten bestimmter Menschen nach und nach wieder abebbte, ist das Interesse an dem Phänomen Qi geblieben. In China entstanden seit den achtziger Jahren viele Qigong-Institute, und es wurden öffentliche Gelder für die wissenschaftliche Erforschung der Qi-Phänomene und des Qigong zur Verfügung gestellt. In vielen TCM-Kliniken gibt es auch Qigong-Meister, die mit externem Qi behandeln, also Patienten Qi zuführen oder Blockaden in deren Leitbahnen lösen. Mittlerweile aber konzentriert man sich auf die Entwicklung von Qigong-Übungen, die von den Patienten selbst durchgeführt werden. Hier wird an traditionelle Übungsformen angeknüpft. In den letzten Jahren sind darüber hinaus unzählig viele neue Formen entstanden, die z. T. sehr spezifisch bei bestimmten Erkrankungen wie Bluthochdruck, Verdauungsbeschwerden oder Asthma eingesetzt werden können. Qigong kann auch unterstützend bei schweren Erkrankungen wie Krebs angewandt werden und verkürzt in solchen Fällen außerdem die Rekonvaleszenzzeit beträchtlich. Auf die Anwendungsbereiche des Qigong im klinischen Rahmen werden wir später noch konkreter eingehen (siehe Seite 181).

Neben dieser klinischen Anwendung steht jedoch auch in China nach wie vor, wenngleich vielleicht nicht mehr ganz so «fieberhaft» wie in den frühen achtziger Jahren, das Qigong des Volkes, das neben den genannten politischen bzw. psychologischen Aspekten natürlich auch der Gesundheitsvorsorge dient. Auch hier bewegt man sich keineswegs nur im traditionellen Rahmen, sondern erprobt immer wieder neue Formen.

Qigong in der Praxis

Alle Qigong-Übungen, so unterschiedlich sie im einzelnen auch sein mögen, dienen der Förderung, Erhaltung bzw. Wiederherstellung des Qi im Körper. Auch wenn die Akzente unterschiedlich gesetzt werden, so geht es doch immer um die Harmonisierung und Regulierung des Geistes, der Atmung und der Körperhaltung bzw. der Bewegung. Stets gilt das Bestreben der Wahrnehmung, Aktivierung und Lenkung des Qi durch den Körper.

Die äußeren Formen des Qigong

Die *Übungen in Ruhe (Jinggong)* werden meist im Liegen oder Sitzen, manchmal aber auch im Stehen durchgeführt. Sie erfordern ein hohes Maß an Konzentrationsfähigkeit, da das Qi hier ausschließlich mittels geistiger Vorstellungskraft und Atmung gelenkt wird, sind aber dadurch, daß sie keine körperlichen Anforderungen stellen, auch für schwerkranke oder bewegungseingeschränkte Menschen geeignet. Die bekanntesten Übungen aus diesem Bereich sind der «Kleine» und der «Große Kreislauf», bei denen Qi entlang bestimmter Bahnen, teilweise genau entlang der Leitbahnen gelenkt wird.

Übungen in Bewegung (Donggong) sind gekennzeichnet durch zumeist langsame, fließende, anmutige und runde Bewegungsabfolgen, die meist festgelegt sind, sich aber in manchen Formen, wie dem bereits erwähnten «Kranich-Qigong» oder dem «Spiel der fünf Tiere» auch spontan entwickeln dürfen. Zu den Übungen in Bewegung gehören teilweise auch Übungen, die Elemente von Akupressur und Massage enthalten.

Schließlich gibt es noch Übungen, die *Ruhe und Bewegung* miteinander vereinigen. Für viele Menschen ist es günstig, mit einer bewegten Übung zu beginnen, um zunächst ihre Spannungen abzubauen. Gerade wenn man gedanklich noch sehr mit der Arbeit oder anderen Dingen beschäftigt ist, fällt es meist leichter, sich auf eine Bewegung zu konzentrieren, als nur auf die Atmung oder auf innere Vorstellungsbilder, da man bei der Bewegung sofort merkt, wenn die Aufmerksamkeit abschweift.

Drei Energiezentren im Körper: die Dantians

Die Dantians stellen Energiesammelzentren im Körper dar, denen beim Qigong besondere Aufmerksamkeit geschenkt wird: durch ihre Stimulierung kann die Aufnahme und Transformation von Qi sowie die Qi- und Blutzirkulation im Körper verbessert werden.

Dantian heißt übersetzt Zinnoberfeld und steht in Verbindung mit der daoistischen Alchimie, die im Dienste der Suche nach Unsterblichkeit stand. Zinnober war ein sehr wertvoller Stoff, den die Alten Daoisten häufig bei ihren alchimistischen Experimenten verwendeten. Neben der «äußeren Alchimie», die mit verschiedenen Materialien arbeitete, gab es auch die «innere Alchimie»: Meditations- und Atemübungen, mit deren Hilfe die drei Schätze Jing, Qi und Shen veredelt werden sollten. Die als Dantian bezeichneten Körperbereiche galten für diese innere Alchimie als ebenso wertvoll wie das Zinnober für die äußere Alchimie.

Je nach Qigong-Schule bzw. -Methode unterscheidet man verschiedene Dantians; wir wollen Ihnen hier die wichtigsten vorstellen.

Das mittlere Dantian

Dieses Dantian befindet sich etwas unterhalb des Nabelbereiches einige Zentimeter im Körper, also im Bauchraum, zwischen den Akupunkturpunkten *Qi Hai* (Meer des Qi) und *Guan Yuan* (Grenze des Yuan Qi). Drei wichtige «außerordentliche Gefäße», d. h. Extra-Leitbahnen, haben in diesem Bereich ihren Ursprung: Das

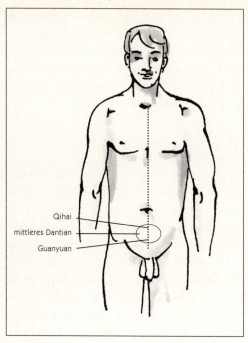

Abb. 25
Das mittlere Dantian

Konzeptionsgefäß *(Ren Mai)*, das das Yin im Körper kontrolliert, das Lenkergefäß *(Du Mai)*, das das Yang kontrolliert, und der *Chong Mai*, der auch als See des Blutes bezeichnet wird. Wenn in der Literatur allgemein von dem Dantian die Rede ist, dann ist in der Regel dieses Qi-Zentrum gemeint, das in allen Schulen und bei allen Methoden eine große Rolle spielt und stets aktiviert wird.

Die Aktivierung des mittleren Dantian kräftigt und nährt das Qi, sowohl die Yin- als auch die Yang-Leitbahnen werden angeregt, und das Gleichgewicht von Yin und Yang im Körper wird dadurch gefördert. Insbesondere stärkt die Konzentration auf das mittlere Dantian die Verdauungsfunktion, d. h. die Funktionskreise Milz und Magen werden unterstützt, und die Essenz der Nahrung wird besser genutzt.

Das obere Dantian

Je nach Qigong-Schule wird entweder der Bereich des Extrapunktes *Yin Tang*, der sich zwischen den Augenbrauen befindet, oder der Sitz des *Bai Hui*-Punktes, auf dem höchsten Punkt des Kopfes, als oberes Dantian bezeichnet.

Die Aktivierung dieses Dantian beruhigt und klärt den Geist. Aber Vorsicht: Diese positive Wirkung tritt nur dann ein, wenn die Energie im mittleren und unteren Dantian stark genug ist und die Aufmerksamkeit nach der Konzentration auf das obere Dantian stets zum mittleren zurückgeführt wird. Viele Menschen haben, einfach ausgedrückt, zuviel Energie im Kopf und zuwenig Energie im unteren Körperbereich. Nach einem anstrengenden Tag am Schreibtisch fühlt sich ihr Kopf eher heiß an, die Füße dagegen sind kalt. Wenn sich jemand in dieser Verfassung zu lange auf das obere Dantian konzentriert, ohne zuvor das mittlere und untere gestärkt zu haben und danach zu diesen zurückzukehren, verstärkt sich dieses Qi-Ungleichgewicht im Körper – Unruhe und Kopfdruck, evtl. auch Herzklopfen und Einschlafstörungen können die Folge sein.

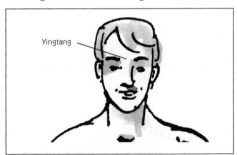

Abb. 26
Das obere Dantian

Das untere Dantian

Die beiden bedeutendsten Bereiche für das untere Dantian sind der Sitz des *Hui Yin*-Punktes (Vereinigung des Yin) auf dem Konzeptionsgefäß, der auf dem Damm zwischen Anus und Genitalien

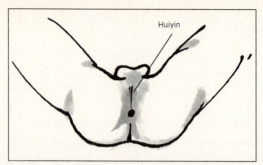

Abb. 27
Das untere Dantian

liegt, sowie der Sitz des *Yong Quan*-Punktes (Sprudelnde Quelle) auf der Nieren-Leitbahn im vorderen Drittel der Fußsohle.

Beide Punkte befinden sich im Yin-Bereich des Körpers. Die Aktivierung dieser unteren Dantians bewirkt eine Balance von «Feuer und Wasser», von Herz- und Nierenenergie. Das Absenken des Qi in diese unteren Körperbereiche fördert die innere Stabilität und Ruhe.

Vorstellungskraft, Atmung, Haltung und Bewegung

Wie erreicht man nun, daß das Qi sich an einer bestimmten Stelle sammelt oder sich von einem Ort an einen anderen bewegt? Mit reiner Willenskraft ist da nichts zu machen. Vielmehr bedarf es des Zusammenspiels von drei Komponenten, die wir kurz skizzieren wollen.

1. Die Vorstellungskraft

In den Klassikern der chinesischen Medizin heißt es: «Geist führt Qi, und Qi führt Blut.» Man könnte diese Reihe fortsetzen und sagen, daß das Blut den Geist (Shen) beherbergt, der Geist also seinerseits wiederum auf das Blut angewiesen ist. Trotzdem rangiert der Geist beim Qigong in gewisser Hinsicht an erster Stelle. Wer bewegte Qigong-Übungen durchführt, ohne seine Gedankentätigkeit zu lenken, ohne sich zu konzentrieren und seine Vorstellungskraft bewußt einzusetzen, der macht Gymnastik, aber kein Qigong. Und von Qigong-Übungen in Ruhe bleibt so gut wie gar nichts mehr übrig, wenn man seinen Geist vernachlässigt.

Die Schulung des Geistes beim Qigong ist vergleichbar mit der bei der Meditation, d. h., es geht darum, die ruhelose Gedankentätigkeit, das Gefangensein in kreisenden Gedanken und Emotionen zu durchbrechen und ganz in der Gegenwart anzukommen. In der Meditation gibt es verschiedene Techniken, wie das Zählen oder das Rezitieren von Mantren, die dabei helfen sollen, den Geist zu bündeln. Eine sehr wirkungsvolle Methode, die auch beim Qigong verwendet wird, besteht darin, den Atem zu beobachten, d. h. nichts weiter zu tun, als sich auf Einatmung, Ausatmung und den Weg der Atemluft zu konzentrieren.

Spezifisch für das Qigong ist, über diese Beruhigung des Geistes hinaus, die Vorstellungskraft zu nutzen, um das Qi zu aktivieren und zu leiten. Indem man sich z. B. das Qi im mittleren Dantian als eine warme, lichtdurchflutete Kugel vorstellt und eine Weile in dieser Vorstellung verharrt, stärkt man das Qi in diesem Bereich und kann es danach in die Region leiten, in der man es haben will.

Die Schulung des Geistes und der Vorstellungskraft bedarf einer regelmäßigen und langen Übungspraxis. Zwar hängen die Fortschritte auch von der individuellen Disposition und Begabung ab, auf Wunder sollte man jedoch lieber nicht hoffen. Bei aller Arbeit, und dies gilt auch für die folgenden Punkte, ist es jedoch entscheidend, sich nicht mit zu harter Disziplin zu quälen und über alle Maßen anzutreiben. Eine der großen Herausforderungen beim Erlernen von Qigong und auch Taijiquan besteht darin, der Welt sowie sich selbst gegenüber eine gelassene, zuversichtliche und freundliche Grundhaltung einzunehmen. Übende sollten immer ein «inneres Lächeln» auf den Lippen tragen, vor allem aber in sich spüren.

2. Die Atmung

Bevor es den Sammelbegriff Qigong gab, wurden Atemübungen auch als *Tuna*-Übungen bezeichnet, was soviel hieß wie «das Alte auswerfen, um das Neue anzugleichen». Weil die Atmung eine so große Rolle beim Qigong spielt, wurden die Qigong-Übungen im Westen in den siebziger und achtziger Jahren zunächst als atemtherapeutische Übungen eingeführt. Atmung und geistige Konzentration sind zwei Komponenten, die untrennbar miteinander verbunden sind: Wer hektisch und flach atmet, wird geistig nie zur Ruhe kommen, und umgekehrt beschleunigt ein unruhiger Geist die Atmung.

In der Grundstufe des Qigong geht es zunächst immer nur darum, zu einer natürlichen, entspannten Atmung zu finden, die die Lungenenergie fördert und es ermöglicht, altes, verbrauchtes Qi herauszulassen und frisches Qi aufzunehmen. Denn neben der Aufnahme von Qi durch die Nahrung spielt die Aufnahme von Qi durch die Atmung eine ganz entscheidende Rolle für unseren Energiehaushalt und damit für unsere Vitalität und Gesundheit.

Bei dieser natürlichen Atmung wird durch die Nase ein- und durch den Mund oder die Nase ausgeatmet. Der Bauch wird entspannt, so daß die Atmung bis in den Bauchraum hinein – und nicht nur im Brustraum – spürbar ist, ohne dies jedoch zu forcieren. Darüber hinaus existieren bestimmte Atemtechniken, die von fortgeschrittenen Qigong-Übenden zu spezifischen Zwecken eingesetzt werden, wie z. B. die umgekehrte tiefe Bauchatmung.

3. Haltung und Bewegung

In den Klassikern heißt es: «Wenn die Gestalt nicht stimmt, kann Qi nicht sanft fließen. Fließt Qi nicht sanft, ist der Geist unruhig. Ist der Geist unruhig, wird Qi geschwächt.» Die Körperhaltung, in der Qigong ausgeführt wird, oder die Art der Bewegungen, die man dabei macht, sind also ebenfalls von großer Bedeutung. Wie bei allen östlichen Meditationsformen gilt hier das Prinzip «wie außen so innen», d. h., die geistige Haltung spiegelt sich in der körperlichen und umgekehrt. Außerdem verdeutlicht dieses Zitat die Art des Zusammenspiels von Geist, Atmung und Körperhaltung: Ein ruhiger Geist fördert eine ruhige Atmung, welche wiederum eine entspannte Körperhaltung fördert, die ihrerseits einen ruhigen Geist fördert und so weiter.

Westliche Menschen beschäftigt der Aspekt der Körperhaltung bei den Qigong-Übungen zu Beginn meist sehr, weil die Qigong-Prinzipien unseren eingeübten Haltungs- und Bewegungsmustern oft diametral entgegengesetzt sind. Allein die entspannte stehende Position einzunehmen fällt uns oft sehr schwer, weil wir es nicht gewohnt sind, längerfristig auf beiden Beinen mit gleicher Gewichtsverteilung zu stehen, und schon gar nicht mit entspannten Knien und einem leicht nach vorne gekippten Becken. Diese Haltung, die wir gleich noch genauer beschreiben werden, gewährleistet aber erst die Durchlässigkeit des Körpers für Qi und Blut.

Auch hier gilt wieder: Qigong ist «Arbeit». Körperhaltung und Bewegungsmuster zu verändern sind Aufgaben, die man nicht von heute auf morgen und schon gar nicht im Schlaf bewältigt. Trotzdem, und das kann gar nicht genug betont werden, stellt sich eine spürbare, erste Verbesserung des gesamten Wohlbefindens beim Üben von Qigong schon relativ schnell ein. Um Sie zu motivieren, vielleicht auch einmal einen Qigong-Kurs zu besuchen, möchten wir Ihnen zum Abschluß zwei kleine Übungen anbieten, die Ihnen einen Eindruck von dem, was Qigong ist, vermitteln sollen.

Zwei Grundübungen zum Ausprobieren

Unseres Erachtens sollte man Qigong nicht ohne Lehrer aus Büchern lernen. Die möglichen Fehlerquellen sind groß; und das fehlerhafte Praktizieren von energetisch wirksamen Übungen, die zudem vielleicht für die eigene Konstitution ungeeignet sind, kann negative Auswirkungen haben. Nicht von ungefähr gibt es in China bereits Studien über Qigong-Schäden, die durch unsachgemäßes Üben verursacht werden können.

Die beiden folgenden Übungen sind Grundübungen: Die eine gibt Ihnen einen Bezug zu Ihrem mittleren Dantian; die zweite bewegt und zentriert das Qi.

Dantian-Grundübung

Stellen Sie sich aufrecht hin, die Füße parallel und ungefähr schulterbreit voneinander entfernt. Das Körpergewicht ruht gleichmäßig verteilt auf beiden Füßen.

Beugen Sie Ihre Knie jetzt leicht und bequem. Obwohl die Stellung ungewohnt ist, sollte sie Ihnen keine große Anstrengung bereiten. Gehen Sie nicht zu weit in die Knie, aber achten Sie darauf, daß die Knie keinesfalls nach hinten durchgedrückt sind.

Das Becken sollte sich in einer möglichst aufrechten Stellung befinden. Kippen Sie Ihr Becken so, daß sich das Steißbein nach vorn schiebt. Die gesamte Wirbelsäule, vom Steißbein bis zur Halswirbelsäule, sollte eine senkrechte Linie bilden.

Richten Sie auch Ihren Rumpf in dieser Weise aus, und halten Sie Ihren Kopf gerade, wozu es günstig ist, das Kinn etwas an die Brust zu ziehen. Die Schultern sind entspannt, und die Arme baumeln locker an den Seiten, so daß unter den Achselhöhlen ein wenig Platz bleibt.

Wenn Sie sich in dieser Haltung eingefunden haben, legen Sie Ihre Hände übereinander auf das mittlere Dantian, das Qi-Zentrum unterhalb des Bauchnabels. Frauen legen die rechte Hand zuunterst und die linke Hand darauf, während Männer es umgekehrt machen.

Atmen Sie jetzt ruhig, gleichmäßig und tief durch die Nase ein und durch den Mund oder die Nase aus, ohne sich dabei anzustrengen. Folgen Sie einfach dem Fluß Ihres Atems, der bis in das Dantian strömt, mit Ihrer Aufmerksamkeit, ohne sich dabei anzustrengen.

Wahrscheinlich wird es Ihnen nicht leichtfallen, Ihre Atmung

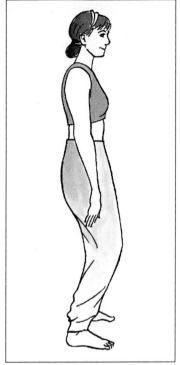

Abb. 28 *Grundposition beim Stehen*

über längere Zeit einfach nur zu beobachten, ohne sie zu beeinflussen. Wenn Sie spüren, wie Ihre Atmung unter Druck gerät, versuchen Sie, ganz bewußt den Brust- und Bauchbereich zu entspannen und der Atmung wieder ihren Raum zu geben.

Mit dieser Übung können Sie gut zur Ruhe kommen und Ihre Energie im mittleren Dantian zentrieren.

Zweifaches Einsammeln des Qi

Bei dieser Übung kommt eine Bewegung der Arme dazu: Begeben Sie sich in die Haltung der Dantian-Grundübung, und führen Sie beim Einatmen beide Hände vor dem Körper nach oben, die Handflächen zeigen dabei zum Körper bzw. leicht nach oben. Setzen Sie die Armbewegung fort, bis die Handflächen über dem Kopf nach hinten zeigen. Gehen Sie jedoch nicht zu weit über den Kopf, sondern lassen Sie die Arme rund. Menschen mit Neigung zu Bluthochdruck sollten ihre Hände nicht über den Kopf heben.

Lassen Sie die Hände beim Ausatmen mit nach unten gerichteten Handflächen dicht vor dem Kopf bzw. vor dem Oberkörper bis zum mittleren Dantian hinabsinken. Die Fingerspitzen zeigen dabei zueinander.

Wiederholen Sie diese Bewegung einige Male, und versuchen Sie, die Bewegung nicht von den Armen her zu steuern, sondern vom Atem. In Ihrer Vorstellung sollte es der Atem sein, der die Arme beim Einatmen nach oben trägt und mit dem sie beim Ausatmen wieder sinken.

Schieben Sie dann beim Einatmen die Hände mit den Handflächen nach vorne in der Höhe des mittleren Dantians waagerecht von sich weg. Mit dem Einatmen führen Sie die Hände zurück zum Dantian und legen sie wie bei der Dantian-Grundübung aufeinander: Frauen die linke Hand über die rechte, Männer umgekehrt.

Bleiben Sie einige Atemzüge lang in dieser Position, und lassen Sie die Hände dann sinken, bis sie locker neben dem Körper hängen.

Diese Übung bildet den Abschluß bei zahlreichen Qigong-Übungen, weil sie harmonisierend und zentrierend wirkt.

Qigong gegen Krankheiten

In China wird Qigong zur Behandlung vieler Krankheiten eingesetzt. So berichtet etwa der auch im Westen sehr bekannte und anerkannte Prof. Jiao Guorui:

«In der klinischen Anwendung erwies sich die Qigong-Therapie u. a. bei folgenden Krankheitsbildern als besonders wirksam: Bluthochdruck, Magen- und Zwölffingerdarmgeschwüre, chronische Leberentzündung, chronische Bronchitis, chronische Verdauungsstörungen, Beschwerden bei Magensenkung, Nervenschwäche, Tuberkulose, Bronchialasthma, Rücken- und Beinschmerzen, speziell bei älteren Menschen, Übelkeit in der Schwangerschaft, Eierstockentzündung. Weiterhin kann Qigong zur Schmerzreduktion während der Entbindung eingesetzt werden. Außer bei den oben genannten Erkrankungen wird über eine günstige Wirkung der Qigong-Therapie bei chronischer Nierenentzündung, Steinstaublunge, Glaukom (grüner Star), rheumatisch bedingten Herzerkrankungen, Angina pectoris, Lähmungen, Muskelschwäche, chronischer Magenschleimhautentzündung und Leberzirrhose berichtet. Bei Tumorerkrankungen spielt die Qigong-Therapie eine unterstützende Rolle.» (Jiao Guorui, S. 29)

Qigong ist kein Allheilmittel oder gar eine Wundermethode gegen alle Beschwerden. Es hat jedoch den immensen Vorteil, daß es nebenwirkungsfrei ist und dem Patienten eine aktive Mitwirkung an seiner Gesundung erlaubt, wie dies in diesem Maße sonst kaum der Fall ist. Eine Ärztin aus einer Psychosomatischen Klinik in Bielefeld, in der Qigong seit einiger Zeit angeboten wird, berichtet von den positiven Ergebnissen: So entwickelten die Patienten durch das Üben von Qigong eine bessere Wahrnehmung für ihren Körper und machten eine neue Erfahrung von ihrer eigenen Mitte, ihrem inneren Gleichgewicht, die ihnen Gelassenheit und Ruhe geben.

Am wünschenswertesten ist es natürlich, daß auch Menschen, die keine Erkrankungen haben, allgemein harmonisierende und stärkende Qigong-Übungen oder auch Taijiquan praktizieren. Sie werden feststellen, daß kleine Alltagsbeschwerden, die Sie vorher schon als «normal» hingenommen haben, sich verändern und Sie sich kraftvoller, stabiler und konzentrierter fühlen. Durch die verbesserte Körperwahrnehmung werden Sie außerdem sehr viel früher registrieren, wenn sich trotz des Qigong-Übens mal eine Erkrankung einschleichen sollte.

5. AKUPUNKTUR UND MOXIBUSTION

Der Begriff Akupunktur setzt sich zusammen aus den lateinischen Worten *acus* (die Nadel) und *pungere* (stechen). Akupunktur ist also eine Technik, bei der bestimmte Stellen, die sogenannten Akupunkturpunkte, mit Hilfe einer Nadel stimuliert werden. Wie bei allen Therapieformen der chinesischen Heilkunst ist es auch das Ziel der Akupunktur, den Fluß des Qi im Körper zu harmonisieren und wieder ins Gleichgewicht zu bringen.

Wie aber kann dies durch einen Nadelstich geschehen? Wie kommt es, daß z. B. das Stechen eines Akupunkturpunktes am Fuß Kopfschmerzen lindern kann?

Die Akupunktur ist neben bestimmten Formen des Qigong das für westliche Menschen wohl am schwersten zu verstehende Therapieverfahren der chinesischen Medizin. Bei der Kräuterheilkunde sieht der Patient die Kräuter, bereitet sie zu und nimmt sie als Heiltee zu sich; das ist zumindest oberflächlich betrachtet leicht zu begreifen, denn die Einnahme von Medikamenten und Tees ist auch in der westlichen Medizin üblich. Auch die Ernährungslehre ist vergleichsweise leicht verständlich und in unserem Kulturkreis akzeptabel, und bei der Tuina-Massage bemerkt der Patient schnell, wie seine verspannten Muskeln sich lockern. Über diese Methoden läßt sich schnell eine Beziehung zu den chinesischen Behandlungsverfahren herstellen, denn sie sind konkret faßbar und lösen wenig Befremden aus.

Die Akupunktur jedoch ist sozusagen eine «immaterielle» Form der Therapie. Über den Einstich in einen bestimmten Punkt wird das Qi beeinflußt, ohne daß dabei irgendwelche Substanzen zugeführt werden. So arbeitet die Akupunktur ohne Einflüsse von «außen», d. h., sie bewegt und zirkuliert nur die körpereigene Energie eines Lebewesens. Und genau das macht sie zu einer so sanften Therapie: Akupunktur arbeitet nur im und mit dem energetischen System des Patienten.

Alles Einbildung?
Akupunktur und Placeboeffekte

Wir wissen, daß der Glaube Berge versetzen kann, und noch immer meint so manch einer, Akupunktur wirke nur dann, wenn man auch an sie glaubt. Obwohl die Wirkungsweisen der Akupunktur nach westlich-wissenschaftlichen Kriterien noch nicht zufriedenstellend zu erklären sind, wird sie aufgrund der nicht zu leugnenden klinischen Erfolge – insbesondere bei chronischen Schmerzen – auch in schulmedizinischen Kreisen zunehmend anerkannt.

Ergebnisse aus physiologischen und biochemischen Untersuchungen lassen die Wirkungsprinzipien zumindest einiger Akupunktureffekte erkennbar werden. Forscher entdeckten, daß auch bei zahlreichen Säugetieren auf der Körperoberfläche Regionen zu finden sind, die den Akupunkturpunkten des Menschen sowohl anatomisch als auch in ihrer Wirksamkeit entsprechen. Der Nachweis, daß diese Punkte auch bei Tieren schmerzlindernd wirken, widerlegt die Auffassung, die Wirkung der Akupunktur beruhe lediglich auf Suggestion.

Eine gängige Erklärung für die Akupunktur von seiten der westlichen medizinischen Forschung ist die, daß durch das Einstechen von Nadeln an spezifischen Akupunkturpunkten die Ausschüttung von bestimmten chemischen Botenstoffen im Gehirn ausgelöst wird. Diese Botenstoffe, die Endorphine, werden auch als endogene Morphine bezeichnet. Sie blockieren die Schmerzinformation im Gehirn oder setzen sich über diese hinweg und haben somit eine stark analgetische Wirkung, vergleichbar der des Morphiums.

Selbst wenn dies für die Schmerztherapie und insbesondere für die Akupunktur-Analgesie zutreffen mag, ist dieser Erklärungsansatz allerdings nur für einen Teilaspekt der Akupunktur und sicherlich nicht für das gesamte Spektrum der Akupunktur-Wirkungen brauchbar. Dasselbe gilt für andere Ansätze, die die Wirkung der Akupunktur durch weitere biochemische Wirkungsbereiche oder die Wechselbeziehung zwischen inneren Organen und Arealen auf der Körperoberfläche erklären wollen.

Placeboeffekte sind in allen Bereichen der Medizin sehr wohl bekannt. Man weiß, daß ein gutes Arzt-Patienten-Verhältnis stets günstig auf den Effekt einer Behandlung wirkt, und dies ist freilich auch bei der Akupunktur der Fall. Daß es allerdings nicht allein darauf ankommt, zeigt z. B. eine Doppelblindstudie, bei der die Hälfte der menschlichen Probanden an unspezifischen Körperpunkten und die andere Hälfte an genau definierten Akupunkturpunkten genadelt wurde. Auch bei der ersten Gruppe traten zwar einige Verbesserungen ein, die Linderung der Schmerzen war jedoch signifikant geringer als bei der zweiten Gruppe.

Interessant sind auch die Ergebnisse einer anderen Doppelblindstudie über Akupunktur bei Suchterkrankungen, die 1989 veröffentlicht wurde. 21 von 40 obdachlosen Alkoholikern, die nach den Regeln der Akupunktur behandelt wurden, beendeten das zweimonatige Entzugsprogramm erfolgreich. Aus der Kontrollgruppe, bei der nur «Placebo-Punkte» gestochen wurden, schaffte es jedoch nur ein Proband von ebenfalls 40 Teilnehmern, das Entzugsprogramm durchzustehen. Ähnliche Ergebnisse brachten Studien, die mit heroinabhängigen Menschen im Entzug gemacht wurden.

Auch die Existenz der Leitbahnen konnte, wie im Kapitel über die Grundlagen der chinesischen Medizin bereits erwähnt, bislang noch nicht wissenschaftlich nachgewiesen werden. In der klinischen Praxis jedoch kann man sich ständig davon überzeugen, daß es sie gibt. So geschieht es sehr häufig, daß man mit der Nadel bei einem Patienten Empfindungen auslöst, die weit entfernt von dem Ort des Einstichs sind. Man nennt dies «PSC» als

Abkürzung für «propagated sensation along a channel», d. h. eine sich entlang einer Leitbahn ausbreitende Empfindung. Wir werden auf dieses Phänomen noch zurückkommen.

Dr. Carl Hermann Hempen berichtet in einem seiner Bücher von einer französischen Forschungsarbeit, die vielleicht Aufschluß über die Leitbahnen geben kann. Man injizierte in bestimmte Akupunkturpunkte radioaktiv markiertes Technetium 99 und beobachtete dessen Ausbreitung mit einer Gammakamera. Es kam hier zu einer über Stunden nachweisbaren Ausbreitung des Technetiums, die dem klassischen Verlauf der Leitbahnen entsprach.

Die Leitbahnen

Für die Chinesen steht die Existenz der Leitbahnen außer Frage, denn die gesamte Vorstellung des Energieflusses im Körper basiert auf der Annahme eines Transportsystems, wie es die Leitbahnen darstellen. Dieses Konzept ist ein Kernstück der chinesischen Medizin.

Die Akupunkturpunkte liegen auf den Leitbahnen, in denen Qi fließt. Über diese Punkte wird die körpereigene Energie bewegt. Das Qi wird in den sogenannten Seen gestaut und in den Zang erzeugt und gespeichert, um über ein dichtes Netz von Flüssen (Leitbahnen) zu allen Geweben des Körpers zu fließen. Da gibt es kräftige, breite Flüsse: die sogenannten Hauptleitbahnen. Sie ernähren die inneren Organe und transportieren die von ihnen erzeugte Energie durch den ganzen Körper. Kleine, dünne Flüsse mit kräftiger Strömung, die die Haut und Muskeln versorgen, werden Muskelleitbahnen genannt. Es gibt insgesamt 71 verschiedene Leitbahnen, die alle im Zentrum des Schädeldaches zusammenfließen. Sie vereinigen sich dort an einem Punkt, der den Namen *Bai Hui* (100 Treffen) hat.

Auf den Punkt gebracht

Auf den Hauptleitbahnen liegen 365 Akupunkturpunkte. Das chinesische Schriftzeichen für Akupunkturpunkt vermittelt die Idee einer Höhle, einer Öffnung oder eines Loches. Akupunkturpunkte sind Öffnungen, die die Passage von Qi erlauben. Die Alten Chinesen hatten eine sehr bildhafte, an der Natur orientierte Vorstellung von den Leitbahnen bzw. den Akupunkturpunkten:

Ausgangspunkt ist eine Quelle, so wie ein Fluß einer Quelle entspringt. An einer solchen Stelle finden wir den Anfangs- oder Endpunkt einer jeden Hauptleitbahn. Aus der Quelle wird ein

Bach, und auch hier liegt eine Öffnung, ein Akupunkturpunkt, der das Qi zum Fließen bringt. Aus dem Bach wird ein Strom, und der Strom fließt ins Meer oder in einen See. Immer dort, wo sich die Breite oder Strömungskraft eines Flusses/einer Leitbahn verändert, befindet sich ein Akupunkturpunkt. An diesen Stellen läßt sich der Energiefluß in einer Leitbahn hervorragend beeinflussen. Durch entsprechende Stimulation mit der Nadel kann man die Strömung z. B. beschleunigen oder verlangsamen.

Die «Quellen» der Leitbahnen liegen jeweils an den Fingerspitzen und an den Zehen. Die Ellenbogen und die Knie stellen die Regionen dar, in denen die Ströme ins Meer (das Innere des Körpers) hinein- bzw. aus dem Meer herausfließen. Die Punkte, die zwischen Fingerspitzen und Ellenbogen, Zehen und Knien liegen, zeichnen sich durch eine starke dynamische, bewegende Kraft und Qualität aus. Sie werden auch «Antike Punkte» genannt und spielen bei der Akupunkturbehandlung eine große Rolle. Meist liegen über 50 Prozent der angewandten Punkte auf den Extremitäten.

Die Ordnung der Akupunkturpunkte

In China hat jeder Akupunkturpunkt seinen eigenen spezifischen Namen. Die Punkte haben ihre Bezeichnungen aufgrund ihrer anatomischen Lage, wie z. B. *Nao Shu* (Dünndarm 10) – Einflußpunkt des Armmuskels (siehe Abb. 29, S. 190) –, oder aufgrund ihrer Funktionen, wie z. B. der siebte Punkt der Dickdarm-Leitbahn *Wen Liu* – wärmende Strömung, erhalten. Wen Liu kann u. a. Schwitzen auslösen.

Die Akupunkturpunkte liegen, abgesehen von einigen Extrapunkten und den sogenannten *Ashi*-Punkten, die wegen ihrer Druckempfindlichkeit gestochen werden, auf den Hauptleitbahnen. So beherbergt z. B. die Milz-Leitbahn 21 Punkte. Im Westen hat sich – vor allem der sprachlichen Schwierigkeiten wegen – die Numerierung der Punkte durchgesetzt, denn nur wenige westli-

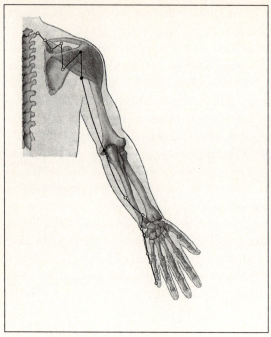

Abb. 29 *Akupunktur – Dünndarm-Leitbahn*

che Akupunkteure sprechen Chinesisch. Der erste Punkt auf dieser Leitbahn wird also Milz 1 genannt, gefolgt von Milz 2 bis zum letzten Punkt Milz 21.

Jede Yin-Leitbahn weist fünf, jede Yang-Leitbahn sechs Antike Punkte auf. Diese werden nach zwei wichtigen Funktionen eingeteilt:

1. Durch ihre jeweilige Lage können sie einen spezifischen Einfluß auf die Energiezirkulation nehmen.
2. Sie werden nach dem Prinzip der Fünf Wandlungsphasen eingesetzt.

Wir wollen dies an einem Beispiel verdeutlichen: Die Milz-Leitbahn beginnt seitlich am großen Zehnagel. Der erste Punkt,

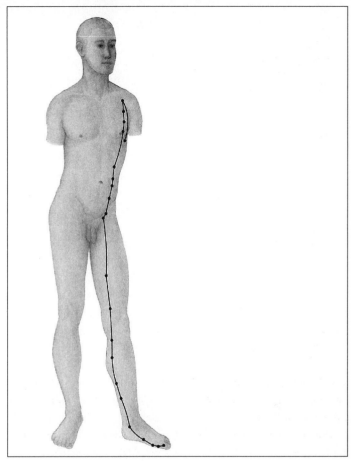

Abb. 30 *Akupunktur – Milz-Leitbahn*

Milz 1, wird der Wandlungsphase Holz zugeordnet. Der zweite Punkt auf der Milz-Leitbahn, Milz 2, befindet sich am Großzehengrundgelenk. Da das Holz im Hervorbringungszyklus das Feuer erzeugt, korrespondiert Milz 2 mit der Wandlungsphase Feuer. Milz 3 ist der Wandlungsphase Erde, Milz 5 dem Metall und Milz 9 dem Wasser zugeordnet.

> **Zuordnung der Einflußpunkte am Beispiel von Milz und Lunge**
>
> | Milz 1 | Milz 2 | Milz 3 | Milz 5 | Milz 9 |
> |---|---|---|---|---|
> | Lunge 11 | Lunge 10 | Lunge 9 | Lunge 8 | Lunge 5 |
> | **Holz →** | **Feuer →** | **Erde →** | **Metall →** | **Wasser** |

Dieses Prinzip gilt für alle Leitbahnen. Beide Aspekte, also die spezifische Lokalisation und die Zuordnung zu einer Wandlungsphase, führen zu einer Definition der Funktionen des jeweiligen Punktes. Wir möchten auch dies anhand eines Beispieles verständlich machen:

Das Speicherorgan Milz ist auf die Wärme und die Kraft des Yang angewiesen, um die reinen Essenzen aus der Nahrung zu gewinnen. Ist das Yang der Milz durch zuviel Rohkost (Kälte/Yin) geschwächt, dann bleibt die Nahrung unverdaut. Um das Milz-Yang zu kräftigen und in die Region zu bringen, in der es gebraucht wird, wählt der Akupunkteur die Milz-Leitbahn aus. Der zweite Punkt der Milz-Leitbahn korrespondiert, wie wir bereits gesehen haben, mit der Wandlungsphase Feuer. Als Feuerpunkt hat er eine starke Affinität zum Yang und damit eine wärmende Wirkung. Nach dem Gesetz der Wandlungsphasen erzeugt das Feuer die Erde (Mutter-Kind-Beziehung). Die Erde, das Speicherorgan Milz, ist in unserem Beispiel schwach und kann also durch den Feuerpunkt gleichzeitig gekräftigt und gewärmt werden.

Entwickeln wir das Beispiel weiter: Durch die mangelnde Nahrungsumwandlung aufgrund des Milz-Yang-Mangels kann Feuchtigkeit oder Schleim entstehen. Dem kräftigenden Punkt Milz 2 wird nun ein Punkt hinzugefügt, um die entstandene Feuchtigkeit zu beseitigen, und zwar bietet sich jetzt der neunte Punkt der Milz-Leitbahn an, der der Wandlungsphase Wasser zugeordnet ist. Durch entsprechende Nadelung trägt er dazu bei, die Feuchtigkeit über den Urin auszuleiten. Der Patient nimmt dies durch vermehrtes Wasserlassen während der nächsten ein bis zwei Tage wahr.

Die Zuordnung der Punkte nach dem Konzept der Fünf Wandlungsphasen ist also ein wichtiger Aspekt bei der Punkteauswahl. Allgemein kann man sagen, daß alle Erdpunkte eine befeuchtende Wirkung haben. So wird z. B. Lunge 9 bei trockenem Husten eingesetzt, um die Lunge zu befeuchten. Gleichzeitig kräftigt dieser Punkt die Lunge, da Erde gemäß dem Ernährungszyklus Metall (Lunge) erzeugt. Alle Feuerpunkte haben eine dynamisierende und erwärmende Wirkung, Metallpunkte dagegen eher einen trocknenden Effekt. Wasserpunkte kühlen, bewässern und dämpfen zu starkes Feuer oder Hitze im Körper. Holzpunkte schließlich bewegen den Fluß des Qi und werden gerne bei Beschwerden eingesetzt, die sich durch schnelle Veränderung der Symptome auszeichnen.

Neben den Antiken Punkten gibt es noch viele andere Punktarten, an denen sich besondere Formen von Qi sammeln. Dazu gehören die «Zusammenkunftspunkte», die ein bestimmtes Gewebe beeinflussen. Gallenblase 34 z. B. wird besonders bei Erkrankungen der Sehnen und Bänder eingesetzt.

Interessant sind auch die Anordnung und die Qualität der Punkte im Rumpf- und Rückenbereich. Der *Rumpf* ist der Ort, an dem die inneren Organe ihren Sitz haben. Die Yin-Leitbahnen der Beine (Milz, Niere, Leber) beenden hier ihren Verlauf, die der Arme (Lunge, Herz, Perikard) beginnen am Rumpf. Die Dynamik des Energiestroms ist in diesem Bereich viel stabiler und ruhiger als in den Extremitäten. Hier befinden sich die sogenannten Alarmpunkte für die Zang Fu. Sie stimulieren das ihnen zugeordnete Zang oder Fu und liegen in dessen unmittelbarer Nähe. So befindet sich z. B. der Alarmpunkt des Zang Leber nur wenige Zentimeter über dem Organ Leber.

Im Rumpf fließen außerdem sehr viele «unterirdische» oder innere Bahnen zusammen. Bestimmte Punkte am Rumpf haben ein sehr breites Wirkungsspektrum, weil hier verschiedene Leitbahnen zusammentreffen. So treffen sich am zwölften Punkt des Konzeptionsgefäßes, Ren 12, die Leitbahnen von Dünndarm, Dreifachem Erwärmer und Magen.

Durch die Nadelung dieses Punktes können deshalb alle drei Leitbahnen beeinflußt werden. Ren 12 wird z. B. bei Magenschmerzen angewandt, weil das Konzeptionsgefäß eine direkte Verbindung zum Magen hat. Sind diese Magenschmerzen durch eine Ansammlung von unverdauter Nahrung bedingt, könnte der Behandler diesen Punkt mit Milz 2, dem Feuerpunkt der Milz, oder mit Milz 3, dem Erdpunkt der Milz, kombinieren.

Die Punkteanordnung am *Rücken* ist ebenfalls sehr interessant. Wie an allen großen Gelenken befindet sich eine große Ansammlung von Punkten in der Region des Schultergürtels. Diese Punkte dienen vornehmlich dazu, das Schultergelenk mit Qi und Blut zu versorgen. Bestimmend für das Bild des Rückens ist aber vor allem die Blasen-Leitbahn.

Auf jeder Seite des Rückens ziehen zwei ca. zwei Zentimeter voneinander entfernte Bahnen parallel zur Wirbelsäule bis zum Kopf. Jeweils auf der Höhe des Dornfortsatzes eines Wirbelkörpers liegen auf beiden Seiten die ca. zwei bzw. vier Zentimeter von der Wirbelsäule entfernten Akupunkturpunkte.

Ein großer Teil dieser Rückenpunkte, die sogenannten Zustimmungspunkte, haben eine direkte Verbindung zu den Zang Fu. Der Punkt Blase 23, der sich auf der Höhe des zweiten Dornfortsatzes des zweiten Lendenwirbels befindet, kräftigt die Nieren-Energie. Diese Punkte sind sehr dynamisch – im Verhältnis zu den Alarmpunkten auf der Vorderseite des Rumpfes eher Yang –, und sie stärken gleichzeitig das zugeordnete Zang oder Fu. Will man z. B. das Fu Magen kräftigen, so empfiehlt es sich oftmals, zusätzlich zum Zustimmungspunkt Blase 21 auch den Alarm-

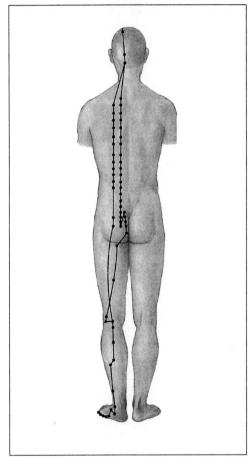

Abb. 31 *Akupunktur – Blasen-Leitbahn*

punkt Ren 12 zu stechen, um auf diese Weise auch den Yin-Aspekt des Magens zu stärken.

Der äußere Ast der Blasen-Leitbahn beherbergt vor allem Punkte, die auf die psychischen und geistigen Fähigkeiten eines Menschen Einfluß nehmen. Diese Punkte haben so wundervolle Namen wie «Tür der Seele» oder «Zimmer des Willens». Zwar werden sie auch für körperliche Symptome eingesetzt, häufiger aber in die Behandlung mit einbezogen, um die geistigen Aspekte zu stärken. Mangelnde Willenskraft, schlechte Konzentration und innere Unruhe können durch die Verwendung dieser Punkte therapiert werden.

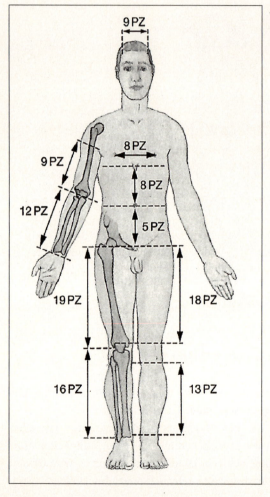

Abb. 32
Maßeinheiten

Die Suche nach dem Punkt

Es bedarf einiger Übung, um einen Akupunkturpunkt wirklich präzise zu lokalisieren. Man geht dabei nach drei Prinzipien vor:

1. Die Lage eines Punktes wird nach anatomischen Gesichtspunkten definiert, z. B. liegt Dickdarm 4 (*He Gu*) in einer Vertiefung in der Mitte des zweiten Mittelhandknochens daumenwärts.
2. Man bedient sich einer relativen Maßeinheit, die Zoll oder Cun genannt wird. So beträgt z. B. die Strecke zwischen dem höchsten Punkt des äußeren Fußknöchels und der äußeren Kniefalte 16 Zoll. Liegt der gesuchte Punkt nun sieben Zoll oberhalb des Knöchels, wird die Strecke dementsprechend ausgemessen. Der Zoll ist also keine feste Maßeinheit, sondern variiert je nach individueller Körpergröße, d. h., er verhält sich proportional zu dieser.
3. Der erfahrene Akupunkteur orientiert sich zwar auch an den topographischen Angaben, dann jedoch fühlt er die genaue Lokalisation der Akupunkturpunkte, denn sie sind in der Regel gut tastbar. Oft ist das Gewebe an dieser Stelle hart oder gespannt, manchmal auch weicher als die Umgebung, und gelegentlich läßt sich eine leichte Vertiefung spüren.

Das Werkzeug: die Akupunkturnadel

Eine Akupunkturnadel wird in der Regel aus rostfreiem Edelstahl hergestellt, es sind aber auch Nadeln aus Gold und Kupfer im Handel. Die gewöhnliche Akupunkturnadel hat einen Griff, der häufig aus einem gewundenen Kupfer-, Stahl- oder Silberdraht gemacht wird. Dadurch kann man die Nadel gut halten und die verschiedenen Nadeltechniken sicher ausführen. Der aus Stahl gefertigte Nadelkörper ist solide, hat also keinen hohlen Körper wie eine Injektionsnadel. Mit Akupunkturnadeln kann man nicht injizieren!

Die Nadeln variieren in Stärke und Länge. Dünne, sehr feine Akupunkturnadeln verwendet man z. B. bei Kindern. Dickere Nadeln werden häufig angewandt, wenn ein starker Reiz ausgelöst werden soll oder wenn eine Person sehr festes Gewebe hat. Die Wahl der Akupunkturnadel und ihre Applikation hängen sehr vom Stil des Behandlers ab; feste Regeln gibt es hierbei nicht.

Heutzutage wird die Verwendung von Einmalnadeln empfohlen. Bei fachgerechter Sterilisation ist gegen die Wiederverwendung von Nadeln jedoch nichts einzuwenden. Traditionell gibt es neun Nadelformen. Am häufigsten werden die sogenannten Flaumnadeln benützt.

Tut Akupunktur weh?

Die Antwort ist nein. Viele Patienten haben Angst vor den Schmerzen, die durch eine Akupunkturbehandlung auf sie zukommen könnten, da sie unangenehme Erinnerungen mit Injektionen oder Blutabnahmen verbinden. Da Akupunkturnadeln aber um ein Vielfaches dünner und gleichzeitig flexibel sind, verursachen sie beim Einstich kaum Schmerzen.

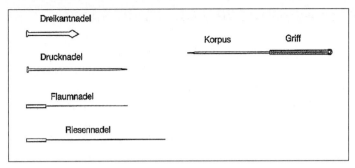

Abb. 33 *Nadeln*

Was allerdings beim Einstechen einer Akupunkturnadel entstehen sollte und für westliche Patienten oft befremdlich ist, das ist die sogenannte Nadelsensation. Chinesisch nennt man dieses Phänomen *De Qi*, was soviel heißt wie: «Das Qi kommt an.» Dabei empfindet der Patient eine Art dumpfen, tiefen Schmerz, ein Taubheitsgefühl oder ein Kribbeln, das aber gut auszuhalten ist, von «geübten» Akupunkturpatienten manchmal sogar als angenehm empfunden wird. Auch wenn ein Gefühl von Druck um den Punkt herum entsteht, ist dies durchaus erwünscht. Diese Nadelsensationen zeigen nämlich, daß der Akupunkturpunkt getroffen wurde und «seine Arbeit beginnt».

In China wird das De Qi durch sehr kräftige Nadelstimulation erzielt, was durchaus auch Schmerzen hervorrufen kann, von den Chinesen jedoch offensichtlich toleriert wird. Im Westen nadeln jedoch nur einige Behandler auf diese Art; viele benutzen sanftere und ebenso wirksame Nadeltechniken.

Das De Qi kann sich – meist durch gezielte Nadeltechniken – auf wunderbare Weise ausdehnen. Von dem gestochenen Punkt breitet sich dann eine Sensation aus, deren Verlauf der Patient genauestens beschreiben kann und die, wie bereits erwähnt, als PSC bezeichnet wird. Dieses Phänomen wird von der modernen westlichen Medizin in der Hoffnung, Beweise für die Existenz der Leitbahnen zu finden, erforscht.

Um dieses Phänomen konkret zu veranschaulichen, nehmen wir als Beispiel den schon erwähnten Punkt Dickdarm 4. Dieser ist ein sehr effektiver Punkt zur Schmerzlinderung bei Zahnschmerzen. Aus der Sicht der chinesischen Medizin erfolgt die Beseitigung der Schmerzen dadurch, daß durch die Nadelung dieses Punktes die energetische Blockade in der Dickdarm-Leitbahn, die auch im Bereich des Kiefers verläuft, aufgehoben wird. Um diese Wirkung aber zu erzielen, wird die Nadel so manipuliert, daß der Patient eine dumpfe Sensation, ausgehend von der Hand bis zum Kiefer, verspürt. Er nimmt dann den Verlauf der Dickdarm-Leitbahn wahr.

Nadeltechniken

Neben der präzisen Lokalisation des Akupunkturpunktes hat die Nadeltechnik eine für den Erfolg der Behandlung sehr wichtige Funktion. Durch die Art und Weise, in der eine Akupunkturnadel eingestochen und bewegt wird, kann die Wirkung eines Punktes beeinflußt werden. Am wichtigsten sind die tonisierende (stärkende/Qi aufbauende) bzw. die sedierende (beruhigende/Qi zerstreuende) Nadelung. Dies soll an Beispielen erklärt werden.

Schmerzzustände, wie sie z. B. bei einem akuten Hexenschuß auftreten, zeigen eine Blockade des Energieflusses in der Blasen-Leitbahn an. Durch die Energieblockade in dieser Leitbahn im Lendenwirbelbereich entsteht dort eine Fülle. Aufgabe des Akupunkteurs ist es also, das Qi in diesem Bereich wieder zum Fließen zu bringen, um so den Schmerz zu lindern. Er wendet dazu einen für akute Rückenschmerzen sehr effektiven Punkt an, nämlich Blase 40, lokalisiert in der Mitte der Kniekehle. Da hier ein Füllezustand vorliegt, benutzt er eine sedierende Nadeltechnik, d. h., er sticht die Nadel schnell ein und bewegt sie (wiederholtes Vorstoßen, Anheben und Drehen) ausgiebig und in raschem Tempo. Diese starke Stimulation wird neben dem De Qi rasche Schmerzlinderung mit sich bringen. Nach der Stimulation wird die Nadel noch für zehn bis dreißig Minuten belassen. Beim Herausziehen wird das Nadelloch offen gelassen, so daß ein Teil des gestauten Qi entweichen kann.

Ist das Qi in dieser Leitbahn jedoch nicht kräftig genug, so nadelt man denselben Punkt tonisierend. Ein solcher Leerezustand macht sich z. B. durch Schwäche des unteren Rückens und der Knie bemerkbar. In diesem Fall führt man die Nadel sanft und behutsam ein und schiebt sie dann schnell vor, bis der Patient das De Qi verspürt. Hier ist die Sensation eher sanft. Einige Behandler entfernen die Nadel bei dieser Methode schon nach wenigen Minuten, andere belassen sie wiederum für zehn bis dreißig Minuten. Das Nadelloch muß hier nach dem Entfernen der Nadel unbedingt schnell mit einem Tupfer verschlossen werden, um zu verhindern, daß Qi verlorengeht.

Neben diesen beiden beschriebenen Haupttechniken gibt es aber noch sehr viele andere Regeln: So wird z. B. die Nadel mit dem Ausatmen eingeführt und bei der Einatmung entfernt, um eine tonisierende Wirkung zu erreichen; Umgekehrtes gilt für die sedierende Technik. Wird die Nadel in Richtung des Leitbahnverlaufes eingeführt, so hat das eine tonisierende Wirkung, sticht man sie gegen den Verlauf, so wirkt sie sedierend.

Häufig erscheint unmittelbar nach dem Einstechen der Nadel eine Hautrötung. Bei geschwächten oder sehr kranken Personen bleiben diese Reaktion sowie auch das De Qi aus. Ansonsten können die Reaktionen auf die Nadelung, abhängig von Alter, Gesundheitszustand und Beruf, sehr unterschiedlich sein. Die meisten Kinder sind sehr sensitiv und reagieren stark, während schwache, kranke und ältere Menschen oft nur schwache Reaktionen zeigen. Bei ängstlichen Patienten sollte man mit schwachen Nadelstimulationen arbeiten, bei robusten Patienten jedoch eher mit starken Stimulationen. Kurz gesagt: Die Intensität der Akupunkturstimulation sollte mit den individuellen Gegebenheiten des Patienten übereinstimmen.

Nadelstichtiefe

Die Nadelstichtiefe richtet sich
- nach den jeweiligen Angaben bei den betreffenden Akupunkturpunkten,
- nach der Beschaffenheit des Gewebes (Punkte am Kopf werden z. B. nur relativ oberflächlich gestochen),
- nach dem therapeutischen Ziel (Bei Hüftgelenkschmerzen werden lokale Punkte drei bis vier Zentimeter tief genadelt.).

Auch hier gibt es einen Unterschied zwischen China und dem Westen. In China werden die Nadeln generell sehr tief und mit starker Nadelstimulation gesetzt. Im Westen dagegen folgen viele Behandler diesem Beispiel nicht und bevorzugen eher sanfte Techniken. Dies hat zum einen damit zu tun, daß die Schmerztoleranz bei der Akupunktur in China sehr viel größer ist als im Westen. Auch Schmerz ist in gewisser Hinsicht ein soziales bzw. kulturelles und nicht nur ein biologisches Phänomen. Zum anderen steht aber auch schon in den chinesischen Klassikern geschrieben, man solle die ländliche Bevölkerung mit dickeren Nadeln behandeln als die Stadtbevölkerung. Eine unterschiedliche Behandlung verschiedener Bevölkerungsgruppen war also damals schon üblich.

Behandlungsdauer und -frequenz

Bei der tonisierenden Behandlung verbleiben die Nadeln fünf bis 25 Minuten, bei der sedierenden im Durchschnitt eine halbe Stunde, gelegentlich aber auch bis zu einer Stunde.

Bei akuten Erkrankungen kann einmal täglich genadelt werden, wobei allerdings oft schon ein bis zwei Sitzungen ausreichen. Chronische Leiden werden gewöhnlich in wöchentlichen bis zu vierwöchentlichen Abständen behandelt. Wenn es notwendig ist, kann im Einzelfall auch häufiger behandelt werden.

Die Gesamtbehandlungszahl richtet sich nach dem Eintreten des Erfolges. Bei chronischen Erkrankungen muß man mit zehn bis fünfzehn Sitzungen rechnen, und in einigen Fällen ist es auch notwendig, alle drei bis vier Monate eine «Auffrischungsbehandlung» zu machen.

Die Art der Stimulation, die Verweildauer der Nadeln und die Behandlungsfrequenz richten sich nach dem Gesamtzustand des Patienten und seinen Reaktionen auf die Akupunktur. Da es viele verschiedene Behandlungsrichtungen in der chinesischen Medizin gibt, spielen allerdings auch der Ausbildungs- und Wissensstand des Behandlers eine gewisse Rolle.

Moxibustion

Die klassische Akupunktur ist so eng verbunden mit der Moxibustion, daß beides zusammen auch oft als Aku-Moxa-Therapie *(Zhenjiu)* bezeichnet wird.

Der Begriff Moxa stammt aus dem Japanischen *(mogusa)*, was wörtlich übersetzt «brennendes Heilkraut» heißt. Es sind die getrockneten Blätter des Beifußkrautes Ai Ye, durch deren Verbrennung dem Körper auf direkte oder indirekte Weise Wärme zugeführt wird, insbesondere um Kälte und Feuchtigkeit zu vertreiben und eine solchermaßen bedingte Qi-Stagnation zu beheben.

Bei der *direkten Moxibustion* wird das Moxakraut zu kleinen Kegeln gedreht, welche man auf einen Akupunkturpunkt legt und dann abbrennt (in der Regel ohne Blasenbildung, in Japan jedoch auch mit Blasenbildung auf der Haut).

Bei der *indirekten Moxibustion* legt man eine Ingwer- oder Knoblauchscheibe zwischen Haut und glühenden Moxakegel oder streut Salz auf die Haut und legt den Moxakegel dann auf diesen Salzbelag. Diese Moxakegel können in ihrer Größe variieren vom Reiskorn bis zu Murmeln.

Moxa kann die Akupunkturnadel außerdem für kurze Zeit in eine «Feuernadel» verwandeln. Dazu bringt man eine relativ große Moxakugel am Nadelgriff an und brennt sie ab. Die Wärme, die durch das Abbrennen des Beifußkrautes erzeugt wird, dringt dann über die Nadel in den Akupunkturpunkt ein.

Eine weitere indirekte Möglichkeit ist die Verwendung von Moxazigarren. Sie sind zwischen fünfzehn und zwanzig Zentimeter lang und haben eine Breite von ein bis zwei Zentimetern. Man zündet sie an und wartet, bis eine Glut entstanden ist. Mit kreisförmigen, ruhigen Bewegungen erwärmt der Behandler dann eine bestimmte Region oder eine Leitbahn.

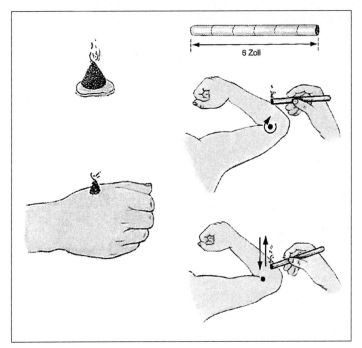

Abb. 34 *Moxakegel / Moxazigarre*

Die Moxazigarren haben auch im Westen einen relativ hohen Bekanntheitsgrad auch über die TCM hinaus erreicht. So werden sie vor allem von vielen Hebammen benutzt, um den Fetus bei einer Beckenendlage zu drehen. Die Moxazigarren werden dabei über einen bestimmten Punkt auf der Blasen-Leitbahn gehalten. Diese einfache Behandlung ist sehr effektiv, sollte aber nur unter Aufsicht einer Hebamme oder eines Arztes erfolgen.

In China wird besonders gerne der Moxakasten angewandt. In dem Holzkasten befindet sich ein engmaschiges Drahtnetz, das Beifußkraut aufnimmt. Wenn dieses entzündet wird, entsteht ein großer Bereich, der Glut entwickelt und Wärme spendet. Diese Technik eignet sich hervorragend bei Rückenschmerzen, die sich durch Kälte verschlimmern.

Obwohl man fast annehmen könnte, daß die Moxibustion etwas mit Geistervertreibung oder ähnlichem zu tun hat, wenn man an die Ursprünge der Akupunktur zurückdenkt, ist dies mitnichten der Fall. Um Ihnen verständlich zu machen, welche Wirkung das Abbrennen des Beifußkrautes hat, werfen wir noch einmal einen Blick auf die theoretischen Grundlagen: Yang verkörpert das Prinzip der Sonne, der Wärme und der dynamischen Bewegung. Ein Mangel an Yang verursacht Kälte, Müdigkeit und Steifheit. Moxibustion erzeugt Wärme. Damit ist sie eine Technik, die Wärme zu einem bestimmten Akupunkturpunkt, einer Region oder Leitbahn bringt. Sie zerstreut die Kälte und mobilisiert das Yang. Eingesetzt wird sie folgerichtig vorwiegend bei Kälteerkrankungen und bei einer durch einen Yang-Mangel verursachten inneren Schwäche.

Andere Formen der Akupunktur

Neben der klassischen Akupunktur gibt es auch noch andere Formen, die sich in den letzten 40 Jahren entwickelt haben. Dazu gehören die Ohr-, Hand-, Mund- und Schädelakupunktur. Ebenfalls erwähnt werden muß die Elektroakupunktur. Sie sind alle als Sonderformen der traditionellen Nadeltherapie zu begreifen. Wir möchten hier etwas ausführlicher auf die Elektro- und Ohrakupunktur eingehen.

Elektroakupunktur

In den fünfziger Jahren wurden in China Versuche unternommen, dem Körper elektrische Energie von außen über die gestochene Nadel zuzuführen. Dies geschah in Anlehnung an das Grundkonzept der chinesischen Akupunktur, Energie im Körper zum Fließen bzw. in einen harmonischen Zustand zu bringen. Die elektrische Reizung der Akupunkturpunkte über die Nadel entwickelte sich zu einer Sonderform der Nadeltechnik. Diese Methode fand bald Anwendung in der operativen Praxis zur Analgesie und wurde später auch als weiterreichende therapeutische Maßnahme eingesetzt.

Die am häufigsten benutzten Geräte arbeiten bei einer Impulsfrequenz von 10 000 bis 20 000 Hertz. In der Regel stehen zwei bis acht galvanisch getrennte Kanäle zur Verfügung. Jeder Kanal kann von null bis fünf Milliampère eingestellt werden. Durch die Stromzufuhr ist die Stimulation an dem gegebenen Akupunkturpunkt sehr viel stärker als durch die manuell ausgeführte Nadelmanipulation. Trotzdem ist die elektrische Stimulation nicht schmerzhaft, der Patient empfindet lediglich ein Kribbeln oder Vibrieren.

Die wichtigsten Indikationen für die Elektroakupunktur sind

schlaffe und spastische Paresen, chronische Schmerzzustände bei degenerativen Erkrankungen und postoperative Schmerzsyndrome. Außerdem benutzt man sie zur Anästhesie bei großen operativen Eingriffen.

Ohrakupunktur

Die Ohrakupunktur ist nicht allein durch ihre guten Erfolge bei der Behandlung von Suchterkrankungen sehr bekannt. Auch bei starken Schmerzzuständen hat diese Technik Wirksamkeit gezeigt. Dies und die relativ schnelle Erlernbarkeit der Ohrakupunktur haben zu ihrer Verbreitung geführt.

Die Ohrakupunktur kann als eigenständige Behandlungsmethode angewandt werden, wird jedoch auch häufig als Ergänzung zur Körperakupunktur eingesetzt. Durch die Forschungsarbeiten des französischen Arztes Dr. Paul Nogier wurden Reflexzonen am Ohr festgestellt, die einen Bezug zu den verschiedenen Körpergeweben und Organen haben. 1958 wurden erste topographische Karten des Ohres veröffentlicht.

Die Projektion der Organe, der Wirbelsäule und der Körperabschnitte im Ohr entspricht etwa der Schädellage des Fetus im Uterus. So repräsentiert das Ohrläppchen den Kopfbereich. Man kann durch hier gelegene Reflexpunkte Augen, Zähne, Kiefer usw. behandeln.

Das genaue Auffinden der Ohrpunkte geschieht durch Druck. Eine oft eindeutige Schmerzreaktion des Patienten bestätigt den gefundenen Punkt. Z. B. stellt man bei Rauchern häufig eine starke Schmerzhaftigkeit im Reflexbereich Lunge fest. Heute gehen aber viele Behandler dazu über, pathologische (schmerzhafte) Ohrpunkte mit Hilfe von elektrischen Meßgeräten aufzufinden.

Hervorzuheben sind auf jeden Fall die Verdienste der Ohrakupunktur bei der Behandlung von Drogenabhängigen. 1974 führte Michael O. Smith im städtischen Lincoln-Hospital in New York die Ohrakupunktur zum Drogenentzug ein. Die Erfolge waren so groß, daß er innerhalb von ein paar Jahren die Ausgabe von Methadon, einem Heroin-Ersatzstoff, in dieser Klinik einstellen konnte. Inzwischen hat jedes der 14 städtischen Hospitäler in New York eine Akupunkturambulanz für Drogenabhängige.

Durch die Ohrakupunktur werden die Entzugssyndrome sowie der Drogenhunger stark vermindert. Die Patienten müssen über einen Zeitraum von zwei bis drei Monaten täglich ein- bis zweimal, bei Bedarf auch öfters, benadelt werden. Diese Behandlungstechnik für Drogenabhängige hat mittlerweile auch in Deutschland Einzug gehalten. Es gibt einige Rehabilitationszentren, die die Ohrakupunktur zu diesem Zwecke anwenden.

Aus westlicher Sicht wird der Erfolg der Ohrakupunktur über die nervale Versorgung erklärt. Unter dem Lungen-Punkt im Ohr reicht ein Ast des Vagusnervs relativ nah an die Hautoberfläche, so daß darüber das parasympathische System beeinflußt werden kann. Der Reiz wird zum Thalamus und weiter zur Hirnrinde geleitet. Im Rückenmark kommt es durch die Akupunktur zur Freisetzung von Enkephalin, welches zu einer Blockierung der Schmerzübertragung auf der Rückenmarksebene beiträgt. Im Hypothalamus werden außerdem später Endorphine ausgeschüttet, die ebenfalls schmerzlindernd wirken, was in bezug auf die starken körperlichen Schmerzen, die der Drogenentzug mit sich bringt, sehr wichtig ist.

Um die schmerzlindernde Wirkung der Ohrakupunktur nachzuweisen, gab man Heroinabhängigen, die mit Akupunktur behandelt wurden, Naxalon, ein morphinantagonistisches Medikament, das auch die körpereigenen Morphine blockiert. Prompt traten die Entzugssymptome wieder auf, d. h., die schmerzlindernde und beruhigende Wirkung der Akupunktur – im wissenschaftlichen Sinne die Ausschüttung der Endorphine – wurde durch das Mittel aufgehoben. Ein weiterer Beweis für die Wirksamkeit der Akupunktur und in diesem Fall für die Ohrakupunktur.

Indikationen für Akupunktur und Moxibustion

Strenggenommen ist es natürlich nicht korrekt, westlich definierte Krankheitsbilder als Indikationen für Akupunktur und Moxibustion anzugeben, weil sie für die Behandlung nach den Prinzipien der chinesischen Medizin ja, wie schon mehrfach betont, nicht entscheidend sind. Da die Akupunktur allein mit der Energie des Patienten arbeitet und lediglich über die Moxibustion von außen erwärmt, ansonsten aber keine Substanzen zuführt, ist sie bei Zuständen, die von einem Mangel an Substanz (Yin, Blut, Körpersäfte) geprägt sind, nur sehr bedingt indiziert. Organische Erkrankungen, die mit substantiellen Veränderungen einhergehen, werden in der chinesischen Medizin, wie wir im Kapitel über die Kräuterheilkunde noch sehen werden, stets mit Kräutermedizin und höchstens ergänzend mit Akupunktur behandelt. Die Domäne der Akupunktur liegt hingegen im Bereich der funktionellen Erkrankungen und bei der Schmerzbehandlung.

Eine weitere Indikation für den Einsatz der Akupunktur ist die Gesundheitsvorsorge. «Dann bleiben Sie mal schön gesund» – so werden Patienten häufig nach erfolgreicher Behandlung von einem westlichen Schulmediziner entlassen. Ein Behandler, der mit chinesischer Medizin arbeitet, empfiehlt dem Patienten hingegen, regelmäßig wiederzukommen. Traditionell war es in China üblich, sich jeweils beim Wechsel der Jahreszeiten einer Pulsdiagnose zu unterziehen. Der Puls verändert sich mit dem Rhythmus der Natur: Er sollte z. B. im Sommer oberflächlich und im Winter tief sein. Verhält es sich aber bei einem Menschen gerade umgekehrt, so zeigt seine Pulsqualität eine energetische Disharmonie und möglicherweise das Frühstadium einer Krankheit an.

Durch regelmäßig vorgenommene Puls- und Zungendiagnose können energetische Störungen bereits entdeckt werden, bevor sie sich als Krankheiten bemerkbar machen. Neben einer entsprechenden Diskussion über den Lebensstil des Patienten kann auch schon in diesem Stadium Akupunktur eingesetzt werden, um die Energie wieder ins Gleichgewicht zu bringen. Deshalb ist es ausgesprochen wünschenswert, daß Patienten regelmäßig eine Überprüfung ihres energetischen Zustandes vornehmen lassen, und nicht erst, wenn sie krank sind.

Um Ihnen einen gewissen Überblick über das Wirkungsspektrum der Akupunktur zu verschaffen, drucken wir hier die 1979 von der Weltgesundheitsorganisation (WHO) veröffentlichte Indikationsliste ab. Diese Liste ist keineswegs vollständig, sondern enthält lediglich diejenigen Beschwerdebilder, die aufgrund vieler klinischer Studien als mit Akupunktur behandelbar betrachtet werden.

Erkrankungen des Respirationstraktes
— akute Sinusitis
— akute Rhinitis
— allgemeine Erkältungskrankheiten
— akute Tonsillitis

Bronchopulmonale Erkrankungen
— akute Bronchitis
— Asthma bronchiale

Augenerkrankungen
— akute Konjunktivitis
— zentrale Retinitis
— Myopie bei Kindern
— Katarakt

Erkrankungen der Mundhöhle
- Zahnschmerzen
- Schmerzen nach Zahnextraktion
- Gingivitis
- akute und chronische Pharyngitis

Gastrointestinale Erkrankungen
- Ösophagus- und Kardiospasmen
- Schluckauf
- akute und chronische Gastritis
- Hyperazidität des Magens
- chronisches Ulcus duodeni
- akute und chronische Kolitis
- akute bakterielle Dysentrie
- Obstipation
- Diarrhö
- paralytischer Ileus

Neurologische und orthopädische Erkrankungen
- Kopfschmerzen, Migräne
- Trigeminusneuralgie
- Fazialisparese
- Lähmungen nach Schlaganfall
- periphere Neuropathien
- Poliomyelitislähmung
- Morbus Menière
- neurogene Blasendisfunktion
- Bettnässen
- Interkostalneuralgie
- Schulter-Arm-Syndrom
- Periarthritis humeroscapularis
- Tennisellbogen
- Ischialgie, Lumbalgie
- rheumatoide Arthritis

Beispiele aus der Praxis

Fall 1: Panikattacken und Erschöpfung

Eine 33 Jahre alte Frau begann nach einer Fehlgeburt, bei der sie viel Blut verloren hatte, an Panikattacken zu leiden. Menschenansammlungen, geschlossene Räume oder Aufregung verursachten starke Angstgefühle mit Herzrasen und kaltem Schweiß. Sie traute sich nichts mehr zu, fühlte sich schlapp und antriebslos. Ihr war immer kalt, sie konnte schlecht einschlafen, und ihre Träume waren sehr unruhig.

Der Zungenbefund ergab eine blasse, geschwollene Zunge. Die Pulse waren schwach und kraftlos. Die Diagnose erbrachte einen starken Qi- und Yang-Mangel bei gleichzeitiger Schwäche des Blutes.

Die Schwäche des Nieren-Yang, der Mangel an wärmender Energie, führte zu der Müdigkeit, Antriebslosigkeit und erhöhtem Kältegefühl. Der gleichzeitige Blutmangel war schuld daran, daß der Shen nicht mehr richtig verankert wurde, was sich in den Panikattacken, Einschlafstörungen und unruhigen Träumen manifestierte. Nur wenn der Shen über das Blut versorgt und dem Herzen genügend Yang zugeführt wird, empfindet der Mensch Kraft und Selbstbewußtsein.

Neben kräftigenden Herz- und Nierenpunkten, die tonisierend genadelt wurden, wurde auch direkte Moxibustion am vierten Punkt des Konzeptionsgefäßes angewandt. So eingesetzt kräftigt dieser Punkt besonders das Blut und das Ursprungs-Qi. Schon nach drei Behandlungen fühlte sich die Patientin wesentlich wohler und wie befreit. Nach weiteren drei Behandlungen traten keinerlei Symptome mehr auf.

Fall 2: Heuschnupfen

Ein 35 Jahre alter Mann kam im April mit den ersten Symptomen des Heuschnupfens in die Praxis. Er mußte den ganzen Tag niesen, und seine Nase lief ständig. Sein Kopf fühlte sich schwer an, gelegentlich bemerkte er auch ein leichtes Augenjucken. Er hatte diese Beschwerden schon seit Jahren, und sie dauerten normalerweise immer bis zum Juli an. Ansonsten fühlte er sich gesund. Der Puls war oberflächlich und kräftig. Die Zunge ergab keinen auffälligen Befund.

Die allergische Reaktion auf die Pollen wird in der chinesischen Medizin als eine durch äußere Wind-Kälte oder Wind-Hitze verursachte Erkrankung angesehen. Der Wind greift die Abwehrenergie des Körpers an, wodurch wiederum die Energie der Lungen-Leitbahn blockiert wird. Diese Blockade führt dazu, daß das Zang Lunge seine Funktion, die Nase zu regulieren, nicht mehr ausreichend erfüllt. So kann es entweder zu Fließschnupfen oder auch zu einer verstopften Nase kommen. Das Niesen wird als ein Versuch gewertet, den pathogenen Wind zu eliminieren.

Bei diesem Patienten ist das Qi durch das Eindringen des äußeren Windes in einen Zustand der Fülle geraten, der nun die Lungenenergie schädigt. Diese Fülle wird durch sedierende Nadeltechnik beseitigt. Besonders häufig werden hierfür der siebte Lungenpunkt und der vierte Dickdarmpunkt benützt. Während der akuten Phase kam der Patient wöchentlich zur Akupunkturbehandlung. Seine Symptome wurden dadurch stark gebessert.

Um nun einer erneuten Erkrankung im darauffolgenden Jahr vorzubeugen, wird dem Patienten empfohlen, im Winter mit einem neuen Behandlungszyklus zu beginnen. Die Abwehr- und die Lungenenergie müssen gekräftigt werden, um die Anfälligkeit im Frühjahr zu reduzieren.

6. TUINA – CHINESISCHE HEILMASSAGE

Die heilende Kraft der Berührung ist in allen Kulturkreisen seit Menschengedenken bekannt. Es gibt kein medizinisches System auf dieser Welt, innerhalb dessen die Massage keine Rolle spielt. Massage ist gewissermaßen die Urform der Behandlung, die jeder intuitiv anwendet, indem er eine schmerzende Stelle reibt oder eine kalte Stelle knetet. Trotz zunehmender Technisierung der westlichen Medizin wird sie auch bei uns nach wie vor sehr viel verordnet und erfreut sich großer Beliebtheit, denn fast jeder läßt sich gerne massieren! In China ist die Heilmassage Teil der Traditionellen Chinesischen Medizin, und in jeder TCM-Klinik gibt es auch eine Tuina-Abteilung.

Wahrscheinlich fällt Ihnen bei chinesischer Heilmassage spontan der Begriff Akupressur ein. Noch bevor Qigong und Taijiquan im Westen populär wurden, war es schon die Akupressur. Bereits in den sechziger und siebziger Jahren erschienen diverse mehr oder weniger seriöse Bücher über dieses Verfahren auf dem deutschen Buchmarkt. Die meisten dieser Bücher widmeten sich Selbstbehandlungstechniken und versprachen mehr, als sie halten konnten, denn «Do-it-yourself»-Akupressur hilft zwar durchaus in manchen Situationen, will aber auch erlernt sein und ist kein Allheilmittel. Im Rahmen der TCM ist die Akupressur ein Teilbereich der chinesischen Heilmassage.

Wie auch in anderen Kulturen hat sich die chinesische Heilmassage in einem langen geschichtlichen Prozeß entwickelt. Gewiß haben auch hier bereits in der Jungsteinzeit Menschen versucht, sich Linderung von Schmerzen zu verschaffen, indem sie sich –

wie dies übrigens auch Tiere teilweise tun – an bestimmten Stellen massierten. Aus diesem instinktgeleiteten Verhalten wurde durch Beobachtung bestimmter Wirkungen, Entdeckung besonders effektiver Stellen am Körper sowie Verfeinerung und Spezifizierung der Massagetechniken irgendwann ein medizinisches Behandlungsverfahren. Die Entwicklungen der Massage und der Akupunktur haben denselben Ursprung und verliefen in China mit Sicherheit teilweise parallel. Beide arbeiten mit dem System der Leitbahnen.

Die vermutlich weltweit frühesten Aufzeichnungen zur Massage finden sich im *Huangdi Neijing*, dem «Klassiker des Gelben Kaisers zur Inneren Medizin». Hier werden erstmals der Mechanismus und die Indikationen für Massage erklärt und zwei einfache Techniken der chinesischen Massage vorgestellt: das Drücken *(An)* und das Streichen *(Mo)*. Diese frühe Form der Massage wurde denn auch *Anmo* genannt. Sie ist sozusagen die Grundform aller Massageformen, die später im chinesischen Kulturkreis und auch in dem stark von China beeinflußten Japan entstanden sind. Der heute in China für die Heilmassage gebräuchliche Begriff *Tuina* bzw. *Anmo-Tuina* entstand später und setzt sich ebenfalls aus zwei Massagetechniken zusammen, nämlich *Tui* (Schieben) und *Na* (Greifen, Zwicken oder Kneten).

Schon im 26. Jahrhundert v. u. Z. wurde im *Whu Shi Er Bing Fang* (Rezepte für 52 verschiedene Erkrankungen) Massage in Kombination mit äußerer Anwendung von chinesischen Heilkräutern beschrieben. Über die Jahrhunderte hinweg entstanden eine große Anzahl von Monographien ausschließlich zur chinesischen Massage, die sich u. a. mit Notfallbehandlungen, Behandlung von Frakturen und Luxationen, kosmetischen Behandlungen und insbesondere auch der Behandlung von Kinderkrankheiten beschäftigten. Im Rahmen der Gesundheitsvorsorge wurde Massage auch mit körperlichen Bewegungsübungen kombiniert. Die daoistische Volksmedizin brachte zahlreiche Übungen hervor, in denen Selbstmassage, Atem- und Bewegungsübungen einander ergänzen. Viele dieser Übungen werden heute noch praktiziert und gehören zum Repertoire des daoistischen Qigong.

Im klinischen Bereich umfaßt das Indikationsgebiet der chinesischen Heilmassage heutzutage insbesondere psychoneurologische und gynäkologische Erkrankungen, Kinderkrankheiten sowie Verletzungen der Knochen, Gelenke und Weichgewebe.

Was bewirkt Massage?

Wir im Westen denken bei Massage immer zunächst an Beschwerden des Bewegungsapparates und haben eine eher mechanistische Vorstellung davon, wie durch Massage die Muskeln und Sehnen aufgelockert, gewärmt, bewegt und gedehnt werden. Zwar gibt es auch bei uns ein Wissen über Reflexzonen und die Beziehung von Hautarealen zu den inneren Organen. Dies ist uns jedoch nicht in vergleichbarer Weise allgemein bekannt wie den Chinesen. Dort wird die Massage zwar auch vielfach bei Problemen mit Muskeln und Gelenken eingesetzt. Das für die chinesische Medizin charakteristische System der Leitbahnen beinhaltet jedoch, daß Massage darüber hinaus auch energetisch wirksam ist.

Die chinesische Heilmassage als Teil der Traditionellen Chinesischen Medizin ist ein professionelles Behandlungssystem, das in China interessanterweise auch von Ärzten und nicht wie bei uns ausschließlich von medizinischem Hilfspersonal ausgeübt wird. Jeder fachgerecht ausgeübten Massage geht – genauso wie jeder anderen Therapiemethode – eine Diagnose nach den Regeln der TCM voran. Um seine Techniken gezielt einsetzen zu können, muß der Masseur genau wissen, in welchem energetischen Zustand sich der Patient befindet, welches der Zang Fu oder welche Leitbahn von der Störung betroffen ist und welche Ursache dieser zugrunde liegt.

Schmerzbehandlung

Wir alle kennen die wohltuende Wirkung von Wärme auf bestimmte Arten von Schmerz, die etwas mit Kälte im Körper zu tun haben. Im *Huangdi Neijing* heißt es: «Der Schmerz kann durch die erwärmende Wirkung von Drücken und Streichen erleichtert werden.»

Die Heilmassage fördert die gleichmäßige Zirkulation von Qi und Blut, was wiederum dazu führt, daß die Muskeln und Sehnen sich entspannen, die Leitbahnen erwärmt und durchlässig gemacht werden und die Kälte zerstreut wird. Aber auch Schmerz, der durch die Stauung von Blut und Qi entstanden ist, kann durch Aktivierung der Zirkulation von Qi und Blut gelindert werden. Die Techniken sind hier allerdings, wie wir gleich noch sehen werden, andere. Immer geht es jedoch darum, Blockierungen zu beseitigen und den Fluß des Qi zu harmonisieren.

Erkrankungen des Bewegungsapparates

Die chinesische Heilmassage verfügt über diverse Techniken, die spezifisch bei Beschwerden des Bewegungsapparates eingesetzt werden können. Dazu gehören chiropraktische Techniken, mit Hilfe derer verschobene und dadurch blockierte Wirbel wieder in ihre physiologische Stellung gebracht werden, sowie Massagegriffe, die Muskelverspannungen lindern und infolgedessen Verklebungen und Ablagerungen in der Muskulatur lösen.

Regulierung der Leitbahnen und der Zang Fu

Während die beiden erstgenannten Punkte in gewisser Hinsicht auch mit westlicher Physiotherapie vergleichbar sind, begeben wir uns jetzt wieder ganz auf den Boden der chinesischen Medizin, indem wir auf das Leitbahnsystem und die Funktionskreise Bezug nehmen.

Wir haben erläutert, wie das Qi beim Qigong und Taijiquan durch Bewegung, Atmung und geistige Konzentration beeinflußt werden kann. Beim Qigong haben wir auch von Übungen berichtet, bei denen man sich spezifisch auf den Fluß des Qi durch bestimmte Leitbahnen konzentriert und dadurch die Funktionen der zugehörigen Zang Fu reguliert. Die Akupunktur tut dies, indem sie bestimmte Punkte mit Nadeln stimuliert. Bei der Heilmassage werden ebenfalls Akupunkturpunkte benutzt, jetzt aber nicht mit Nadeln, sondern mit den Fingern bzw. Daumen oder manchmal auch Ellenbogen stimuliert. Sie kennen diese Technik unter dem Namen *Akupressur*. Man beschränkt sich jedoch bei der chinesischen Heilmassage nicht auf das Drücken einzelner Punkte, sondern behandelt je nach Erfordernis auch ganze Leitbahnen mit Streichen, Reiben und anderen Techniken.

Grundtechniken und -prinzipien

Die acht Grundtechniken

Sämtliche Techniken der chinesischen Heilmassage lassen sich den folgenden acht Grundtechniken oder -griffen zuordnen:
1. Schieben und Streichen (Abb. 35)
2. Zwicken, Greifen, Kneten (Abb. 36)
3. Drücken (Abb. 37)
4. Streichen, Reiben
5. Zirkeln (Abb. 38)
6. Klopfen und Klatschen
7. Schwenken und Kreisen
8. Vibrieren

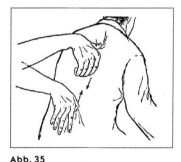

Abb. 35

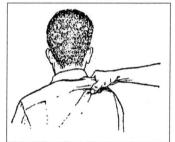

Abb. 36

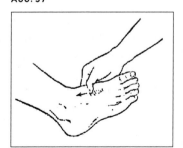

Abb. 37

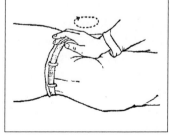

Abb. 38

Während die Patienten im Norden Chinas aus klimatischen Gründen bei der Behandlung in der Regel bekleidet bleiben, wird im Süden überwiegend auf dem nackten oder leicht bekleideten Körper behandelt. Bei den westlichen Behandlern hängt dies von der Schule ab, in der sie gelernt haben. Wenn am nackten Körper gearbeitet wird, werden meist Öle oder Puder benutzt, um die Haut nicht zu sehr zu reizen oder gar zu verletzen. Manchmal legt man aus diesem Grund auch ein dünnes Tuch über den Patienten und behandelt durch dieses Tuch hindurch.

Reizstärke und -art

Die Stärke des Reizes, d. h. die Heftigkeit, mit der massiert wird, hängt ganz von der Verfassung des Patienten ab, und zwar sowohl von seiner Grundkonstitution als auch von seinen aktuellen Beschwerden. Einen Menschen, dessen energetischer Zustand von Leere gekennzeichnet ist, wird man eher mit sogenannten Yin-Griffen, d. h. zarten Griffen, die von der Peripherie zum Zentrum gerichtet sind, behandeln, um keine Energie zu zerstreuen. Einem Menschen in einem Fülle-Zustand wird man umgekehrt mit kräftigen Griffen, die von innen nach außen gerichtet sind, begegnen, um etwas von dieser Fülle abzuleiten.

Entsprechend der Diagnose verwendet man sedierende, tonisierende oder harmonisierende Techniken. Zur *Sedierung*, also Beruhigung oder Zerstreuung von Energie, benutzt man stärkere Reizmethoden. Man preßt und massiert dieselben Stellen über längere Zeit bzw. tut dies wiederholt, und zwar rasch und kräftig in Gegenrichtung des Leitbahnverlaufes. Die Reizstärke geht hierbei an die Grenze dessen, was für den Patienten noch erträglich ist, ohne daß er sich verspannt. Die *Tonisierung*, die einen anregenden, aktivierenden Effekt haben soll, wird indessen mit zarten Handgriffen und im Leitbahnverlauf ausgeführt. Man bleibt hier jeweils nur kurz an einem Punkt. Die Reizstärke bei einer *harmonisierenden* Technik bewegt sich zwischen denen von Sedierung und Tonisierung, also auf einem mittleren Level. Sie wird hauptsächlich dann benutzt, wenn man einen Patienten vorbeugend kräftigen will. Die beiden im eigentlichen Sinne medizinischen Techniken sind die Sedierung und die Tonisierung.

Bei der Massage – genauso wie bei der Akupunktur – kommt es sehr darauf an, mit welcher Idee, mit welcher Intention der Behandler auf den Patienten zugeht. So gibt es z. B. Schulen, die sagen, es sei nicht wesentlich, ob man in Flußrichtung der Leitbahn oder in Gegenrichtung arbeite. Entscheidend sei vielmehr, ob der Behandler Klarheit darüber habe, ob er tonisieren oder sedieren wolle. Technische Leitlinien sind wichtig und vor allem für Anfänger unabdingbar. Bei einer so körperbetonten Arbeit wie der Massage spielt jedoch auch die Fähigkeit des Behandlers, sich auf seine sinnliche Wahrnehmung und seine Intuition zu verlassen, eine große Rolle.

Aufbau einer chinesischen Heilmassage

Da sich die chinesische Heilmassage an der individuellen energetischen Disharmonie des einzelnen Patienten orientiert, kann es kein einheitliches Behandlungsschema geben. Jeder Patient ist entsprechend seinem Alter, seinem Geschlecht, seinem Allgemeinzustand, seinem Ernährungszustand und seinen Beschwerden anders zu behandeln. Dies betrifft sowohl die Leitbahnen, Punkte und Regionen, die massiert werden, als auch die Massagetechniken. Reizmenge und Reizintensität sind ebenso wichtig wie die richtige Dosierung bei einem Medikament. Eine zu große Reizintensität wird einen geschwächten Patienten noch weiter schwächen, eine zu geringe einem Patienten in einem Fülle-Zustand nicht helfen.

Je nachdem, aus welchem Grund die Patienten zur Behandlung kommen, bekommen sie Teil- oder Ganzkörpermassagen. So werden z. B. bei Beschwerden, die den Bewegungsapparat betreffen, in der Regel Teilmassagen verabreicht, die etwa 20 bis 25 Minuten dauern und sich vor allem auf den betroffenen Körperbereich konzentrieren. Ganzkörpermassagen dagegen, die circa eine Stunde dauern, werden insbesondere dann gegeben, wenn ein Patient vorbeugend etwas für sich tun möchte bzw. merkt, daß er droht zu erkranken. Sie wirken insgesamt harmonisierend und eher tonisierend.

Obwohl jede Behandlung anders aussieht, gibt es Basisbehandlungstechniken. Bei Erkrankungen des Bewegungsapparates versteht man darunter vor allem Massagetechniken, die das Gewebe aufwärmen, auflockern und für tiefere Techniken vorbereiten. Aber auch das Drücken bestimmter Punkte, die eine entspannende Wirkung auf den jeweils betroffenen Bereich oder allgemein auf Muskeln und Sehnen haben, fällt unter die Basisbehandlungstechniken. Bei inneren Erkrankungen beginnt man in der Regel mit einer Rückenbehandlung, bei der die Blasen-Leitbahnen durchgearbeitet und die *Shu*- oder Zustimmungspunkte, die direkt in Verbindung mit den Zang Fu stehen, auf Druckempfindlichkeit geprüft und gegebenenfalls sediert oder tonisiert werden. In ähnlicher Weise können anschließend Punkte und Bereiche auf dem Bauch und auf der Brust behandelt werden. Diagnose und Therapie gehen hier, wie so häufig bei manuellen Behandlungsformen, nahtlos ineinander über.

Was die Häufigkeit der Behandlungen angeht, so wird bei der Massage ähnlich vorgegangen wie bei der Akupunktur. In akuten Fällen kann es sinnvoll sein, mehrere Tage lang hintereinander zu behandeln, bis sich der Zustand gebessert hat. In chronischen Fällen reicht es aus, einmal pro Woche zu behandeln. In der Regel tritt spätestens nach circa zehn bis fünfzehn Wochen ein deutlicher Behandlungserfolg ein, so daß man die Behandlung dann beenden oder zumindest eine Pause einlegen kann.

Fallbeispiel

Eine junge Frau kommt mit einem akuten Schiefhals in die Praxis. Sie hat eine lange, zugige Autofahrt hinter sich, bei der offensichtlich Wind-Kälte eingedrungen ist, denn sie kann den Kopf kaum noch drehen, und sie hat Schmerzen, die auf Kälte schließen lassen.

In einem solchen Fall empfiehlt sich, eine Kombination aus lokalen Punkten und Techniken und Fernpunkten zu wählen. Man beginnt also mit Akupressur von Gallenblase 20 und Blase 10, Punkten im Nacken bzw. am Kopfansatz, die auch als Windeliminierungspunkte bezeichnet werden und eine entspannende Wirkung auf die Nackenpartie haben. Mit sanften Lockerungs-, Aufwärm- und Schwingtechniken arbeitet man sich zu kräftigeren, tiefgehenderen Techniken vor, die sedierend wirken. Als Kerntechnik benutzt man die Vibration, die sowohl großflächig mit dem Handballen als auch punktuell an besonders verspannten Punkten eingesetzt werden kann.

Zum Abschluß drückt der Behandler nacheinander die Punkte Dickdarm 4 an der Hand und Dickdarm 11 in Höhe des Ellbogens und läßt die Patientin dabei ihren Kopf langsam drehen. In der Regel ist die Bewegungsfreiheit nach einer solchen Behandlung schon sehr viel größer. Meist ist es jedoch angezeigt, an den folgenden Tagen in relativ kurzen Abständen zwei bis drei Behandlungen anzuschließen, um einen befriedigenden Behandlungserfolg zu erreichen und zu stabilisieren.

Indikationen für die chinesische Heilmassage

Erkrankungen des Bewegungsapparates
Störungen im Bereich der Weichgewebe, d. h. Muskeln, Sehnen, Nerven, Bindegewebe, aber auch gestörte Gelenkfunktionen und Wirbelsäulenprobleme (Muskelschmerzen und -verspannungen, Lähmungen, Gelenkschmerzen und Bewegungseinschränkungen)

Störungen im Bereich der inneren Organe
Funktionelle und psychosomatische Störungen im Bereich des Magen-Darm-Traktes (Reizmagen, Verstopfung etc.), der Atmungs- und Kreislauforgane (Heuschnupfen, Asthma bronchiale etc.) und des Urogenitaltraktes (Reizblase, Menstruationsstörungen, Potenzprobleme etc.) sowie Kopfschmerzen, Migräne und andere Schmerzzustände.

Die chinesische Heilmassage ist im Westen noch relativ wenig verbreitet, wird jedoch in den nächsten Jahren sicherlich mehr und mehr angeboten werden, da es in der Zwischenzeit einige Ausbildungsangebote gibt. Zu jeder ganzheitlich orientierten Medizin gehören auch manuelle Therapien, und die chinesische Heilmassage stellt für manchen Patienten, der die Akupunkturnadeln lieber meidet, eine mögliche Alternative dar. In manchen Fällen, wie z. B. bei Schmerzsyndromen und Muskelverspannungen, kann auch eine Kombination dieser beiden Therapieformen hilfreich sein. Insbesondere für die Kinderheilkunde ist die Heilmassage ein äußerst probates und sehr effektives Mittel, das im Regelfall sowohl der Akupunktur als auch manch medikamentöser Behandlung vorzuziehen ist.

7. ERNÄHRUNG

Ernährung und Diätetik im Westen

Kaum ein Thema wird immer wieder so kontrovers diskutiert wie das der Ernährung. Regelmäßig werden uns von den Ernährungswissenschaften – oder vielleicht doch eher von der Nahrungsmittelindustrie – neue Erkenntnisse präsentiert, die als der Weisheit letzter Schluß anerkannt werden wollen. Diese Laborerkenntnisse, so richtig sie im einzelnen auch sein mögen, sind das Ergebnis einer isolierten, analytischen Betrachtungsweise auf biochemischer Ebene und für den einzelnen kaum nachvollziehbar. Die Akzeptanz von seiten der Bevölkerung ist entsprechend gering. Wenn sich manches trotzdem durchsetzt, so primär aufgrund einer guten Marketingstrategie, weniger aufgrund von Einsicht und Verständnis.

Wer im Westen an Ernährung denkt, der denkt in der Regel sofort an das Thema Übergewicht. Ob Frühling, Sommer, Herbst oder Winter – zu jeder Jahreszeit bieten westliche Frauenzeitschriften ihren Leserinnen neue oder zumindest neu aufgemachte Diäten an, welche den Weg zur Traumfigur – und damit vielleicht auch zum Traummann – versprechen. Schlankheitsdiät ist die Form von Diät, die den übersättigten Menschen der westlichen Welt am bekanntesten ist. Gesundheit ist in der Regel das letzte, woran bei dieser Art von Diät gedacht wird, auch wenn viel von Vitaminen, Mineralstoffen, Eiweiß, ungesättigten Fettsäuren und vor allem von Kalorien die Rede ist.

Gleichzeitig besteht jedoch ein steigendes Interesse an Fragen der gesunden Ernährung, bedingt durch wachsende Umweltbelastungen, Gentechnologie, industrielle Nahrungsmittelzubereitung (Denaturierung), dramatisch ansteigende Zahlen von allergischen sowie anderen autoimmunologisch begründeten Erkrankungen. Naturkostläden, -imbisse und Restaurants, die sogenannte Vollwerternährung anbieten, erfreuen sich zunehmender Bedeutung und reflektieren das ernsthafte Bedürfnis vieler Menschen, sich in umfassender Weise gesund, d. h. im Einklang mit der Natur zu ernähren, auch wenn es ein paar Mark mehr kostet.

Menschen, die bereit sind, ihre Ernährung umzustellen und selbstverantwortlich etwas für ihre Gesundheit zu tun, sind allerdings häufig sehr desorientiert. Unterschiedliche Ernährungslehren, die in diesen Kreisen kursieren, stiften oft mehr Verwirrung, als daß sie nachvollziehbare Leitlinien bieten könnten: Ist es denn nun gut, viel Rohkost zu essen, oder nicht? Ist es besser, morgens nur einen Obstsaft zu sich zu nehmen, oder sollte man doch lieber ein Müsli essen? Sind Milchprodukte notwendig, oder schaden sie? Braucht man Fleisch, oder kann man darauf verzichten, ohne Mangelerscheinungen zu bekommen? Unbeantwortet bleibt auch stets die entscheidende Frage, warum der eine Mensch mit einer bestimmten Ernährung förmlich aufblüht, während der andere immer energieloser und erschöpfter wird. Die meisten Menschen haben keine Kriterien, die ihnen helfen könnten, diese Fragen für sich zu beantworten, sondern probieren mal die eine, mal die andere Ernährungsform. Wenn sie Glück und eine einigermaßen gute Intuition haben, landen sie bei einer Ernährung, die ihnen zumindest nicht schadet.

Die westliche Medizin hat in dieser Hinsicht außer einigen Nahrungsvorschriften bzw. -verboten bei bestimmten Krankheiten wie Diabetes mellitus, Hepatitis oder Beschwerden des Verdauungstraktes nicht viel zu bieten. Wem es denn beschieden ist, sich einer solchen Diät zu unterwerfen, dem sind die mitleidigen Blicke seiner Zeitgenossen gewiß, gelten diese Diäten doch als in einem hohen Maße genußfeindlich und dem sozialen Leben abträglich. Insgesamt kann man sagen, daß die Ernährung innerhalb der modernen westlichen Medizin eine eher marginale Rolle spielt; die Ernährungswissenschaften gehören bezeichnenderweise nicht zur Medizin, sondern stellen einen eigenständigen Bereich dar, mit dem sich westliche Ärzte meist nur wenig beschäftigen.

Ernährung im Osten

Angesichts dieser eher desolaten Situation ist es also kein Wunder, daß die chinesische Ernährungslehre auch bei uns auf großes Interesse stößt: Sie bietet ein ganzheitliches Betrachtungssystem, das dem einzelnen sinnlich und intellektuell nachvollziehbar und außerdem seit Jahrtausenden erprobt ist. In China war und ist es eine Selbstverständlichkeit für jeden Mediziner, sich mit der Ernährung zu beschäftigen, denn sie zählt zu den Grundpfeilern der klassischen chinesischen Medizin. So steht z. B. in den Klassikern geschrieben, daß ein guter Arzt Akupunktur oder Kräuterheilkunde erst dann zum Einsatz bringen solle, wenn er zuvor versucht habe, seinem Patienten mit Ratschlägen zur Ernährung und evtl. zur Änderung des Lebensstils weiterzuhelfen.

Ernährungsberatung ist nicht wegzudenken aus einer Medizin, die einen holistischen, d. h. einen ganzheitlichen Ansatz vertritt, denn was wir essen, wirkt sich – je nach individueller Konstitution mehr oder weniger – mit Sicherheit auf unser Befinden aus. Eine angemessene Ernährung im Sinne der klassischen chinesischen Medizin reflektiert die Verbundenheit des Menschen mit seiner Umwelt, den Jahreszeiten, dem Klima, mit allen Zyklen der Natur. Sie ist stets ausgerichtet auf die Herstellung einer möglichst umfassenden Harmonie – innerhalb des menschlichen Körpers und Geistes sowie zwischen Mensch und Natur. Weil aber jeder Mensch anders ist, und weil sich außerdem sowohl der Mensch als auch die Natur in einem stetigen Wandlungsprozeß befinden, unterliegt auch eine gesunde Ernährung eben demselben Prozeß der Anpassung. Was dem einen Menschen zuträglich ist, kann dem anderen Bauchschmerzen bereiten. Was einem etwa im Frühling gut bekommt, kann im Sommer schädlich sein. Was einem in der einen Lebensphase Kraft gibt, mag in der anderen Beschwerden verursachen. Die Ernährung hat sich ebenso wie alles andere auch an den Lauf der Dinge, an das Dao, anzupassen, soll sie im Dienste unseres energetischen Gleichgewichtes stehen.

Innerhalb der chinesischen Medizin unterscheidet man zwischen einer *Präventivdiät*, d. h. einer Ernährung für Menschen, die nicht an bereits manifesten Erkrankungen leiden, und einer *Heildiät*, welche spezifisch auf ein bestimmtes, individuelles Beschwerdebild bzw. Disharmoniemuster abgestimmt ist. Das soll nicht heißen, daß es im Bereich der Präventivdiät keine individuelle Anpassung der Ernährung gäbe. Auch hier wird die Konstitution des einzelnen Menschen berücksichtigt, die Anpassung ist jedoch nicht so spezifisch wie bei der Heildiät, und es ist durchaus möglich, daß sich ein Laie seinen Ernährungsplan selbst zusammenstellt, während ihn dies bei der Heildiät mit Sicherheit überfordern würde.

Wie bereits erwähnt, spielen der Wunsch nach Langlebigkeit und damit verbunden die Notwendigkeit der Gesundheitsvorsorge in der Geschichte der chinesischen Medizin eine große Rolle. Wenngleich prinzipiell alle Therapieformen der klassischen chinesischen Medizin auch präventiv eingesetzt werden können, so kommt doch der Ernährung als einer Form der Lebenskunst, welche die körpereigenen Regulierungsmechanismen fördert, eine besondere Bedeutung zu. Zum einen schlichtweg deshalb, weil Ernährung sich nicht vermeiden läßt. Jeder Mensch muß sich kontinuierlich ernähren, d. h. der Einfluß der Ernährung ist unabdingbar gegeben, in negativer oder positiver Hinsicht.

Zum anderen macht das sogenannte Nahrungs-Qi, das heißt also die Energie, die dem Menschen über die Nahrung zugeführt wird, einen sehr hohen Anteil der nachgeburtlich (postnatal) erworbenen Energie eines Menschen aus. Erinnern Sie sich an das Konzept der Essenz: Die klassische chinesische Medizin geht von der Existenz einer vorgeburtlichen (pränatalen), größtenteils durch die Erbenergie bestimmten Essenz aus, welche die Grundkonstitution eines Menschen determiniert. Diese vorgeburtliche

Essenz wird im Laufe des Lebens abgebaut. Ist sie verbraucht, so stirbt der betreffende Mensch. Sie kann nicht aufgefüllt, nicht ergänzt werden, d. h., es ist nicht möglich, die Grundkonstitution essentiell zu verändern. Möglich und sinnvoll ist es jedoch, sie zu stützen und zu bewahren durch die nachgeburtliche Essenz, für deren Qualität wir als Erwachsene selbst verantwortlich sind.

Freilich kann ein Mensch mit einer robusten Grundkonstitution es sich oft erstaunlich lange «leisten», sich schlecht zu ernähren, ohne krank zu werden. Sicher kennen auch Sie Menschen, die sich ihr Leben lang nach bestem Wissen gesund ernähren und trotzdem ständig kränkeln. Es kommt mit Sicherheit nicht nur darauf an, was man ißt, sondern auch wesentlich darauf, wie man es verdauen, d. h. aufnehmen und verwerten kann, und dies hängt sowohl von körperlichen als auch von psychischen Gegebenheiten ab. Ein Mensch mit einem konstitutionellen Milz-Qi-Mangel wird sich mehr um seine Ernährung kümmern müssen als einer, der diese Schwäche nicht hat. Einer, der zwar sehr gesunde Speisen zu sich nimmt, jedoch lustlos in seinem Essen herumstochert oder es in aller Eile in sich hineinstopft, darf davon keinen großen heilsamen Effekt erwarten. Ernährung ist ein sehr wichtiger Bestandteil unseres Lebens, aber sie ist eben nur ein Teil, dessen Wirksamkeit in Verbindung steht mit allen anderen Aspekten unseres Lebens.

Wie groß der Einfluß der Ernährung auf unser Wohlbefinden jedoch im einzelnen auch sein mag – wir führen uns über unsere Ernährung Energie zu, und durch die Auswahl bestimmter Nahrungsmittel können wir die Qualität dieser Energie steuern. Sie werden sicherlich selbst schon festgestellt haben, daß Sie sich nach einem Gemüsegericht anders fühlen als nach einem Schweinebraten, nach einem Linseneintopf anders als nach einem Rohkostsalat. Von welchen Faktoren dieses Befinden abhängt, damit wollen wir uns jetzt näher beschäftigen.

Die Energetik der Nahrung

Alles, was lebt, ist eine Manifestation von Qi, alle Erscheinungsformen haben Anteil an Yin und Yang. Im Kapitel über das energetische Verständnis der Chinesen haben wir dies bereits ausführlich erläutert. Hier soll es nun um die Energetik der Nahrung gehen, die als Teil der Natur auf derselben Grundlage betrachtet wird wie alles andere Leben auch. Diese Betrachtungsweise mag Ihnen, wenn Sie wie die meisten westlichen Menschen daran gewöhnt sind, Ihre Nahrung quantitativ nach ihrem Gehalt an Kalorien, Vitaminen, Mineralstoffen, Fetten, Eiweißen, Kohlehydraten etc. zu beurteilen, zunächst etwas fremdartig erscheinen. Es gab jedoch früher auch im Westen Heilkundige, die Nahrungsmittel nach ihren energetischen Qualitäten beurteilten und einsetzten. Hildegard von Bingen etwa, deren Schriften in der letzten Zeit nicht von ungefähr eine Renaissance erleben, aber auch Hippokrates mit seiner Humorallehre vertraten solche Ansätze, die leider fast vollständig in Vergessenheit geraten sind.

Klassifizierung der Nahrungsmittel

Nahrungsmittel werden in der chinesischen Medizin auf dieselbe Weise klassifiziert wie Heilkräuter. Die alten chinesischen Ärzte machten keinen prinzipiellen Unterschied zwischen Nahrung und Medizin, weil beides den Körper nach denselben Prinzipien schwächt oder stärkt. Die vier wichtigsten Kategorien, nach denen Nahrungsmittel und Heilkräuter eingeteilt werden, sind:
- die thermische Qualität: heiß, warm, neutral, kühl, kalt,
- der Geschmack: süß, scharf, salzig, sauer, bitter,
- die Richtung der Energiebewegung: oben, unten, außen, innen,
- der Bezug zu den Funktionskreisen und Leitbahnen bzw. Wandlungsphasen.

Jedes Nahrungsmittel kann nach diesen Kategorien beurteilt werden. So ist z. B. ein Apfel von seinem Geschmack her süß, thermisch kühl, hat eine absteigende Wirkrichtung und gehört zur Wandlungsphase Erde. Cayennepfeffer ist scharf, heiß, aufsteigend und steht in Verbindung mit der Wandlungsphase Metall. Kartoffeln hingegen sind süß, neutral, aufsteigend und der Wandlungsphase Erde zugehörig. Was das konkret bedeutet, wollen wir Ihnen jetzt ausgehend von den ersten beiden Kategorien im einzelnen näherbringen.

Die thermische Wirkung der Nahrungsmittel

Die thermische Wirkung ist ein entscheidender Faktor für die Anpassung der Ernährung an konstitutionelle, akute gesundheitliche sowie bioklimatische Bedingungen. Die Einteilung bezieht sich bei Nahrungsmitteln, die roh gegessen werden können, auf den rohen Zustand, bei Nahrungsmitteln wie Getreide, Gemüse und Fleisch, die üblicherweise nur gekocht verzehrt werden, auf den gekochten, ungewürzten Zustand. Dies entspricht der in der chinesischen Ernährungslehre üblichen Systematisierung nach energetischen Gesichtspunkten.

Wir möchten allerdings bereits an dieser Stelle anmerken, daß das Kochen und in diesem Sinne auch die physikalische Temperatur der Speisen innerhalb der chinesischen Ernährungslehre eine ganz entscheidende Rolle spielt. Aus Gründen, die im Abschnitt über die allgemeinen Regeln für eine Präventivdiät ausführlich erläutert werden, wird in China nur sehr selten Rohes gegessen. Durch das Kochen jedoch verändert sich natürlich die thermische Wirkung. Eine mit Basilikum und Oregano gewürzte Tomatensuppe beispielsweise wirkt erwärmender auf den Organismus als eine rohe Chilischote, und dies, obwohl Tomaten im Rohzustand thermisch kalt sind, während eine Chilischote thermisch heiß ist. Wenn also die Wirkung heißer, warmer, neutraler, kühler oder kalter Nahrung beschrieben wird, so bezieht sich dies keineswegs nur auf die jeweils abschließend genannten Nahrungsmittel, sondern ebenso auf Speisen, die aufgrund ihrer Zubereitung eine solche thermische Qualität aufweisen.

In Beziehung gesetzt zu Yin und Yang, haben energetisch kalte und erfrischende Nahrungsmittel eher Yin-Qualität und eine absteigende, nach innen orientierte Bewegungsrichtung, während energetisch warme und heiße Nahrungsmittel zu Yang tendieren und im Körper aufsteigen und die Energie nach außen bringen. Flüssigkeit ist ihrem Wesen nach Yin, und man kann ganz pauschal davon ausgehen, daß Nahrungsmittel mit hohem Wassergehalt eher Yin-Qualität aufweisen und eine eher kühle oder kalte thermische Wirkung haben. Nahrungsmittel mit einem niedrigen Wassergehalt sind dagegen eher Yang und energetisch tendenziell warm oder heiß. So ist z. B. Gemüse insgesamt mehr Yin und Fleisch mehr Yang, weshalb Vegetarier dazu neigen, schneller zu frieren. Jeder Kochvorgang bewirkt aus dieser Perspektive, daß die Nahrungsmittel, egal welche Energetik sie per se haben, mehr Yang-Qualität bekommen. Eine Tomatensuppe ist also von ihrer thermischen Wirkung her längst nicht so Yin und kalt wie eine rohe Tomate.

Heiße Nahrungsmittel

- mobilisieren die Abwehrenergie
- verhindern bzw. reduzieren Kältezustände

Heiße Nahrungsmittel mobilisieren die Abwehrenergie *(Wei Qi)*, welche u. a. die Funktion hat, den Körper insbesondere im Winter zu wärmen. Sie helfen dabei, einen Yang-Mangel, der einen inneren Kältezustand zur Folge hat, zu verhindern. Wer eine Tendenz zu Yang-Mangel hat oder sich vegetarisch ernährt, für den ist es besonders wichtig, regelmäßig kleine Mengen heißer Nahrungsmittel zu sich zu nehmen. Es besteht jedoch die Gefahr, daß der zu häufige Verzehr heißer Nahrungsmittel zur Austrocknung der Körperflüssigkeiten und zu einer Schädigung des Yin führt. Menschen mit einer Tendenz zu Hitze-Disharmoniemustern oder Yin-Mangel sollten generell sehr vorsichtig und sparsam mit diesen Nahrungsmitteln umgehen.

Eine thermisch heiße Wirkung haben u. a. scharfe Gewürze wie Pfeffer, Zimt, getrockneter Ingwer, Fencheltee, Muskat, Chili und hochprozentiger Alkohol.

Warme Nahrungsmittel

- erwärmen den Körper
- unterstützen die Yang-Energie

Warme Nahrungsmittel führen dem Körper ebenfalls Yang, also Wärme zu und unterstützen die aktiven Energien, allerdings in etwas gemäßigterer Form, als dies bei thermisch heißen Nahrungsmitteln der Fall ist. Entsprechend können und sollten sie häufiger und in größeren Mengen verzehrt werden als heiße Nahrungsmittel. Insbesondere für Menschen mit einer Kältekonstitution, die viel frieren, sind warme Nahrungsmittel von großem Nutzen. Da sie das Yang stärken, kann ein übermäßiger Verzehr jedoch bei Menschen mit einem Yin-Mangel zu Symptomen der Yang-Fülle wie Schlafstörungen, innerer Anspannung und Hyperaktivität führen.

Thermisch warme Nahrungsmittel sind u. a. frischer Ingwer, Koriander, Knoblauch, Zwiebeln, Lauch, Kaffee, Rotwein, Geflügel, Lamm- und Hammelfleisch sowie einige Fischarten.

Neutrale Nahrungsmittel

- bauen das Qi auf
- stärken die Mitte

Neutrale Nahrungsmittel sollten den Hauptteil der Nahrung ausmachen, denn sie bauen das Qi auf, wirken ausgleichend auf den gesamten Organismus und stärken die Mitte, d. h. den gesamten Verdauungstrakt.

Neutrale Nahrungsmittel sind fast alle Vollwertgetreide, insbesondere Mais, Reis und Roggen, Bohnen, alle Kohlsorten, Hülsenfrüchte, Möhren, Nüsse, Rindfleisch und Milch. Insbesondere auf gekochtes Vollwertgetreide wird in der chinesischen Ernährungslehre großen Wert gelegt.

Kühle Nahrungsmittel

- unterstützen die Bildung von Körpersäften und Blut
- befeuchten Schleimhäute und Gewebe

Viele kühle Nahrungsmittel liefern das Material für die Bildung von Körpersäften sowie für die Aufrechterhaltung der Yin-Substanz (Nierenessenz) und befeuchten die Schleimhäute und Gewebe. Obwohl sie prinzipiell das ganze Jahr über wichtig sind, sollte man ihren Verzehr im Winter einschränken und im Sommer als Ausgleich zu der äußeren Hitze steigern. Ein übermäßiger Verzehr kühler Nahrungsmittel hat einen Qi- oder Yang-Mangel zur Folge, der wiederum die Milz daran hindert, ihre Funktionen im Hinblick auf den Aufbau des Blutes und die Verteilung der Körpersäfte zu erfüllen.

Kühle Nahrungsmittel sind u.a. die meisten Gemüsesorten, Salate, einheimischen Früchte, Kräutertees sowie vergorene Milchprodukte.

Kalte Nahrungsmittel

- kühlen den Körper ab
- verhindern bzw. reduzieren Yang-Fülle

Kalte Nahrungsmittel verhindern das Entstehen einer Yang-Fülle, also übermäßiger Hitze, indem sie den Körper abkühlen. Aus diesem Grund sollte man sie möglichst nur im Sommer – und auch dann nicht in zu großen Mengen –, bei bestehenden Hitzeerkrankungen oder fieberhaften Erkrankungen zu sich nehmen. Der Verzehr zu vieler thermisch kalt wirkender Nahrungsmittel ist bei uns leider sehr verbreitet und führt zu Qi- oder Yang-Mangel-Zuständen.

Thermisch kalte Nahrungsmittel sind u. a. Bananen, Kiwis, Tomaten, Salatgurken, Joghurt, Mineralwasser, Schwarztee und natürlich Speiseeis.

Die fünf Geschmacksrichtungen

Während das Temperaturverhalten eines Nahrungsmittels sich auf den gesamten Organismus auswirkt, haben die Geschmacksrichtungen weitaus spezifischere Funktionen. Sie sind es, die in der Heildiät und Kräutertherapie bestimmen, wohin die Reise der aufgenommenen Energie geht, d. h. welches Organsystem im besonderen durch eine Geschmacksrichtung angesprochen wird.

Im *Neijing*, dem Klassiker des Gelben Kaisers zur Inneren Medizin, heißt es: «Es ist bekannt, daß das Herz den bitteren Geschmack benötigt, die Lungen den scharfen, die Leber den sauren, die Milz den süßen und die Nieren den salzigen.» Und: «Wenn die Leber von einer akuten Krankheit heimgesucht wird, sollte man schnell Süßes zu sich nehmen, um sie zu beruhigen. (...), und wenn das Herz unter nachlassender Energie leidet, muß man schnell Saures zu sich nehmen, um den Herzschlag wieder anzuregen. (...) Leidet die Milz unter Feuchtigkeit, so muß man sofort Bitteres zu sich nehmen, weil dies eine trocknende Wirkung hat. (...) Wenn die Lungen unter der Blockierung des Oberen Atmungstraktes leiden, so sollte man schnell Bitteres zu sich nehmen. Denn dies wird die Blockade auflösen und den freien Fluß wiederherstellen. (...) Sind die Nieren ausgetrocknet, so sollte man Scharfes zu sich nehmen, das ihnen wieder Feuchtigkeit zuführt. Es öffnet die Poren und regt freien Speichelfluß an sowie flüssige Ausscheidungen.»

Das erste Zitat beruht auf der Zuordnung der Geschmacksrichtungen zu den Fünf Wandlungsphasen; im zweiten werden Anwendungsprinzipien, wie sie in der Heildiätetik und der Kräuterheilkunde praktiziert werden, beschrieben. In den nachfolgenden Abschnitten werden wir uns vor allem auf die Fünf-Wandlungsphasen-Zuordnung beziehen und nur punktuell auf die komplexere Anwendung der Geschmacksrichtungen in der Heildiät eingehen. Unser Anliegen ist es nicht, Sie zu einem spezifischen, therapeutischen Einsatz der Geschmacksrichtungen zu motivieren. Dies sollten Sie zumindest über einen längeren Zeitraum nicht ohne Rücksprache mit einem Praktiker der chinesischen Medizin tun, der sie fachgerecht diagnostizieren kann. Im Sinne einer präventiven Ernährung ist es vielmehr angebracht, darauf zu achten, daß die fünf Geschmacksrichtungen in einem ausgewogenen Verhältnis zueinander vorkommen. Wichtig ist es uns deshalb lediglich, Sie mit den grundlegenden Wirkungen der Geschmacksrichtungen sowie mit einigen gängigen Nahrungsmitteln vertraut zu machen.

Die beispielhaft genannten Nahrungsmittel weisen genaugenommen oftmals nicht nur eine, sondern zwei oder gar drei verschiedene Geschmacksrichtungen auf. Eine Erdbeere z. B. ist süß und sauer, Pfefferminze süß und scharf, Kohlrabi süß, scharf und bitter. Die Einordnung erfolgte der Einfachheit halber nach der jeweils dominanten Geschmacksrichtung.

Der süße Geschmack

Der süße Geschmack ist der Wandlungsphase Erde und den Funktionskreisen Milz und Magen zugeordnet. Er wirkt befeuchtend, tonisierend und harmonisierend auf den gesamten Organismus, indem er für eine gute Verteilung der Energie sorgt. In der Kräuterheilkunde wird er eingesetzt zur Tonisierung bei allen Leere-Zuständen sowie zur Auflösung von Leber-Qi-Stagnationen. Für Kinder in den ersten Lebensjahren ist der süße Geschmack der wichtigste, aber auch in der Erwachsenenernährung spielt er eine besondere Rolle. Aus diesem Grund soll ihm auch hier mehr Raum gewidmet werden als den anderen Geschmacksrichtungen.

Zucker

Süßes bewirkt eine spürbare Energiezufuhr, und es entspannt bei Streß. Diese Erfahrung machen wir bereits als kleine Kinder. Unser Bedürfnis nach Süßem ist keineswegs ein nur von der Süßwarenindustrie kreiertes. Das Problem besteht nur darin, daß es mit den falschen Mitteln, d. h. mit weißem raffiniertem Zucker, befriedigt wird, und nicht mit der natürlichen Süße von Getreide und Gemüse. Weißer Zucker erfüllt die oben genannten Funktionen zwar kurzfristig, schädigt jedoch aus chinesischer Sichtweise mittelfristig die Milz, indem er das Feuer des Mittleren Erwärmers schwächt, langfristig auch das Nieren-Yang. Der Effekt davon sind Erkrankungen mit starker Tendenz zu Schleimbildung und Flüssigkeitsansammlungen, Erschöpfungszustände, Konzentrationsmangel und emotionale Störungen.

Weißer Zucker, so die westliche Ernährungswissenschaft, macht süchtig, indem er den Blutzuckerspiegel schnell anhebt, ihn dann aber wieder unter das vorige Niveau absinken läßt, wodurch erneut ein Bedürfnis nach Zucker entsteht. Vielen Menschen fällt es darum zunächst sehr schwer, auf ihre tägliche Zuckerration zu verzichten. Wer sich jedoch gesund ernähren möchte, der kommt nicht umhin, seinen Zuckerkonsum zumindest auf ein geringes Maß zu reduzieren.

Machen Sie ein Experiment: Setzen Sie sich ein zeitlich begrenztes Ziel, z. B. einen Monat, in dem Sie keinen Zucker zu sich nehmen. In diesem Monat werden Sie viel über sich lernen bzw. über die Funktion, die der Zucker in Ihrem Leben hat, und in der ersten Woche wird das nicht leicht sein. Wenn Sie die Entzugsphase überwunden haben, werden Sie allerdings feststellen, daß Ihr Heißhunger auf Süßes mehr und mehr verschwindet und Ihre Energiekurven nicht mehr so steil auf und ab gehen. Falls Sie nach diesem Monat trotzdem noch nicht davon überzeugt sind, daß es sich ohne Zucker besser lebt, «gönnen» Sie sich ein Stück möglichst süßen Kuchen. Sie werden erstaunt sein, wie scheußlich süß dieser Kuchen, den Sie früher ganz normal fanden, jetzt für Sie schmeckt, und Sie werden feststellen, daß Sie sich hinterher schwer und schlapp fühlen. Entscheiden Sie selbst, wie Sie sich fühlen wollen! Es geht nicht darum, rigide jeden Zuckerkonsum abzulehnen, sondern im wesentlichen darum, sich von der Zuckersucht zu befreien.

Getreide
Als wichtigste Lieferanten für den süßen Geschmack gelten in der chinesischen Ernährungslehre die verschiedenen Getreidesorten. Gekochtes Vollwertgetreide gehört unverzichtbar zu einer gesunden Ernährung. Die Möglichkeiten, es zuzubereiten und zu kombinieren, sind größer und abwechslungsreicher, als Sie vielleicht denken. Prinzipiell gehören alle Getreidesorten zur Wandlungsphase Erde und haben einen süßen Geschmack. Um die Wirkungsweisen der einzelnen Getreidesorten zu differenzieren, werden sie jedoch nach der Lehre von den Fünf Wandlungsphasen unterschiedlich eingeordnet: So gehört etwa Reis zur Wandlungsphase Metall, Weizen zum Holz, Hafer zum Feuer, Hirse zur Erde. In ähnlicher Weise gilt dies für das thermische Verhalten. Zwar wird Getreide als solches als neutral angesehen, es wird jedoch sehr genau nach den verschiedenen Sorten differenziert. So wirkt z. B. Hafer erwärmend, Reis neutral und Weizen kühlend. Insbesondere bei der Heildiät werden die Getreidesorten sehr spezifisch eingesetzt.

Obst und Süßmittel
Während Sie Getreide und auch süß schmeckende Gemüse unbedenklich in großen Mengen zu sich nehmen können, gilt dies nicht für süßes Obst, Honig und andere Süßmittel wie Ahornsirup oder Obstdicksäfte. Insbesondere süße Nahrungsmittel mit thermisch kühler Wirkung schädigen das Milz-Qi und können zu einer Akkumulation von Feuchtigkeit im Körper führen. Menschen, die zu einer Yin-Fülle neigen, sollten diese Nahrungsmittel nur in mäßiger Dosierung zu sich nehmen.

Fleisch

Die klassische chinesische Ernährungslehre geht nicht von einer vegetarischen Ernährung aus. Zwar soll Fleisch nicht in großen Mengen verzehrt werden, es spielt jedoch eine nicht unwichtige Rolle, insbesondere bei der Behandlung von Qi- und Blut-Mangel. Fleisch gehört aufgrund seines prinzipiell süßen Geschmacks, ähnlich wie das Getreide, grundsätzlich zur Wandlungsphase Erde. Auch bei Fleisch gilt jedoch, daß die verschiedenen Sorten in der Heildiät sehr spezifisch verwendet werden, da sie sich sowohl geschmacklich als auch von ihrer thermischen Wirkung her durchaus unterscheiden. Kalb- und Rindfleisch sind beispielsweise thermisch neutral und werden der Wandlungsphase Erde zugeordnet, Wild ist thermisch warm und gehört zur Wandlungsphase Metall, Hammel und Lamm sind ebenfalls warm, werden jedoch mit der Wandlungsphase Feuer assoziiert.

Alle Fleischsorten wirken tonisierend auf Qi und Blut. Fleisch ist jedoch schwer verdaulich, führt bei übermäßigem Verzehr zur Ansammlung von zähem Schleim und belastet Leber und Gallenblase. Darum sollte man es nur in kleinen Mengen zu sich nehmen. Eine sehr effektive Methode, die Energie des Fleisches zu nutzen, ist das Kochen von Kraftsuppen, wie es in China von alters her äußerst beliebt ist. Dabei sind nur relativ kleine Mengen Fleisch nötig, um eine gute Wirkung zu erzielen.

Kraftsuppen werden in China traditionell einmal wöchentlich aus Lebensmitteln und Kräutern der Saison zubereitet. Hier wird besonders deutlich, daß sich Ernährungslehre und Kräuterheilkunde nicht grundsätzlich voneinander unterscheiden, denn diese Suppen sind immer auch therapeutisch wirksam. Auffallend sind hier außerdem die extrem langen Kochzeiten, manchmal bis zu mehreren Tagen, mindestens aber vier Stunden. Da Gemüse- und Fleischeinlagen nach so langen Kochzeiten nicht mehr sonderlich schmackhaft sind, werden sie in der Regel nicht mitgegessen. Was man zu sich nimmt, ist lediglich der Extrakt, die konzentrierte Energie.

In der chinesischen Medizin und auch in der Ernährungslehre gilt das Diktum, daß der Mensch, wenn er Gesundheit erlangen will, im Einklang mit der Natur zu leben hat. Wenn wir uns dem zumindest annähern wollen, heißt das natürlich auch, daß wir Regeln aus alten Zeiten immer wieder auf ihre aktuelle Sinnfälligkeit hin überprüfen müssen, und das Thema Fleischkonsum ist mit Sicherheit eines, das einer solchen Überprüfung bedarf. Abgesehen von der ethischen Fragestellung, ob wir als Menschen überhaupt berechtigt sind, andere Lebewesen zu töten, müssen wir uns heutzutage in bezug auf den Fleischkonsum mit ganz anderen Fragestellungen konfrontieren, als dies im alten China der Fall war. Ist es aus ökologischen und ökonomischen Gründen überhaupt noch vertretbar, Fleisch zu essen? Ist es gesundheitlich nicht eher schädlich, das mit diversen Produkten der pharmazeutischen Industrie angereicherte Fleisch zu verzehren? Überwiegen die negativen Auswirkungen nicht die positiven Effekte?

Die möglichen Antworten auf diese Fragen sind sehr vielschichtig und können hier nicht im einzelnen diskutiert werden. Für diejenigen, die es grundsätzlich ablehnen, Fleisch zu sich zu nehmen, sei nur gesagt, daß eine rein vegetarische Ernährung aus der Sicht der chinesischen Medizin durchaus möglich ist, auch wenn sie bei einem Konstitutionstypus, der mit Kälte und Blut-Mangel zu tun hat, Probleme mit sich bringen mag. Wer sich für eine vegetarische Lebensweise entscheidet, für den ist es – vorausgesetzt, er hat keine Hitzekonstitution – besonders wichtig, regelmäßig zu kochen und viel erwärmende, manchmal auch heiße Nahrungsmittel zu sich zu nehmen, um sich genügend Yang-Energie zuzuführen. Wer Fleisch essen möchte, dem sei empfohlen, dies in Maßen zu tun und es in einer Bio-Fleischerei zu kaufen. Das ist zwar teurer, aber es garantiert wenigstens, daß die Tiere halbwegs artgerecht gehalten und nicht mit Chemikalien gefüttert wurden.

Milchprodukte

Während die westliche Ernährungswissenschaft auf Milch und Milchprodukte als Calcium-Lieferanten schwört, sind diese bei vielen alternativen und östlich angehauchten Ernährungslehren in Ungnade gefallen, weil sie angeblich verschleimend wirken. Beide Sichtweisen sind auf ihre spezifische Weise einseitig und dadurch falsch. Aus der Sicht der chinesischen Medizin hat Kuhmilch einen süßen Geschmack und wirkt thermisch neutral. Sie tonisiert bei Mangelzuständen, stärkt Qi und Blut und produziert Flüssigkeit. Insofern kann sie sich – wie fast alles – positiv und negativ auswirken. Förderlich sind Milch und Milchprodukte für Menschen, die unter einem Mangel an Yin in Verbindung mit einer Neigung zu innerer Hitze leiden, was sich z. B. in Verstopfung, trockener Haut und Gewichtsverlust zeigen kann. Milchprodukte meiden sollten hingegen Menschen mit Mangelzuständen des Mittleren Erwärmers, mit Neigung zur Akkumulation von Feuchtigkeit und Schleimbildung. Zu berücksichtigen ist ferner, daß pasteurisierte und homogenisierte, d. h. biologisch tote Milchprodukte sehr viel schleimerzeugender sind als lebendige. Bei Joghurt sollten Sie darauf achten, daß er rechtsdrehende Bakterien enthält, die unserem Verdauungssystem entsprechen. Der Calciumbedarf läßt sich übrigens auch ohne weiteres über Sojaprodukte decken.

Der scharfe Geschmack

Der scharfe Geschmack steht in Verbindung mit der Wandlungsphase Metall und den Funktionskreisen Lunge und Dickdarm. Therapeutisch wird er benutzt, um Stagnationen aufzulösen. Die meisten Nahrungsmittel mit scharfem Geschmack sind von ihrer thermischen Wirkung her entweder heiß oder warm. In Verbindung mit heißem Temperaturverhalten, wie z. B. bei Ingwertee, läßt sich der scharfe Geschmack sehr wirkungsvoll einsetzen bei der Behandlung akuter Erkältungskrankheiten, weil er die Poren öffnet, schweißtreibend und erhitzend wirkt. Eingedrungene

Kälte kann so wieder ausgeleitet werden. Scharf-warme Nahrungsmittel wie z. B. Lauch und Zwiebeln sollte man im Winter regelmäßig zu sich nehmen, denn sie bieten einen guten Schutz gegen Kälte und stärken die Abwehr.

Insbesondere für die vegetarische Küche sind scharf-warme und scharf-heiße Nahrungsmittel von großer Bedeutung. Wenn Sie auch zu jenen Vegetariern gehören, die zu niedrigem Blutdruck neigen und ständig frieren, dann werfen Sie doch mal einen Blick in ayurvedische Kochrezepte, in denen sehr viele erwärmende Gewürze eingesetzt werden.

Zu viel Schärfe schwächt den gesamten Organismus, indem sie die Energie zerstreut, und führt aufgrund des Verlustes an Körperflüssigkeiten durch zu heftiges Schwitzen zu Trockenheit und damit zu Hitzezuständen. Wer eine Tendenz zu Disharmoniemustern hat, die mit Hitze und Trockenheit einhergehen, sollte daher sparsam mit dem scharfen Geschmack umgehen. Gerade Menschen, die unter einer Leber-Qi-Stagnation leiden, haben oft ein großes Bedürfnis nach Schärfe, weil sie die Stagnation kurzfristig auflöst. Im Ergebnis verschlimmert sich jedoch die schon vorhandene unterdrückte Hitze, so daß die negativen Auswirkungen stärker sind als der erste positive Effekt.

Der salzige Geschmack

Der salzige Geschmack wird der Wandlungsphase Wasser und den Funktionskreisen Niere und Blase zugeordnet. In der Heildiätetik und der Kräuterheilkunde wird er jedoch auch mit Magen und Milz in Verbindung gebracht. Er wirkt abführend, schleimlösend und aufweichend. In kleinen Mengen vermehrt er die Körpersäfte, in größeren trocknet er jedoch aus und verhärtet.
Maßvoller Salzkonsum tonisiert das Nieren-Yin. Bei zu hohem Salzkonsum besteht jedoch die Gefahr, daß die Nierenenergie geschwächt wird. Wer unter Bluthochdruck, Ödemen, Herz- oder Nierenerkrankungen leidet, der sollte Salz aus diesem Grund ganz vermeiden bzw. es auf ein Minimum reduzieren.

Die kühlende und anfeuchtende Wirkung des Salzes kann man sich insbesondere in der Hitze zunutze machen. Insbesondere Sportler, die vermehrt schwitzen, nehmen deshalb im Sommer oft Salztabletten zu sich.

Die deutsche Küche ist traditionellerweise viel zu salzig. Insbesondere durch versteckte Salze in Wurst und Käse nehmen die meisten Menschen zuviel Salz zu sich, ohne es zu merken. Dieser exzessive Salzkonsum führt zu Austrocknung und innerer Anspannung, welche in der Regel durch zwei Mechanismen kompensiert werden: zum einen durch den Verzehr von Süßem (Süßes befeuchtet), zum anderen durch Alkohol (Alkohol entspannt das Leber-Qi).

Ähnlich wie beim Zucker empfiehlt es sich auch beim Kochsalz, einmal ein bis zwei Wochen ganz darauf zu verzichten, um die Geschmacksnerven zu sensibilisieren und den Salzkonsum danach auf einem niedrigeren Level einzupendeln. Oftmals nimmt mit der Reduzierung von Salz auch der Heißhunger auf Süßes ab, weil die Kompensation nicht mehr notwendig ist.

Der saure Geschmack

Der saure Geschmack wird der Wandlungsphase Holz und den Funktionskreisen Leber und Gallenblase zugeordnet. Er ist adstringierend, d. h. zieht zusammen und bewahrt die Körpersäfte.

«Sauer macht lustig» lautet ein bekanntes deutsches Sprichwort. Dies gilt für sauer-erfrischende Nahrungsmittel wie z. B. Früchtetees und Obst, weil diese eine entspannende Wirkung auf die Funktionskreise Leber/Gallenblase haben, der in Streßsituationen oder bei emotionaler Unausgeglichenheit zu Hitze und Stagnation tendiert. Sauer-erfrischende Nahrungsmittel haben eine bewahrende Funktion im Hinblick auf die Körpersäfte und damit auf die Substanz. Insofern wirken sie Hitzezuständen entgegen. Verliert jemand aufgrund von äußerer Hitze oder starker körperlicher Aktivität sehr viel Flüssigkeit in Form von Schweiß, so sind sauer-erfrischende Nahrungsmittel ausgesprochen günstig. Ein

Übermaß an sauer-erfrischenden Nahrungsmitteln schädigt jedoch über den Kontrollzyklus das Qi und das Yang von Milz und Magen, und es entstehen die bereits bekannten Symptome des Milz-Qi-Mangels.

Sauer-warme Nahrungsmittel haben keine entspannende, sondern im Gegenteil eine erhitzende Wirkung in bezug auf Leber und Gallenblase. Wer schon angespannt ist und dann z. B. noch viel Essig zu sich nimmt, wird in eine noch größere Anspannung geraten, die innere Hitze wird sich verstärken.

Ungünstig wirkt sich der saure Geschmack bei Erkältungen aus, da er die eingedrungenen pathogenen Faktoren im Inneren hält, anstatt sie auszuleiten. Die berühmte heiße Zitrone ist deshalb aus Sicht der chinesischen Medizin nicht zu empfehlen, sondern z. B. bei Wind-Kälte durch einen heißen Ingwertee, der schweißtreibend wirkt, zu ersetzen.

Der bittere Geschmack

Der bittere Geschmack wird der Wandlungsphase Feuer und den Funktionskreisen Herz und Dünndarm zugeordnet. Er wirkt entzündungshemmend, austrocknend, ausleitend und absenkend.

Stark austrocknend wirken vor allem bitter-warme Nahrungsmittel wie Kaffee, Rotwein, Rosmarin, Thymian und Oregano, aber auch der thermisch kalte schwarze Tee. In Maßen genossen, hat die austrocknende Wirkung bei klimatischer Feuchtigkeit oder bei einer Tendenz zu Flüssigkeitsansammlungen im Körper einen durchaus positiven Effekt.

Kaffee und Tee regen an, indem sie das Yang des Herzens steigern. Durch ihre diuretische (Wasser ausleitende) Wirkung kommt es außerdem zu einer Verminderung des Yin. Aus diesem Grunde führt der regelmäßige und übermäßige Genuß dieser Getränke zu Yin- und Blut-Mangel sowie zu einer Hitze des Herzens, welche sich in Symptomen wie Schlafstörungen und Unruhezuständen zeigen kann.

Durch bittere Kräuter, wie sie z. B. auch in Gallentees enthalten sind, wird die Energie nach unten befördert, was dazu führt, daß Hitze im Körper über den Stuhl oder den Urin ausgeleitet werden kann. Aus diesem Grund haben z. B. Löwenzahn- und Klettenwurzeltee eine abführende Wirkung. Bitterliköre unterstützen die Verdauung bekanntermaßen nach zu fetten Speisen.

Wenn Sie sich eine Weile mit den energetischen Eigenschaften der Nahrungsmittel beschäftigt haben, werden Sie die folgenden Zuordnungstabellen kaum noch brauchen. Einer der großen Vorzüge der energetischen Betrachtungsweise besteht nämlich darin, daß sie in einem großen Maße sinnlich nachvollziehbar ist. Es bedarf lediglich einer gewissen Schulung, bis Sie selbst in der Lage sind, die energetische Qualität eines Nahrungsmittels einzuschätzen. Allein schon die Beschäftigung mit der energetischen Qualität der Nahrungsmittel macht die chinesische Ernährungslehre wertvoll, denn Ihre Wahrnehmungsfähigkeit in bezug auf Ihr eigenes Befinden, auf das, was Ihnen gut und was Ihnen schlecht bekommt, wird geschärft. Und eine erweiterte Wahrnehmung ist die Grundvoraussetzung für einen selbstverantwortlichen Umgang mit der eigenen Gesundheit.

Süßer Geschmack

Element: **Erde**

Funktionskreise: **Milz/Magen**

Haupteigenschaften: **befeuchtend, tonisierend, harmonisierend**

Thermik	Getreide, Hülsenfrüchte	Gemüse	Obst, Nüsse	Milch- und Sojaprodukte	Fleisch	Gewürze, Öle	Getränke
heiß						Sojaöl Zimtpulver	Fencheltee
warm	Amaranth Reis, süßer	Fenchel Kürbis Süßkartoffel	Aprikose Erdbeere Kürbiskern Pfirsich Pinienkern Pistazie Rosine Süßkirsche Walnuß			Vanille Walnußöl	Honigwein Likör süßer Wein
neutral	Hirse Mais	Avocado Buschbohne Erbse Kartoffel Kohl Möhre Stangenbohne	Ananas Dattel Erdnuß Feige Haselnuß Mandel Sesam Pflaume, süß Traube	Butter Eigelb Käse, fetter Kuhmilch Sahne, süße	Kalb Rind	Erdnußöl Honig Malz Marzipan Zucker	Maishaartee Malzbier Traubensaft
kühl	Gerste Weizenkleie	Aubergine Blumenkohl Brokkoli Champignon Chinakohl Gurke Mangold Paprika Sellerie Spinat Zucchini	Apfel Birne Honigmelone	Eiweiß Sojamilch Tofu		Ahornsirup Distelöl Estragon Olivenöl Sesamöl Sonnenblumenöl Weizenkeimöl	Apfelsaft Gemüsesaft Kamillentee
kalt		Spargel	Banane Mango Wassermelone				

Scharfer Geschmack

Element: **Metall**

Funktionskreise: **Lunge / Dickdarm**

Haupteigenschaften: **löst Stagnationen auf, öffnet die Poren**

Thermik	Getreide	Gemüse	Milchprodukte	Fleisch	Gewürze	Getränke
heiß					Cayennepfeffer Chili Curry Ingwer, getr. Muskatnuß Nelke Pfeffer Tabasco Zimtrinde	Cognac Glühwein Korn Whisky Wodka Yogitee
warm	Hafer	Frühlingszwiebel Lauch Meerrettich Schalotte Zwiebel	Harzer Käse Münster-Käse Schimmelkäse	Fasan Hirsch Reh Wildschwein	Basilikum Dill Ingwer, frisch Knoblauch Koriander Kümmel Lorbeerblätter Majoran Petersilie Schnittlauch Senf	Ingwertee Reiswein
neutral	Reis			Gans Pute Truthahn		
kühl		Kohlrabi Radieschen Rettich		Hase	Kresse	Pfefferminztee Weißwein, trocken
kalt						

Salziger Geschmack

Element: **Wasser**

Funktionskreise: **Niere/Blase**

Haupteigenschaften: **abführend, schleimlösend, aufweichend**

Thermik	Hülsenfrüchte	Gemüse	Fisch	Fleisch	Gewürze	Getränke
heiß						
warm			Aal Barsch Forelle Garnele Hummer Kabeljau Lachs Languste Miesmuschel Räucherfisch Sardelle Scholle Schrimps			
neutral	Erbse Linse Sojabohne, schwarz Stangenbohne		Haifisch Hering Karpfen Makrele Sardine Thunfisch	Schweinefleisch		
kühl	Sojabohne, gelb Kichererbse					
kalt	Mungbohne	Algen: Iziki Kombu Nori Wakame	Auster Kaviar Krabbe Krebs Tintenfisch	Knochenmark vom Schwein	Miso Salz Sojasauce	Mineralwasser Quellwasser ohne Kohlensäure

Saurer Geschmack

Element: **Holz**

Funktionskreise: **Leber / Gallenblase**

Haupteigenschaften: **adstringierend, bewahrt die Körpersäfte**

Thermik	Getreide Hülsenfrüchte	Gemüse	Obst	Milchprodukte	Fleisch	Gewürze	Getränke
heiß							
warm	Grünkern	Bärlauch			Hähnchen Huhn	Balsamessig Petersilie Weinessig	Kirschsaft
neutral			Lotosnüsse	Quark			
kühl	Dinkel Hefe Sauerteig Weizen	Sauerkraut Sprossen	Apfel, sauer Beerenfrüchte Mandarine Orange Sauerkirsche Zitrone	Dickmilch Frischkäse Joghurt Kefir Sahne, sauer Sauermilch			Hagebuttentee Hibiskustee Malventee Sekt Weißwein Weizenbier
kalt		Sauerampfer Tomate	Kiwi Rhabarber				

Bitterer Geschmack

Element: **Feuer**

Funktionskreise: **Herz/Dünndarm**

Haupteigenschaften: **austrocknend, ausleitend, entzündungshemmend**

Thermik	Getreide Hülsenfrüchte	Gemüse	Obst	Milchprodukte	Fleisch	Gewürze	Getränke
heiß						Bockshornklee-samen	Bitterlikör Cognac
warm				Schafskäse Ziegenkäse Ziegenmilch	Hammel Lamm Schaf Ziege	Curcuma Mohn Oregano Rosenpaprika Rosmarin Thymian Wacholderbeere	Kaffee Kakao Rotwein
neutral	Roggen	Rosenkohl rote Bete					
kühl	Buchweizen	Artischocke Chicorée Eisbergsalat Endivie Feldsalat Kopfsalat Löwenzahnblätter Radiccio	Holunderbeere Pampelmuse Quitte			Salbei	Getreidekaffee
kalt							Grüner Tee Pils Schwarztee Wermut

Allgemeine Regeln für eine Präventivdiät

Obwohl es aus dem bisher Erwähnten eigentlich schon hervorgegangen sein müßte, möchten wir an dieser Stelle noch einmal betonen, daß eine Ernährung nach den Regeln der chinesischen Ernährungslehre keine besondere Form der asiatischen Diät ist. Wenn Sie Lust haben, sich ab und zu das eine oder andere Nahrungsmittel oder Gewürz aus einem asiatischen Feinkostladen zu besorgen, können Sie das durchaus tun. Um im Einklang mit der Theorie der chinesischen Ernährungslehre zu leben, bedarf es jedoch keinerlei exotischer Zutaten. Ausgehend von universellen Prinzipien ist diese Lehre völlig unproblematisch in jedem Kulturkreis auf jeweils spezifische Weise umsetzbar.

Die folgenden Grundprinzipien für eine Präventivdiät sollen Ihnen eine grobe Richtschnur für Ihre Ernährung bieten. Auf die individuelle Anpassung kann hier natürlich nicht konkret eingegangen werden.

Harmonische Ausgewogenheit der Ernährung

Ausgewogenheit der fünf Geschmacksrichtungen

Eines der wichtigsten Prinzipien der chinesischen Medizin, das sich aus der Philosophie des Konfuzianismus herleitet, ist die Doktrin der Ausgewogenheit und Mäßigung, die soviel besagt wie: Im Übermaß genossen, ist alles schlecht. Stets geht es darum, den Weg der Mitte zu finden, sei es im Hinblick auf körperliche Aktivitäten, Schlaf, Sexualität, geistige Arbeit oder Essen. In bezug auf die fünf Geschmacksrichtungen heißt dies einerseits, daß man darauf achten sollte, keine dieser Geschmacksrichtungen im Übermaß zu sich zu nehmen und anderen vorzuziehen.

Andererseits sollte aber auch keine der Geschmacksrichtungen ganz vernachlässigt werden. Suchtverhalten in bezug auf eine bestimmte Geschmacksrichtung verweist auf ein energetisches Ungleichgewicht, das der Körper auf diesem Wege auszugleichen trachtet, was an und für sich ein gesunder Impuls ist. Leider wird die Sucht jedoch meist mit Mitteln zu befriedigen versucht, die in einen Teufelskreis führen, wie wir im Abschnitt über den süßen Geschmack erklärt haben. Wenn Sie Ihrer Sucht also alleine nicht Herr werden, suchen Sie einen Praktiker der chinesischen Medizin auf, der Ihnen helfen kann, die Ursache des Problems zu erkennen und gegebenenfalls zu beseitigen.

Leichte, neutrale Ernährung

Für einen gesunden, erwachsenen Menschen empfiehlt sich eine leichte, neutrale Ernährung, die aus viel Getreide, reichlich Gemüse, etwas Obst, wenig tierischem Eiweiß und Fett besteht. Eine klassische Regel lautet: 65 Prozent gekochtes Getreide und Hülsenfrüchte, 20 Prozent gekochtes Gemüse, 5 Prozent Rohkost (Obst), 5 Prozent Fleisch oder Fisch, 5 Prozent Milchprodukte u. a. Wahrscheinlich erscheint Ihnen der Getreideanteil sehr hoch; es ist durchaus vertretbar, ihn zugunsten von Gemüse und

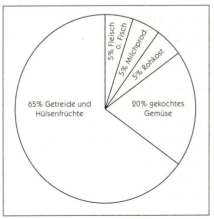

Abb. 39 *Grundregel für die Nahrungszusammenstellung*

Obst etwas zu senken. Richtungsweisend sollte diese Regel jedoch schon sein. Eine solche Ernährung belastet das Verdauungssystem nicht unnötig und sorgt für einen freien Fluß der Energie.

Anpassung der Nahrung an die individuelle Konstitution

Grundsätzlich sollten die Nahrungsmittel entsprechend der Konstitution eines Individuums ausgewählt werden. Eine dünne, nervöse, angespannte Person mit einer Tendenz zu Yin-Mangel sollte z. B. mehr Nahrungsmittel zu sich nehmen, die das Yin aufbauen und stützen wie z. B. Fette und tierisches Eiweiß. Übergewichtige Personen, die unter einer Akkumulation von Schleim leiden, sollten eben diese Produkte sowie süße Nahrungsmittel, die ebenfalls befeuchtend wirken, möglichst meiden. Besteht im Alter ein Yang-Mangel, kann die mäßige Einnahme von Alkohol therapeutisch wertvoll sein, da Alkohol das Yang wärmt. Ist ein Yin-Mangel in dieser Lebensphase dominant, empfehlen sich Mineralwasser oder Birnensaft.

Anpassung der Ernährung an die Jahreszeiten

Frühjahr und Sommer sind die Zeiten des Eliminierens, in Herbst und Winter muß gespeichert und tonisiert werden. In den warmen Jahreszeiten sollte man Nahrung zu sich nehmen, die die Energie aufwärts und zur Oberfläche hin befördert, die die gesteigerte Aktivität und die gesteigerte Ausscheidung unterstützt und die Qi und Blut zu freierer und stärkerer Zirkulation anregt. In den kalten Jahreszeiten hingegen ist es gut, Speisen zu essen, die die Energie abwärts und ins Zentrum befördern, den Mittleren Erwärmer und die Niere tonisieren, die Essenz regenerieren und die Substanz wieder aufbauen.

Vor allem, was die thermische Wirkung angeht, sollten Sie Ihre Ernährung auf jeden Fall an die Jahreszeiten anpassen. Manche Vertreter der chinesischen Ernährungslehre halten es außerdem für günstig, entsprechend der Zuordnung der Wandlungsphasen zu bestimmten Jahreszeiten, z. B. im Frühling, mit dem die Wandlungsphase Holz in Verbindung steht, viel Saures zu essen, um Leber und Gallenblase zu tonisieren. Diese Sichtweise ist jedoch mit den Klassikern nicht zu belegen, aus der Perspektive der TCM sogar teilweise falsch.

Grundsätzlich ist es sinnvoll, sich daran zu orientieren, was zu welcher Jahreszeit wächst, und entsprechend aus dem saisonalen Angebot auszuwählen. Wenn Sie weitgehend auf Importware aus fernen Ländern verzichten, sich an der thermischen Wirkung der Nahrungsmittel orientieren und diese durch die entsprechende Zubereitungsart noch unterstützen bzw. abschwächen, liegen Sie in der Regel richtig. Wir wollen Ihnen deshalb auch nur ein paar wenige Stichworte zu den einzelnen Jahreszeiten geben.

Frühling
Der Unterstützung der Holzenergie (Leber/Gallenblase) dienen süß-warme Nahrungsmittel (und nicht saure, wie man zunächst denken könnte). Süßes nährt die Milz, entspannt die im Frühling tendenziell angespannte Leber-Energie und unterstützt das Qi allgemein. Wichtig ist es außerdem, nicht zuviel zu essen, weil dies den freien Fluß von Qi und Blut blockieren könnte, was wiederum die Leber beeinträchtigen würde. Es wird langsam wieder wärmer, und Sie können sich der Jahreszeit mit Ihrer Ernährung anpassen, indem Sie mehr leicht gekochtes Gemüse, auch Salate, Sprossen und leichte Getreide essen.

Sommer
Bei äußerer Hitze sollten Sie leichtverdauliche Kost und nur wenige ölige, fettige Speisen essen. Der Anteil von Rohkost und generell von Gemüsen und Obst kann in dieser Jahreszeit angehoben werden, nehmen Sie jedoch trotzdem nicht zu viele eisgekühlte Getränke oder Gefrorenes zu sich, da dies den Verdauungstrakt zu sehr abkühlt. Sanft abkühlend sind insbesondere Tofuspeisen, Gurken, Melonen und Obstsalate. Verzichten Sie auf allzu scharfe Würze, und wählen Sie kurze Kochzeiten.

Herbst

Wenn Kälte und Feuchtigkeit das Klima bestimmen, empfehlen sich scharf-warme Speisen, die die Qi-Zirkulation stimulieren und die Abwehrenergie stärken. Konzentrieren Sie sich auf Wurzelgemüse wie Möhren und Rüben, auf Kohlsorten und Kürbisse. Der Verzehr von Rohkost sollte jetzt zugunsten länger gekochter Speisen wie z. B. Eintöpfe oder Suppen reduziert werden. Sie können jetzt auch etwas kräftiger würzen.

Winter

Die kalte Jahreszeit ist die Zeit für nahrhaftere, fettere Speisen, mehr tierische Eiweiße, evtl. auch Fleisch. Kalte Lebensmittel und Rohkost sollten jetzt ganz gemieden werden. Empfehlenswert sind hingegen wärmende, ab und zu auch heiße Gewürze wie z. B. Ingwer, um die Nieren-Energie zu wärmen. Lang gekochte Eintöpfe und Kraftsuppen geben Ihnen jetzt die nötige Energie. Essen Sie jetzt viel Lauch, Kohl, Zwiebeln, aber auch Hülsenfrüchte. Es darf auch ab und zu mal angebraten werden. Außerdem ist der Winter die Zeit der Nüsse und Kerne.

Fasten aus der Sicht der chinesischen Medizin

Immer wieder ist von spektakulären Heilerfolgen durch Fastenkuren die Rede, und manchmal könnte man fast meinen, mit Fasten sei fast alles zu heilen. In der Tradition der chinesischen Medizin betrachtet man das Fasten jedoch mit großer Skepsis. Wenn man nämlich davon ausgeht, daß durch die Nahrungsaufnahme ein großer Teil der nachgeburtlichen Essenz gebildet wird, welche wiederum die Aufgabe hat, die vorgeburtliche Essenz zu bewahren und zu unterstützen, so bedeutet jede Fastenkur einen Abbau eben dieser vorgeburtlichen Essenz. Außerdem wird das Qi von Magen und Milz geschwächt, und gerade der Zustand des Magen-Qi wird in der chinesischen Medizin traditionellerweise als entscheidend in bezug auf den gesamten Gesundheitszustand eines Menschen angesehen.

Fasten ist kein Mittel, das man einsetzen sollte, um den Körper zu reinigen, zu entschlacken oder abzunehmen, wie das vielfach praktiziert wird. Fasten hat vielmehr seinen Platz im Verbund mit spirituellen Praktiken, und es ist kein Wunder, daß es traditionell im religiösen Kontext steht. Durch intensive Yoga-, Meditations-, Atem- oder Qigong-Übungen wird eine andere Form der Energie bereitgestellt, die das Essen sozusagen über einen gewissen Zeitraum hinweg ersetzen und die den Praktizierenden ein hohes Maß an geistiger Klarheit verschaffen kann. Wer hingegen fastet, aber ansonsten seinen normalen Alltagsgeschäften nachgeht, der tut sich damit nichts Gutes.

Wenn Sie im Frühjahr Ihren Körper dennoch entschlacken wollen, möchten wir Ihnen eine zehntägige Getreidekur empfehlen. Die dazu notwendigen Zutaten können Sie entweder fertig abgepackt im Reformhaus kaufen oder sich selbst zusammenstellen. Wenn Sie keine speziellen Beschwerden haben, kommt es nicht so sehr darauf an, welches Getreide Sie essen, es empfiehlt sich jedoch, während der zehn Tage abwechselnd verschiedene Sorten zu kochen. Außer Getreide dürfen Sie in den zehn Tagen kleine Mengen an gedünstetem Obst und Gemüse zu sich nehmen. Wichtig ist, daß Sie weder Zucker noch Salz benutzen, ansonsten sind alle Gewürze und auch frische Kräuter erlaubt. Verboten sind hingegen Alkohol, Kaffee und schwarzer Tee.

Eine solche Getreidekur läßt sich völlig unproblematisch in den Alltag einbauen. Getreide wird relativ langsam verdaut und stillt den Hunger deshalb sehr gut, so daß Hungergefühle kaum auftauchen. Für eine Entschlackungskur eignet sich Vollkorngetreide auch deshalb besonders gut, weil es toxische Ablagerungen und Schadstoffe aus dem Körper bindet und der Ausscheidung zuführt. Auf diese Weise entschlacken Sie, nehmen eventuell auch etwas ab, schwächen aber nicht wie beim Fasten Magen und Milz, sondern tun im Gegenteil etwas zu deren Stärkung.

Die Zubereitung der Nahrungsmittel

Eine große Rolle spielt das Kochen in der chinesischen Ernährungslehre. Es wird grundsätzlich davon abgeraten, viel Rohkost zu sich zu nehmen, und statt dessen empfohlen, warme, gekochte Speisen zu essen. Diesem Punkt möchten wir deshalb besondere Aufmerksamkeit widmen, weil er unseren gängigen westlichen Vorstellungen, nach denen gerade Rohkost besonders gut ist, weil sie viele Vitamine enthält, wahrscheinlich am meisten widerspricht. Um zu verstehen, warum die chinesische Ernährungslehre hier einen anderen Standpunkt vertritt, muß man den Verdauungsprozeß aus chinesischer Sicht betrachten.

Der Verdauungsprozeß wird – vereinfacht gesagt – als eine Art Kochvorgang verstanden, ein Vorgang also, der den Körper Energie kostet, und zwar um so mehr, je kälter und schwerer verdaulich die Nahrungsmittel sind. Der Magen wird in der chinesischen Medizin mit einem Topf verglichen, der auf einem Herd steht. Das Yang der Milz muß für die notwendige Hitze sorgen und sie aufrechterhalten, um aus den Nahrungsmitteln, die in diesem Topf landen, Qi zu destillieren, damit es Blut und Körpersäfte produzieren kann. Je kälter die aufgenommene Nahrung, desto schneller wird das Yang der Milz gekühlt und geschwächt, je schwerer verdaulich sie ist, desto mehr Qi wird während des Verdauungsprozesses verbraucht. Eine warme Mahlzeit unterstützt somit das Yang oder das Qi der Milz. Gemahlene, vorher eingeweichte Nahrung erleichtert außerdem den Prozeß der Verdauung, weil sie weniger Verdauungsenergie verbraucht.

Die neutrale Kochmethode

Im Sinne einer energetisch harmonisierenden Ernährung ist es vorteilhaft, die Nahrungsmittel auf schonende, neutrale Weise zuzubereiten. Bei Gemüse oder auch Obst heißt dies in der Regel, daß man es bei schwacher Hitze mit wenig Wasser andünsten sollte.

Für Getreide gilt, daß man es auf jeden Fall gar, allerdings nicht zu lange kochen sollte. Generell empfiehlt es sich nicht, es zu fein zu mahlen. Die Ausnahme sind kleine Kinder, ältere und chronisch kranke Menschen, für die es mit etwas mehr Wasser und länger gekocht werden kann, so daß eine Art Schleimsuppe daraus entsteht. Solche Schleimsuppen bilden die Basis für eine ganze Reihe von chinesischen Rezepten.

Zubereitungsarten, die das Yang der Nahrung verstärken

Wie bereits erwähnt, verstärkt der Vorgang des Erhitzens den Yang-Aspekt eines Nahrungsmittels. Das Kochen wirkt somit entweder der abkühlenden Wirkung bestimmter Nahrungsmittel entgegen, oder es verstärkt eine ohnehin schon vorhandene erwärmende Wirkung. Die Intensität dieses Effektes ist davon abhängig, welche Zubereitungsart gewählt wird.

Eine relativ milde Wirkung hat das langsame Anbraten bei mäßiger Hitze. Es eignet sich besonders im Winter dafür, die abkühlende Wirkung von Gemüsen auszugleichen. Eine vergleichbare Wirkung hat auch das Backen im Herd. Wenn Sie die Yang-Energie des Getreides erhöhen möchten, können Sie es kurz anrösten, bevor Sie heißes Wasser zum Kochen dazugeben. Insbesondere für Reis eignet sich dieses Verfahren sehr gut, um ihm eine etwas erwärmendere Wirkung zu verleihen.

Beim scharfen Anbraten bei großer Hitze oder – noch extremer – beim Grillen wird durch den unmittelbaren Kontakt mit großer Hitze sehr viel Yang in die Nahrung gebracht. Insbesondere bei Fleisch, das ja bevorzugt scharf angebraten oder gegrillt wird, ist dies nicht vorteilhaft, da Fleisch seiner Natur nach sowieso schon Yang ist. Menschen mit einer Tendenz zu Hitze-Disharmoniemustern sollten sowohl gegrilltes als auch scharf angebratenes Fleisch aus diesem Grund möglichst meiden.

Zusätzliche Wärme kann, unabhängig von der jeweiligen Zubereitungstechnik, durch erwärmende Gewürze wie z. B. Nelken, Zimt, Pfeffer, Muskatnuß, Ingwer oder Chili erreicht werden.

Auch hier ist es jedoch wichtig, sowohl der Konstitution wie auch der Jahreszeit angemessen zu würzen.

Zubereitungsarten, die das Yin unterstützen

Obwohl das Kochen an sich den Yang-Aspekt der Nahrung unterstützt, gibt es auch Methoden, welche die thermisch heiße Wirkung von Nahrungsmitteln ausgleichen bzw. die abkühlende Wirkung noch verstärken. Ersteres ist insbesondere bei thermisch heißen Fleischsorten von Bedeutung, letzteres beim Kochen von kühlen Gemüsesorten im Sommer.

Grundlage ist hier Kochen in Wasser. Außerdem kommt es auf die Zutaten an. So lassen sich Fleischgerichte z. B. durch die Zugabe von Obst (Bananen, Kiwis etc.) oder von Sprossen thermisch ausgleichen. Zitronensaft und Champignons wirken ebenfalls stark kühlend und eignen sich sehr gut zum Ausgleichen.

Wann, wie und wieviel Sie essen sollten

Aufgrund der Verdauungsaktivitäten gilt in der chinesischen Ernährungslehre die Regel, daß man morgens wie ein König, mittags wie ein Kaufmann und abends wie ein Bettler essen sollte. Dieses Konzept läßt sich natürlich auch abwandeln, eine zu große Mahlzeit abends vor dem Schlafengehen ist jedoch mit Sicherheit nicht förderlich, da dies leicht zur Nahrungsmittel-Akkumulation, zu Verdauungsstörungen und zu Übergewicht führen kann.

Wichtiger noch ist allerdings die *Regelmäßigkeit*. Die chinesische Medizin stützt sich in vielerlei Hinsicht auf die zyklischen Bewegungen der Natur und des Menschen. Für alle Dinge gibt es einen richtigen Zeitpunkt. Achten Sie also darauf, daß Sie sich Ihre Nahrung regelmäßig zuführen und daß Sie auch immer in etwa die gleichen Mengen zu sich nehmen. Es bringt Ihren Körper völlig durcheinander und kostet unnötig viel Energie, wenn Sie an einem Tag sehr viel und am anderen sehr wenig essen.

Normalerweise geht man von drei Mahlzeiten pro Tag aus. Im

Alter und bei chronischen Krankheiten sollte man jedoch häufiger kleinere Mengen zu sich nehmen, da dies den Verdauungstrakt weniger Energie kostet. Grundsätzlich sollte man mit dem Essen nie warten, bis man zu hungrig wird, aber auch nicht zu oft und zu viel essen, da beides auf unterschiedlichem Weg zur Schädigung der Milz führt.

Was die Menge der *Flüssigkeit* angeht, die man täglich zu sich nehmen sollte, so läßt sich dies nur individuell festlegen. Aus der Sicht der chinesischen Ernährungslehre ist es nicht nötig bzw. bisweilen sogar schädlich, wenn alle Menschen täglich drei Liter Flüssigkeit zu sich nehmen, wie westliche Theorien dies bisweilen fordern. Welches die angemessene Menge ist, hängt sowohl von der Konstitution, der Tätigkeit, dem Klima als auch ganz wesentlich von den Ernährungsgewohnheiten ab. Jemand, der viel wasserhaltiges Gemüse ißt, braucht sehr viel weniger zu trinken als jemand, der z. B. viele geräucherte Fleisch- oder Fischprodukte zu sich nimmt.

Wichtig ist, daß Sie auch bei Ihren Getränken auf die energetische Wirkung achten: Mineralwasser ist oft sehr salzig, Obstsäfte weisen einen hohen Zucker- oder Säuregehalt auf, und Kräutertees haben ganz spezifische Wirkungen, die im einzelnen betrachtet werden müssen. Wenn Sie während des Essens trinken, sollten Sie keine kalten Getränke, die den Verdauungstrakt abkühlen, wie z. B. Bier, zu sich nehmen, sondern lieber heißes Wasser oder Tee trinken.

Nicht nur, was Sie zu sich nehmen, entscheidet über den Wert einer Mahlzeit, sondern auch, wie Sie die Nahrungsmittel aufnehmen und verwerten können. Dies hat viel mit den «Rahmenbedingungen» zu tun, unter denen Sie essen. Nachfolgend seien die wichtigsten Aspekte benannt, auf die Sie achten sollten.

- Nehmen Sie sich genügend Zeit für das Essen, und essen Sie nicht unter Zeitdruck.

- Kauen Sie die Nahrungsmittel gründlich, denn Verdauung beginnt bereits im Mund. Insbesondere bei Vollkorngetreide ist dies sehr wichtig, da es die Organe des Verdauungstraktes sonst unnötig belastet.
- Essen Sie nicht, wenn Sie sich gerade geärgert haben oder emotional sehr aufgewühlt sind. Die «Wut im Bauch» ist der Verdauung sehr abträglich.
- Essen Sie nicht nebenbei, während Sie fernsehen, Radio hören oder lesen.
- Führen Sie keine aufregenden, tiefgehenden Gespräche beim Essen.
- Essen Sie nicht im Gehen oder Stehen.
- «Essen Sie, wenn Sie essen», um es in der Art des Zen auszudrücken.

Prinzipien der Heildiät

Die Heildiät ist eine Therapiemethode, die auf den allgemeinen Prinzipien der chinesischen Medizin beruht. In der Regel wird sie nicht als einziges therapeutisches Verfahren, sondern im Verbund mit Kräuterkunde oder Akupunktur eingesetzt. Entsprechend der Diagnostik, d. h. also bezogen auf ein bestimmtes Disharmoniemuster, wird eine spezifische Diätempfehlung gegeben. Da die klassische chinesische Medizin sich nicht an Krankheiten, sondern Mustern orientiert, welche die einzigartige Konstellation von Zeichen und Symptomen eines bestimmten Individuums reflektieren, gibt es hier keine spezifische Diät, wie sie die Schulmedizin z. B. bei Lebererkrankungen oder Bluthochdruck verordnet. Es kann durchaus sein, daß zwei Patienten, die im westlichen Sinn an ein und derselben Krankheit leiden, ganz verschiedene Diätempfehlungen bekommen – genau so, wie sie auch mit verschiedenen Heilkräutern und mit unterschiedlichen Akupunkturpunkten behandelt werden.

Die chinesische Medizin behandelt Imbalancen, indem sie versucht, sie auszugleichen: Leere wird aufgefüllt, Fülle ausgeleitet, Hitze gekühlt, Kälte gewärmt, Trockenheit befeuchtet und Feuchtigkeit getrocknet, um nur die einfachsten Prinzipien zu nennen. Dies geschieht – auf jeweils unterschiedliche Weise – sowohl mittels Akupunktur, Moxibustion und Kräuterheilkunde als auch Diätetik. Einem Patienten, der unter einem Kälte-Disharmoniemuster leidet, verschreibt man also mit Sicherheit warme oder heiße Nahrungsmittel, ein Patient mit einem Hitze-Muster bekommt kühle oder kalte Nahrungsmittel.

Das hört sich nun allerdings einfacher an, als dies in der Realität der Fall ist, denn es gilt dabei stets zu berücksichtigen, daß die jeweilige Diät die «Mitte», also Magen und Milz schützt und nährt. Würde man dem Patienten mit dem Kälte-Muster ausschließlich heiße und warme Nahrungsmittel verordnen, so hätte er in kürzester Zeit Probleme mit innerer Hitze. Umgekehrt bekäme der Patient mit dem Hitze-Muster Verdauungsprobleme, wenn man sein Milz-Qi mit einem Übermaß an kühlen und kalten Nahrungsmitteln unterkühlen würde. Dasselbe gilt im Prinzip für den therapeutischen Einsatz der Geschmacksrichtungen. Ein Zuviel an Bitter, Sauer, Süß, Scharf oder Salzig wird über kurz oder lang negative Auswirkungen zeigen.

Die Zusammenstellung einer Heildiät, so einfach ihre Grundregeln auch sein mögen, erfordert eine fundierte Ausbildung in chinesischer Medizin. Nur wer in der Lage ist, die richtige Diagnose zu stellen und entsprechend dieser eine Diät zu entwerfen, die sowohl dem individuellen Muster als auch den allgemeinen Prinzipien der chinesischen Ernährungslehre gerecht wird, sollte dies tun. Ein Laie, der sich aufgrund rudimentärer, angelesener Kenntnisse und einer Zuordnungstabelle der Nahrungsmittel seine Diät selbst zusammenstellt, wird in der Regel wenig Erfolg damit haben, kann sich im Gegenteil sogar Schaden damit zufügen. Um Ihnen trotzdem eine Vorstellung davon zu geben, wie die Heildiät funktioniert, möchten wir Ihnen zum Abschluß dieses Kapitels noch zwei einfache Beispiele geben.

Fall 1: Milz-Qi-Mangel

Stellen Sie sich eine übergewichtige, etwas aufgedunsene, blasse, von ihrem Temperament her eher ruhige Frau in mittleren Jahren vor. Sie bewegt sich wenig, friert relativ schnell, hat Verdauungsprobleme mit einer Tendenz zu weichem Stuhl, ist oft müde und fühlt sich in der letzten Zeit immer energieloser. Seit Jahren versucht sie schon, mit Hilfe aller möglichen Diäten ihr Gewicht zu reduzieren. Zwischendurch hat sie vielleicht auch mal ein bißchen abgenommen, aber nach jeder Abmagerungskur immer schneller wieder zugenommen. Über die Jahre ißt sie – abgesehen von regelmäßig vorkommenden Heißhungerattacken auf Süßes –

immer weniger, wird aber immer dicker. Ihre Ernährung besteht zu einem großen Teil aus Rohkost, außerdem nimmt sie viele – kalorienreduzierte – Milchprodukte zu sich.

Was ist los mit dieser Frau? Aus der Sicht der chinesischen Medizin ist ihr Milz-Qi – das «Verdauungsfeuer» – stark geschwächt. Es mag sein, daß sie bereits eine latente konstitutionelle Schwäche in diesem Bereich hatte. Durch die diversen Diäten und Fastenkuren, bei denen sie sehr viel energetisch kühle und kalte Nahrungsmittel zu sich genommen hat, hat sich das energetische Ungleichgewicht in ihrem Körper jedoch so verstärkt, daß sie sich jetzt fast krank fühlt.

Um ihr Milz-Qi wieder zu stärken, muß sie sich unbedingt physikalisch und energetisch erwärmende Nahrung zuführen, d.h., sie muß sich täglich mindestens eine warme Mahlzeit kochen, und sie sollte sich auf Nahrungsmittel, die energetisch warm oder neutral sind, konzentrieren, kühlende und kalte Nahrungsmittel hingegen vermeiden. Rohkost wie Obst und Salate sollten zunächst ganz vom Speiseplan gestrichen werden. Wichtig ist außerdem der Verzicht auf eisgekühlte Getränke oder Speiseeis sowie auf allzu schwer verdauliche Speisen. Der Heißhunger auf Süßes wird wahrscheinlich von ganz alleine verschwinden, da er ja ein Ausdruck des Milz-Qi-Mangels ist. Zuviel Süßes ist auf jeden Fall zu vermeiden, da es zu Akkumulation von Feuchtigkeit im Körper führt.

Dieser Fall ist einer, wie er heutzutage sehr häufig in der Praxis vorkommt. Es wird zwar eine gewisse Zeit dauern, bis das Milz-Qi dieser Frau wieder aufgebaut ist, sie wird sich jedoch nach der Ernährungsumstellung sicherlich besser fühlen, und sie wird – obwohl sie quantitativ und in Kalorien ausgedrückt mehr ißt als vorher – abnehmen, ohne sich besonders darum kümmern zu müssen.

Fall 2: Aufsteigendes Leber-Yang

Stellen Sie sich einen dieser Geschäftsmänner mittleren Alters vor, die immer auf Achse sind mit dem Gefühl, die Welt drehe sich nur, weil sie sich bewegen. Seit einigen Jahren leidet er unter Bluthochdruck, und sein Gesicht ist entsprechend oft gerötet, manchmal sind sogar die Augen blutunterlaufen. Er ist reizbar, neigt zu Kopfschmerzen, in der letzten Zeit manchmal auch zu Schwindelgefühlen, und er kann abends ohne sein Gläschen Wein nicht mehr einschlafen. Tagsüber trinkt er sehr viel Kaffee, um sich wach zu halten. Er ißt meist unterwegs, und da er meint, sich damit etwas Gutes zu tun, verzehrt er oft gegrilltes Fleisch – wegen der Proteine und der fettarmen Zubereitungsart. Außerdem liebt er scharf gewürztes Essen und geht mit seinen Geschäftsfreunden gerne in thailändische Restaurants.

Dieser Mann leidet unter aufsteigendem Leber-Yang, einem in unserer schnellebigen, konkurrenzorientierten Welt gerade bei Männern immer häufiger vorkommenden Syndrom. Ursache ist hier freilich nicht nur das Essen, sondern ebenso die Lebensweise. Eine Umstellung der Ernährung kann deshalb nur eine gewisse Verbesserung des Zustandes bewirken, solange er nicht bereit ist, grundsätzlich etwas an seinem Leben zu ändern.

In der Heildiätetik wird man diesem Mann nun also Nahrungsmittel verordnen, die kühlen und das Leber-Yang hemmen, wie z. B. Sellerie, Kopfsalat, Brunnenkresse und Algen. Er wird dazu angehalten, nur wenig Fleisch zu sich zu nehmen, allemal kein gegrilltes. Kaffee und Alkohol sollte er vermeiden oder zumindest stark reduzieren.

Obwohl es bei diesem Mann in bezug auf sein Leber-Yang darum geht zu kühlen, sollte er sich keinesfalls ausschließlich von Rohkost ernähren oder nur noch kühlende Speisen zu sich nehmen, weil er sonst sein Milz-Qi über kurz oder lang schädigen würde. Seine Ernährung sollte sich langfristig im thermisch neutralen bis kühlen Bereich bewegen.

Obwohl wir in diesem Kapitel die Wichtigkeit des Essens betont haben und diese keineswegs herabgewürdigt wissen wollen, möchten wir zum Schluß trotzdem vor überzogenen Erwartungen in Verbindung mit der Ernährung warnen. Gesundheit ist der Ausdruck des körperlichen, emotionalen, geistigen und spirituellen Lebens in Übereinstimmung mit dem größeren Fluß des Universums. Und Leben ist mehr als Essen. Insofern möchten wir uns anschließen an Bob Flaws, einen der bekanntesten amerikanischen Kenner der klassischen chinesischen Medizin und speziell der Ernährung, der in seinem Buch *Das Yin und Yang der Ernährung* schreibt: «Wir sollten stets bedenken, daß wir essen, um zu leben, nicht leben, um zu essen. Deshalb schenke man der Ernährung keine übermäßige Aufmerksamkeit, weder aus Unersättlichkeit noch aus Ernährungspurismus oder Überempfindlichkeit. Durch Rigidität im Umgang mit der Ernährung entstehen ebenfalls Krankheiten.»

8. KRÄUTERHEILKUNDE

Die in China mit Abstand am weitesten verbreitete Therapieform ist die Kräuterheilkunde. In einem Krankenhaus, das nach den Prinzipien der TCM arbeitet, werden etwa 70 Prozent der Patienten mit chinesischen Kräutern behandelt und nur 30 Prozent mit Akupunktur, Tuina und Qigong.

Die Domäne der Kräuterheilkunde sind Erkrankungen, die die inneren Organe sowie das Blut und die Körpersäfte betreffen.

Der Begriff Kräuterheilkunde ist etwas irreführend, denn die Arzneimittel der chinesischen Medizin bestehen keineswegs nur aus pflanzlichen, sondern auch aus mineralischen und tierischen Produkten. Da er sich jedoch sowohl im deutschsprachigen als auch im englischsprachigen Raum durchgesetzt hat und außerdem der Übersetzung aus dem Chinesischen entspricht, benutzen auch wir den Begriff Kräuterheilkunde.

Shen Nong, der «göttliche Landmann», soll täglich 70 Kräuter getestet haben. Auf ihn geht der Klassiker der Kräuterheilkunde, das *Shen Nong Ben Cao* zurück. In diesem Werk sind 365 Kräuter, Mineralien und Tierprodukte verzeichnet und klassifiziert.

Im 16. Jahrhundert erwarb sich Li Shi Zhen mit seinem Kompendium *Ben Cao Gang Mu* große Verdienste, in dem 1892 Substanzen aufgeführt und in ihren Wirkungen genau beschrieben werden.

Die Entwicklung der Kräuterheilkunde hält bis heute an. So wurde 1977 in Shanghai ein umfassendes Nachschlagewerk zur chinesischen Kräuterheilkunde mit 5767 traditionellen chinesischen Arzneimitteln veröffentlicht.

Die Hierarchie der Kräuter

Die Kräuter und andere heilkräftige Substanzen können in drei Klassen eingeteilt werden:

1. **Die Oberklasse**

Die Kräuter der Oberklasse wurden dem Herrscher bzw. dem Himmel zugeordnet und wurden klassischerweise eingesetzt, um das Leben zu verlängern bzw. Alterserscheinungen vorzubeugen. Sie sollten über lange Zeit eingenommen werden, um «das materielle Gewicht vom Körper zu nehmen». Aus dieser klassischen Beschreibung läßt sich der daoistische Ansatz der Kräuterheilkunde entnehmen. Für die Daoisten ging es nämlich nicht einfach um körperliche Gesundheit, sondern vielmehr darum, den Geist zu entwickeln, um sich mit den Göttern bzw. mit dem Himmel zu verbinden. Da die Schwere des materiellen Körpers in ihrer Vorstellung die geistige Entwicklung behinderte, ging ihr Bestreben dahin, diese Schwere zu überwinden. Die Kräuter der Oberklasse haben daher keine im engeren Sinne medizinische Wirkung, sondern sind stärkend und psychoaktiv. Ein entscheidendes Kriterium ist außerdem, daß sie auch bei längerem Gebrauch oder in hoher Dosierung ungiftig und unschädlich sind.

Das bekannteste Kraut der Oberklasse ist die Ginsengwurzel, *Ren Shen*, wörtlich übersetzt: «Menschenwurzel». Im *Shen Nong Ben Cao* wird die Ginsengwurzel folgendermaßen charakterisiert: «Sie ist von süßem Geschmack und warm von ihrem Temperaturverhalten her. Sie besänftigt den Geist und kräftigt die Herzenergie. Sie stoppt Furcht und Erregung und stärkt die Weisheit im Menschen.»

In modernen pharmakologischen Büchern wird die Ginsengwurzel auch empfohlen, um Lungen-, Milz- und Magenenergie und vor allem die Yang-Energie im Körper zu kräftigen.

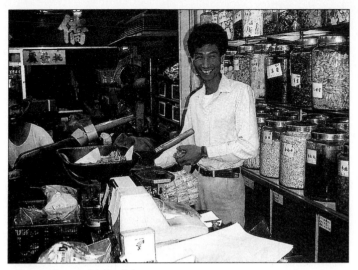

Abb. 40 *Chinesische Apotheke*

Andere Kräuter der Oberklasse sind die Süßholzwurzel, *Gan Cao*, sowie die Spargelwurzel, *Tian Men Dong*. Süßholz wird als Qi-, die Spargelwurzel als Yin-Tonikum eingesetzt. Da diese Kräuter bestimmte Aspekte der Energie im Körper ansprechen, sollten sie erst nach ausführlicher Diagnose durch einen geschulten Behandler eingenommen werden.

2. Die mittlere Klasse

Die Kräuter dieser Klasse werden auch Minister-Kräuter genannt und dem Menschen zugeordnet. Gemäß der klassischen philosophischen Trias «Himmel – Mensch – Erde» steht der Mensch zwischen Himmel und Erde und somit unter dem Einfluß dieser beiden Kräfte.

Die Kräuter der mittleren Klasse sind speziell dafür geeignet, die menschliche Natur zu erhalten. Sie werden besonders dann eingesetzt, wenn Krankheiten durch innere Ursachen wie schädigende Emotionen ausgelöst werden. Auch vorbeugend können sie verordnet werden und wirken dann konstitutionell stärkend. In der Regel werden sie über einen längeren Zeitraum eingenommen und sind daher selten toxisch. Sie haben aber im Gegensatz zu Kräutern der Oberklasse eine medizinische Wirkung.

Ein typisches Kraut dieser Klasse ist das Hasenohr, *Chai Hu*. Es wird häufig eingesetzt, um Leber-Qi-Stagnation aufzulösen und das Qi zum Fließen zu bringen.

3. Die untere Klasse

Kräuter der unteren Klasse haben Hilfsfunktionen und werden der Erde zugeordnet. Sie sind spezifisch medizinisch wirksam und können etwas toxisch sein, so daß man sie nicht über längere Zeit einnehmen sollte. Man verschreibt sie z. B. bei akuten Erkrankungen wie Erkältungen, aber auch bei Verstopfung.

Ein bekanntes Kraut dieser Kategorie ist die Rhabarberwurzel, *Da Huang*. Sie ist thermisch gesehen ein sehr kaltes Kraut und wirkt stark abführend. Ein anderes Beispiel ist das sehr giftige und thermisch sehr heiße Aconit, *Fu Zi*, das in den Körper eingedrungene Kälte vertreiben kann.

Zusammenfassend läßt sich sagen, daß diese Einteilung der Kräuter im *Shen Nong Ben Cao* eine klare Wertung enthält. Der «Herrscher» soll die Voraussetzungen für eine störungsfreie Existenz schaffen. Nur im Falle von Krisen und Unordnung aber sollen die aggressiv wirkenden «Gehilfen» eingesetzt werden. Auffällig ist auch hier wieder der Präventionsgedanke, der sich auf dem Boden des daoistischen Denkens entwickelt hat: Die wertvollsten Kräuter sind diejenigen, die vorbeugend eingesetzt werden.

Im Laufe der Zeit veränderten sich die Indikationen für die Herrscher-, Minister- und Hilfskräuter. Jedem einzelnen Kraut wurde jetzt außerdem eine Hauptwirkung zugeschrieben, aufgrund derer es in den Rezepturen eingesetzt wurde. Hinzu kamen die sogenannten «Botschafterkräuter», deren Aufgabe darin bestand, die verschiedenen Bestandteile einer Rezeptur in die entsprechenden Leitbahnen und Körperregionen zu leiten. Dieser Ansatz etablierte sich durch das Werk von Li Shi Zhen. Die von ihm selbst entworfenen Rezepte gingen immer von einem Herrscherkraut aus, das repräsentativ für die Stoßrichtung der Verschreibung war.

Temperaturverhalten und Geschmacksrichtung

Eine weitere Klassifikation der Kräuter und anderen Substanzen besteht in der Differenzierung nach ihrem Temperaturverhalten und ihrem Geschmack.

Jede Temperatur hat ihr eigenes Qi. So bewegt Wärme z. B. das Blut, während Kälte seinen Fluß verlangsamt. Die Temperaturachse der Kräuter variiert von sehr heiß bis zu sehr kalt. So werden z. B. bei diversen akuten Entzündungen, die sich durch Fieber, Hitze und Eiter auszeichnen, kalte bis sehr kalte Kräuter verwandt. Auf der anderen Seite werden eher warme bis heiße Kräuter z. B. bei Gelenkschmerzen, die sich durch Kälte verschlimmern, verschrieben.

Die Geschmacksrichtung eines einzelnen Krautes ist ähnlich wie bei der Diätetik von großer Bedeutung. Wir werden dies gleich bei der Besprechung der Rezepturen anhand von konkreten Beispielen erläutern.

Aufbau einer Rezeptur

Li Shi Zhen allein erwähnte über 11000 verschiedene Rezepturen. Unterteilt in verschiedene Aufgabenbereiche wurden in der Folge verschiedene Gruppen von Rezepturen definiert. Es gibt z. B. Rezepturen für die Behandlung von akuten Infektionskrankheiten, bei denen es z. B. darum geht, das Schwitzen einzuleiten, aber auch kräftigende Rezepturen, die bei Schwäche des Verdauungstraktes eingesetzt werden.

Bevor eine Kräuterrezeptur verschrieben wird, muß aber stets eine Diagnose nach den bereits ausführlich vorgestellten Prinzipien der chinesischen Diagnostik durchgeführt werden. Wir wollen dies an einem konkreten Beispiel erläutern:

Ein 40 Jahre alter Mann beklagt sich über Erschöpfung. Aufgrund ständiger körperlicher Überarbeitung ist er sehr müde. Seine Beine fühlen sich schwach an. Gelegentlich scheidet er breiige Stühle aus. Er erzählt dies alles mit einer sehr leisen Stimme. Seine Zunge ist auffällig blaß, sein Puls dünn und schwach.

In diesem Fall liegt ein Milz-Qi-Mangel vor, der durch die chronische Überarbeitung entstanden ist. Das Milz-Qi ernährt das Lungen-Qi nicht genügend (Hervorbringungszyklus), was sich in der leisen Stimme manifestiert. Die Milzenergie ist außerdem nicht stark genug, die aufgenommene Nahrung adäquat umzuwandeln, wodurch es zu breiigem Stuhl kommt. Die Zunge ist blaß, weil das Milz-Qi zu schwach ist, um Blut zur Zunge zu befördern und genügend Blut zu produzieren. Diese Schwäche zeigt sich auch im dünnen, schwachen Puls.

Behandlungsziel ist es in diesem Fall also, das Qi zu kräftigen und das Zang Milz zu stärken. Aus diesem Grund wird als Herrscherkraut die Ginsengwurzel eingesetzt. Sie ist süß, leicht warm und hat eine stark tonisierende Wirkung auf das geschwächte Milz-Qi. Das als Ministerkraut verwendete Speichelkraut, *Bai*

Zhu, ist bitter und warm. Es unterstützt das Herrscherkraut und kräftigt insbesondere das geschwächte Milz-Qi. Als Hilfskraut agiert in dieser Rezeptur der geschmacklich süß-fade, von der Temperatur her neutrale Fungus der Kiefernwurzel, *Fu Ling*. Dieser beseitigt die Feuchtigkeit, die oft durch einen Milz-Qi-Mangel entsteht, und unterstützt das Ministerkraut auf milde Weise. Als Bote wird schließlich die Süßholzwurzel eingesetzt. Sie hat eine leicht stärkende Wirkung auf das Qi und trägt dazu bei, daß alle Kräuter harmonisch miteinander arbeiten.

Die beschriebene Rezeptur ist eine berühmte klassische Mischung mit dem Namen *Si Jun Zi Tang*, zu deutsch: die Suppe der vier edlen Herren. Das Herrscherkraut Ginseng gibt hier die Stoßrichtung an, alle anderen Kräuter «ordnen sich unter» und unterstützen seine Wirkungsweise. Alle korrekt verschriebenen Rezepturen sind nach diesem Prinzip aufgebaut.

Eine chinesische Rezeptur zeigt ihre volle Wirkung nur dann, wenn sowohl die Wirkungsrichtung als auch das thermische Verhalten und der Geschmack auf die Disharmonie des Patienten abgestimmt sind. Es gibt also, um nur ein Beispiel zu nennen, keine Standardrezeptur für Husten. Bei Husten mit großen Mengen an weißem Schleim setzt man trocknende, leicht warme Kräuter ein, bei Husten mit viel gelbem Schleim dagegen eher kühle usw.

Im allgemeinen bestehen Rezepturen aus zwei bis zwölf Kräutern. Je komplizierter die Erkrankung, desto mehr Kräuter werden verordnet. Allerdings gibt es dafür keine festgelegten Regeln. Erfahrung, Wissen und Intuition des Behandlers spielen hier eine große Rolle.

Einnahme von Einzelkräutern

In der Volksmedizin des Fernen Ostens gibt es einige Kräuter, die für den Hausgebrauch zur allgemeinen Kräftigung eingenommen werden. Eine beliebte Methode, diese Kräuter zuzubereiten, ist das Kochen einer sogenannten Kraftsuppe. Auch in unseren Breitengraden weiß man um die Wirksamkeit einer kräftigen Suppe nach einer schweren Erkrankung. In China wird z. B. Frauen nach der Geburt empfohlen, ihr Qi und Blut mit solchen Kraftsuppen zu stärken. Aber auch bei anderen Schwächezuständen sind die Suppen ein beliebtes Mittel.

Traditionell werden für Kraftsuppen ein Suppenhuhn und Reis als Grundlage benutzt. Neben diversen Gemüsen werden mehrere Kräuter hinzugefügt. Häufig benutzt man z. B. die chinesische Engelswurzel, *Dang Gui*, die Tragantwurzel, *Huang Qi*, Lotussamen, *Lian Zi*, und die Longanfrucht, *Long Yan Rou*. Man läßt die Kraftsuppe vier bis sechs Stunden köcheln und verzehrt täglich ein wenig davon. In der Regel kocht man sich eine Portion für eine Woche im voraus. Schon nach wenigen Wochen berichten die meisten Patienten von einer spürbaren Kräftigung. Man findet diese Suppenkräuter abgepackt in den meisten chinesischen Supermärkten. Je nach individueller Disharmonie kann diese Suppe mit Muskatnuß gewürzt werden, um das Milz- und Magen-Qi zu stärken, oder mit Fenchelsamen, um Magenschmerzen und Verdauungsprobleme zu lindern.

Einzelne Kräuter werden aber auch in Weine eingelegt. Bekannt ist z. B. Eucommiawein für schwache Knochen und bei Lendenwirbelschmerzen. Wir könnten noch viele andere Beispiele für die Anwendung von Einzelkräutern nennen, möchten an dieser Stelle jedoch nicht näher darauf eingehen, sondern darauf hinweisen, daß man sich bei der täglichen Einnahme von Einzelkräutern – so heilsam sie im Prinzip auch sein mögen – vergewissern sollte, ob sie der eigenen energetischen Situation auch tatsächlich angemessen sind. Ein Beispiel dazu aus der Praxis:

Ein 60 Jahre alter Mann kam mit Kopfschmerzen, die vor zwei Monaten ohne besonderen Anlaß plötzlich aufgetreten waren. Sein Blutdruck war leicht erhöht, auffällig war seine rote Gesichtsfarbe. Er lebte sehr gesund, war seit zehn Jahren Vegetarier und betrieb regelmäßig Sport. Die Zunge des Patienten war leicht gerötet, der Puls beschleunigt.

Die Diagnose ergab einen leichten Nieren-Yin-Mangel mit aufsteigendem Leber-Yang. Die Disharmonie war aber eigentlich nicht so gravierend, daß sie für die entstandene Symptomatik hätte verantwortlich sein können. Nach weiterer Befragung stellte sich schließlich heraus, daß der Patient seit zehn Wochen regelmäßig koreanische Gingsengwurzel kaute, um seine Vitalität zu verbessern.

Nun ist es zwar die Funktion der Ginsengwurzel, die Vitalität zu steigern, sie ist aber bei einem Nieren-Yin-Mangel mit aufsteigendem Leber-Yang absolut kontraindiziert, weil sie sowieso schon nach oben aufsteigende Leber-Energie noch verstärkt. Dieses Phänomen, daß Ginseng unter bestimmten Umständen zu einer Erhöhung des Blutdruckes führen kann, wurde jetzt übrigens auch in neueren pharmakologischen Studien nachgewiesen. Der Patient setzte jedenfalls die Einnahme der Ginsengwurzel ab. Nach zwei Wochen hatte sich sein Blutdruck normalisiert, und die Kopfschmerzen waren verschwunden.

Darreichungsformen

Dekokte

In China werden die Kräuterrezepturen am häufigsten in Form von Dekokten *(Tang)*, wörtlich übersetzt: Suppen, Abkochungen, eingenommen. Auf diese Weise können sie am leichtesten verdaut und vom Verdauungstrakt gut absorbiert werden. Die diversen Kräuter müssen circa 40 Minuten geköchelt werden. Aufgrund des Zeitaufwands und wegen des zum Teil sehr gewöhnungsbedürftigen Geschmackes werden sie von westlichen Patienten öfters abgelehnt. Die Dekokte haben jedoch gegenüber den Fertigpräparaten, auf die wir gleich noch zu sprechen kommen, den großen Vorteil, daß man sie individuell anpassen kann. Da sie ja aus einzelnen Kräutern bestehen, die in ihrer Gesamtheit den Charakter der Rezeptur festlegen, kann der Behandler die Dosierung eines einzelnen Krautes erhöhen oder verringern, um so dem individuellen Disharmonie-Muster des Patienten gerecht zu werden. Außerdem ist es möglich, ein oder mehrere Kräuter zu der Originalrezeptur hinzuzufügen, um z. B. die Wirkung zu verstärken.

In bezug auf unser Beispiel für den Aufbau einer Rezeptur ergeben sich dadurch verschiedene Variationsmöglichkeiten: Wäre die Müdigkeit das für den Patienten dominierende Symptom, unter dem er am meisten leidet, dann könnte man das Hauptkraut der Rezeptur, die Ginsengwurzel, *Ren Shen*, etwas höher dosieren. Man könnte auch noch ein Kraut hinzufügen, das psychisch anregend wirkt und den Patienten energetisch sozusagen «anhebt», wie etwa die Tragantwurzel, *Huang Qi*. Stünden aber die breiigen Stühle im Vordergrund, so würde man die Dosierung des Speichelkrautes, *Bai Zhu*, und den Fungus der Kiefernwurzel, *Fu Ling*, erhöhen, da sie besonders das Milz-Qi stärken.

Bei der Diagnose und der Verschreibung einer Rezeptur gilt es also stets, den Patienten in seiner Gesamtheit zu erfassen. Alle für den Patienten wichtigen Aspekte können auf diese Weise bei der Rezeptur eines Dekoktes berücksichtigt werden.

Pillen

Pillen *(Wan)* setzen sich aus fein pulverisierten Arzneimitteln zusammen und werden mit Honig, Stärke oder Wachs versetzt. Ihre medizinische Wirkung ist eher mild und langsam, und sie eignen sich deshalb besonders für die Behandlung chronischer und konstitutioneller Disharmonien. Über lange Zeit gesehen sind sie weniger kostspielig als Dekokte.

Pulver

Für die Zubereitung von Pulvern (*San*) werden gemahlene Kräuter aufgekocht und anschließend fünf bis zehn Minuten geköchelt. Die Dosierung innerhalb dieser Verabreichung ist geringer als bei Dekokten und damit auch billiger. Auch sie werden leicht absorbiert. Ihre medizinische Wirkungsstärke liegt zwischen der der Dekokte und der Pillen.

Neben Pflastern zur äußeren Anwendung und medizinischen Weinen stellen diese drei Darreichungsformen den größten Bestandteil des chinesischen Repertoires dar.

Indikationen für chinesische Kräuter

Akute Erkrankungen

Insbesondere akute Erkrankungen können mit chinesischen Kräutern sehr effektiv behandelt werden. Dazu gehören:
- grippale Infekte
- Sinusitis, Rhinitis
- akuter Husten
- akute Erkrankungen des Magen-Darm-Traktes, insbesondere Durchfallerkrankungen
- akute Harnwegsinfekte
- Herpes Zoster

Diese Erkrankungen sprechen oft in wenigen Tagen auf die Behandlung an. Die Kräuter werden als Dekokt verordnet und relativ hoch dosiert, um eine schnelle Wirkung zu erreichen.

Wir wollen dies beispielhaft an der Behandlung eines akuten grippalen Infekts erläutern:

Eine 25jährige Frau hat sich während einer Radtour im Herbst stark unterkühlt. Noch am selben Abend beginnt sie heftig zu niesen und zu frösteln, hat leichte Gliederschmerzen, und der Nacken fühlt sich steif an. Nach der chinesischen Diagnostik ist hier äußere Wind-Kälte eingedrungen. Die Abwehrenergie ist an der Oberfläche (Haut) blockiert, d. h., der Infekt ist noch nicht tief in den Körper eingedrungen.

Die Frau bereitet sich einen Grog mit Nelken und Zimt zu. Dann legt sie sich ins Bett und beginnt alsbald zu schwitzen. Dies wird durch den scharfen Geschmack und die Wärme der Gewürze erreicht. Durch das Schwitzen wird die Oberfläche von der äußeren Kälte befreit, und die Patientin ist am nächsten Tag wiederhergestellt.

In China würde man therapeutisch ganz ähnlich vorgehen.

Man reicht z. B. frischen Ingwer, der ja ebenfalls scharf ist, und Sojabohnen in einer Suppe, um denselben Effekt zu erzielen, nämlich die Oberfläche zu öffnen und die Kälte zu vertreiben.

Ein weiteres Beispiel für die Wichtigkeit der Differenzierung in der chinesischen Medizin bei akuten Erkältungskrankheiten:

Ein junger Mann fährt im Hochsommer nach einer Feier, bei der viel Alkohol konsumiert wurde, leicht bekleidet mit dem Fahrrad nach Hause. Am nächsten Morgen wacht er mit geschwollenen, schmerzhaften Mandeln sowie mit Kopfschmerzen und einem leichten Husten auf. In diesem Fall ist es Wind-Hitze, die durch Nase und Mund eingedrungen ist. Dazu kommt innere Hitze im Magen, die durch den Alkoholkonsum am Abend vorher hervorgerufen worden ist. Diese beiden Faktoren führen zu der Mandelentzündung.

Würde man ihm nun einen Grog oder ähnlich wirkende Substanzen verordnen, so würde die Hitze sich noch verschlimmern und der pathogene Faktor könnte weiter in das Innere des Körpers eindringen. Statt dessen sollte dieser Patient zu Birnen- oder Tomatensaft greifen, da diese Säfte Hitze kühlen. Außerdem müßten ihm kühlende und Hitze ausleitende Kräuter verschrieben werden.

Vergleicht man nun beide Beispiele, so läßt sich sagen, daß Infekte genau nach ihrem Charakter diagnostiziert werden müssen, um zu verhindern, daß sie die inneren Organe angreifen. Gerade bei alten oder bettlägerigen Menschen weiß man um die Gefahr, daß ein anfänglich harmloser Schnupfen eine Bronchitis oder Lungenentzündung nach sich ziehen kann.

Wenn Infekte von Anfang an korrekt behandelt werden und die Patienten sich Ruhe gönnen, muß ein grippaler Infekt nicht sieben Tage dauern, sondern kann bereits im Anfangsstadium effektiv über die Haut oder den Darm ausgeleitet und ausgeheilt werden.

Chronische Erkrankungen

Aber auch bei chronischen Störungen und Erkrankungen können insbesondere bei folgenden Beschwerden gute Resultate erwartet werden.
- Hauterkrankungen, besonders Ekzeme, Neurodermitis
- Gelenkbeschwerden
- Erkrankungen des reproduktiven Systems
- Schlafstörungen
- Immunschwäche
- chronische Entzündungen
- Erkrankungen des Verdauungstraktes
- allgemeine Körperschmerzen

Ein Fallbeispiel zur Behandlung von chronischen Störungen: Eine 50jährige Frau empfindet häufig Brennen beim Wasserlassen. Schulmedizinisch kann kein positiver Befund festgestellt werden. Diese Beschwerden treten in unregelmäßigen Schüben auf. Die Patientin ist im allgemeinen sehr unruhig, sie schläft schlecht, und ihr ist immer sehr warm. Die Zunge ist rot und zeigt an der Zungenwurzel einen dicken gelben Belag. Der Puls ist beschleunigt. Die Patientin möchte jetzt etwas für sich tun, bevor es zu einem neuen Schub kommt.

Der Befund ergibt einen Nieren-Yin-Mangel mit feuchter Hitze im Unteren Brenner, denn die Zunge ist rot und der Puls beschleunigt. Die Patientin weist außerdem Zeichen eines Überschusses an Yang oder Hitze auf, denn sie ist unruhig und warm.

Was man hier also benötigt, ist eine Rezeptur, die gleichzeitig den Nieren-Yin-Mangel behebt und die feuchte Hitze ausleitet. Nur wenn das Yin kräftiger wird, kann es verhindern, daß immer wieder Hitze entsteht, die in diesem Fall auch für das Brennen beim Wasserlassen verantwortlich ist. Man benutzt also als Grundlage eine berühmte chinesische Rezeptur *(Liu Wei Di Huang Wan)*, die das Nieren-Yin auf milde Weise kräftigt, und fügt dieser zwei bittere und kalte Kräuter hinzu, die die feuchte Hitze ausleiten. Im Gegensatz zur Behandlung akuter Erkrankungen müssen diese Kräuter meist über Wochen genommen werden, da es im Regelfall länger dauert, eine chronische Schwäche zu behandeln.

Die konstitutionelle Behandlung

An diesem Punkt kommen wir wieder zum prophylaktischen Ansatz der chinesischen Medizin. Dabei geht es darum,
a) Krankheiten vorzubeugen und
b) die angeborene oder z. T. erworbene Konstitution zu kräftigen.

Jeder von uns hat sowohl körperliche als auch geistige Stärken und Schwächen. Je älter wir werden, desto deutlicher zeigt sich unser individuelles energetisches Muster. Um zu beurteilen, in welche energetische Richtung wir uns entwickeln, sollte man sich in gewissen Abständen einer chinesischen Diagnostik unterziehen. Aufgrund des Ergebnisses dieser Diagnostik kann entschieden werden, welche Form der Therapie sich zur Unterstützung der Konstitution eignet. Wir wollen die Prinzipien einer konstitutionellen Kräutertherapie anhand von zwei Beispielen illustrieren. Da wir schon relativ häufig auf Yin- bzw. Yang-Konstitutionen eingegangen sind, haben wir zwei bisher noch wenig besprochene Disharmonien ausgewählt: die Schwäche des Blutes und das Übermaß an Feuchtigkeit.

Fall 1: Schwäche des Blutes

Eine 44jährige Frau leidet seit geraumer Zeit unter Haarausfall. Gleichzeitig sind Veränderungen in bezug auf ihre Monatsblutung eingetreten, d. h., der Zyklus hat sich verlängert, die Blutungen sind sehr schwach. Die Frau ist sehr dünn, ernährt sich vorwiegend vegetarisch und bevorzugt Rohkost. Sie arbeitet als Ärztin und macht häufig Nachtschichten, was sie selbst dafür verantwortlich macht, daß ihr Schlafrhythmus sich noch verschlechtert hat. Unter Einschlafstörungen leidet sie schon seit langer Zeit. Die Zunge ist blaß und dünn, die Pulse sind schwach und rauh.

Von ihrer Konstitution her neigt diese Patientin zu einer Schwäche des Blutes, die sich auf verschiedenen Ebenen zeigt. Darauf verweist der Haarausfall, denn das Blut ist es, das neben dem Jing für die Kraft und den Glanz des Haares verantwortlich ist. Aber auch die Veränderungen der Monatsblutung haben mit einer Schwäche des Blutes zu tun. Nur wenn genügend Blut vorhanden ist, haben Frauen einen regelmäßigen menstruellen Zyklus mit angemessenem Blutfluß. Da Blut außerdem den Shen verankert, macht sich ein Mangel, wie auch in diesem Fall, sehr häufig als Einschlafstörung bemerkbar.

Der Patientin wird geraten, ihre Ernährung dergestalt umzustellen, daß sie die Rohkost zugunsten von gekochtem Essen reduziert, um die Milzenergie nicht weiter zu schwächen und die Blutbildung zu unterstützen. Außerdem sollte sie gelegentlich Fisch und Fleisch in ihren Speiseplan integrieren. Bleibt dieser Blut-Mangel unbehandelt, dann kann es früher oder später zu schweren Störungen wie Depression, Gelenkschmerzen und Hautproblemen kommen. Daher wird der Behandler außerdem Substanzen verschreiben, die das Blut stärken. Diese werden häufig in Pillenform verabreicht und für längere Zeit eingenommen.

Fall 2: Übermaß an Feuchtigkeit

Menschen, die an einem Übermaß an Feuchtigkeit leiden, waren häufig schon in ihrer Kindheit etwas dicklich. Auch im Erwachsenenalter haben sie Probleme mit schneller Gewichtszunahme oder Übergewicht. Meist haben sie einen Hang zu Süßspeisen. Neben häufiger Müdigkeit in Verbindung mit Körperschwere leiden sie oft unter rheumatischen Schmerzen, die sich bei kaltem und feuchtem Wetter verschlimmern. Außerdem haben sie eine Tendenz zu Erkältungen und Husten mit viel Schleim.

Auch hier ist Ernährungsumstellung angezeigt, nämlich die Einschränkung von Milchprodukten und Süßspeisen. Darüber hinaus werden Kräuter empfohlen, die die Energien von Milz und Magen stärken und so eine Umwandlung der inneren Feuchtigkeit bewirken.

Bei solchen konstitutionellen Behandlungen wird den Patienten geraten, mit dem Wechsel der Jahreszeiten in die Praxis zu kommen. Veränderungen und Verbesserungen in der energetischen Situation der Patienten werden notiert bzw. führen dazu, daß der Behandler die Dosierung oder das Mittel verändert, um es der neuen Situation des Patienten anzupassen. Durch diese Behandlung, in der der Patient gefordert ist, auch kleinere Veränderungen und Reaktionen wahrzunehmen, entwickelt er ein besseres Körpergefühl, und seine Selbstwahrnehmung wird geschärft. Allein schon dies ist ein wichtiger Schritt im Rahmen jeder Gesundheitsvorsorge!

Westliche Kräuter für die TCM?

Häufig wird die Frage gestellt, ob man statt der chinesischen oder asiatischen Kräuter nicht auch einheimische europäische Kräuter verwenden könne. Es sind in der Zwischenzeit Versuche gemacht worden, westliche Kräuter nach den Regeln der chinesischen Kräuterheilkunde zu klassifizieren – bislang jedoch mit geringem Erfolg. Auch ein Vergleich zwischen moderner Phytotherapie, basierend auf den galenischen Gesetzen, und chinesischer Kräuterheilkunde ist sehr problematisch. Die im Westen praktizierte Phytotherapie ist der Theorie und Methodik der westlichen Medizin angepaßt. So werden z. B. im Westen sehr häufig Einzelkräuter verordnet, wie etwa der Mönchspfeffer bei Menstruationsbeschwerden, während in der chinesischen Medizin die Verordnung von Einzelkräutern eine eher untergeordnete Rolle spielt. Hier geht es um die Kombination von Kräutern, die sich gegenseitig in ihrer Wirkung unterstützen oder moderieren.

Entscheidend ist, daß sich der Einsatz von Kräutern innerhalb der chinesischen Medizin auch an deren diagnostischen und therapeutischen Leitlinien orientieren muß. Das heute in China bekannte und angewandte Arzneimittelkontingent wird schon seit über 2000 Jahren eingesetzt und erprobt; die Wirkungen und Nebenwirkungen der Kräuter sind in zahlreichen Büchern aufgelistet worden. Viele Ärzte haben Studien mit diesen Kräutern gemacht und die Reaktionen gewissenhaft beschrieben. In den letzten Jahren erweitern außerdem pharmakologische Daten über die einzelnen Kräuter das Wissen über ihre Wirkungsweise.

Aus diesem Grund muß man sagen, daß der derzeitige Stand des Wissens über westliche Kräuter es nicht zuläßt, die chinesischen Kräuter durch westliche zu ersetzen. Und man kann davon ausgehen, daß sich dies auch so schnell nicht ändern wird.

Tierprodukte und Potenzmittel

In der letzten Zeit wurde in manchen Zeitschriften und Zeitungen auf die unrühmliche Rolle der chinesischen Medizin in bezug auf die Ausrottung einiger vom Aussterben bedrohter Tierarten hingewiesen. Dies trifft den Sachverhalt nicht wirklich, und wir wollen deshalb in Kürze auf dieses Thema zu sprechen kommen.

Potenzmittel sind in ganz Ostasien sehr gefragt. Über die Jahrhunderte hat sich in China bzw. im angrenzenden asiatischen Raum der Glauben verbreitet, daß Tierprodukte wie Genitalien von diversen Tieren (z. B. Tigerpenisse), Geweihe, Seepferdchen usw. die Potenz kräftigen könnten. Da man davon ausgeht, daß Impotenz meist das Resultat eines Nieren-Yang-Mangels ist, werden diese Tierprodukte mit entsprechend stärkenden Kräutern kombiniert. Beides wird zusammen verarbeitet und als Fertigmittel in Form von Tabletten auf den Markt gebracht.

Im klinischen Alltag eines chinesischen Krankenhauses oder in westlichen Praxen finden solche Mittel so gut wie keine Anwendung. Was dort häufig zur Behandlung von Hauterkrankungen eingesetzt wird, sind z. B. Zikadenpanzer, da diese sehr effektiv wirken bei der Linderung von Juckreiz. Außerdem eignen sich verschiedene Muschelarten besonders gut dazu, chronische Yin-Mangelzustände zu behandeln, und sind deshalb oft Bestandteil von entsprechenden Rezepturen.

Der Einsatz von Tierprodukten, wenn sie durch Tötung von bedrohten Arten oder durch unwürdige Haltung von Tieren gewonnen werden, muß jedoch aufs schärfste abgelehnt werden und steht absolut in Widerspruch zu einer ganzheitlichen Medizin, die den Menschen als Teil der Natur betrachtet. Die verschiedenen Ausbildungsstätten Deutschlands legen Wert auf diese Feststellung. Die «Arbeitsgemeinschaft für Klassische Akupunktur und Traditionelle Chinesische Medizin» hat z. B. mehrere Protestschreiben an die zuständigen Stellen in China geschickt. Um bedrohte Tierarten vor dem Aussterben zu schützen, hilft letztendlich wahrscheinlich nur ein weltweites Jagd- und Handelsverbot, das bei Zuwiderhandlung strenge Strafen in Aussicht stellt. So konnte z. B. der Bestand von Elefanten wieder erhöht werden, indem man den Elfenbeinjägern hohe Strafen auferlegte.

9. CHINESISCHE MEDIZIN IN DEUTSCHLAND

Wie die chinesische Medizin nach Europa kam

Das Wissen über die Akupunktur wurde durch reisende europäische Ärzte und viele Abhandlungen von in China lebenden Jesuiten nach Europa gebracht. Im 17. Jahrhundert war es Ted Rhyne, ein Arzt der Holländischen East-India Company, der während seines zweijährigen Aufenthaltes in Japan als einer der ersten westlichen Ärzte einen Einblick in die Akupunktur bekam. Seine Abhandlungen, die er nach diesem Aufenthalt schrieb, stießen in Europa auf große Resonanz und erlangten einen relativ großen Bekanntheitsgrad.

Die meisten Berichte verschiedener Jesuiten aus dieser Zeit gaben die inhaltlichen Konzepte der chinesischen Medizin sehr gut wieder. Wie diesen Schriften zu entnehmen ist, waren die Missionare insbesondere von der chinesischen Pulsdiagnose stark beeindruckt. Es scheint, daß die Jesuiten in dieser Zeit sehr viel offener für diese fremdartigen medizinischen Theorien waren als die meisten Ärzte, die aus dem Westen nach China kamen.

Zu Beginn des 18. Jahrhunderts erschien ein sehr umfassendes Werk zur Akupunktur und Moxibustion des Deutschen Engelbert Kämpfer, eines der letzten großen Reisenden im Fernen Osten, der sich längere Zeit in Japan aufgehalten hatte. Zu dieser Zeit war das Interesse an Akupunktur in Deutschland allerdings recht gering.

Anders war die Situation in Frankreich. Unter anderem deshalb, weil viele der in China missionierenden Jesuiten, die sich mit chinesischer Medizin beschäftigten, aus Frankreich stammten, war diese Form der Medizin dort bekannter und genoß eine größere Akzeptanz. Insbesondere im 19. Jahrhundert war Akupunktur in Frankreich *en vogue* und verbreitete sich von dort aus über Europa. Bis 1825 wurde die Akupunktur sehr häufig bei der Behandlung von Neuralgien und rheumatischen Erkrankungen angewandt.

Es gibt verschiedene Erklärungsansätze dafür, warum die chinesische Medizin gerade im Frankreich des 18. und 19. Jahrhunderts soviel Anklang fand, während sie in Deutschland besonders während des 18. Jahrhunderts eher auf kritische Ablehnung stieß. Mit Sicherheit spielte die Aufbruchsstimmung im nachrevolutionären Frankreich eine nicht unbedeutende Rolle. Im Zuge der Revolution waren viele alte Institutionen abgeschafft worden, und auch im medizinischen Bereich herrschte Offenheit für allerlei Neuerungen. In einer solchen Umbruchssituation, in der verschiedenste medizinische Experimente durchgeführt wurden, konnte sich auch die Akupunktur einen Platz erobern.

In der zweiten Hälfte des 19. Jahrhunderts nahm diese anfängliche Begeisterung über die chinesische Medizin allerdings auch in Frankreich wieder ab. Bedauerlicherweise setzte sich in dieser Zeit eine Form der Akupunktur durch, bei der Akupunkturnadeln nur in schmerzhafte Regionen gesetzt wurden. Diese Methode war äußerst unangenehm für die Patienten und hatte wenig mit der aus China kommenden Akupunktur zu tun.

Erst im 20. Jahrhundert sollten die Anwendung und das Studium der chinesischen Medizin in Europa wieder belebt werden. Das Interesse an der Akupunktur im 20. Jahrhundert ist stark verbunden mit der Person Georges Soulié de Morants. Folgende Geschichte wird über den Franzosen erzählt: Er war Konsul in Yunnan-fu (Kunming), als 1908 eine Cholera-Epidemie ausbrach. Er war so überzeugt und angetan von den Leistungen der Akupunktur und chinesischen Kräuterheilkunde, daß er begann, chinesische Klassiker zu übersetzen und in Frankreich Akupunktur zu unterrichten. Seiner Arbeit ist es zu verdanken, daß die Akupunktur in den dreißiger Jahren in Frankreich wieder aufblühte.

1949 wurden in Frankreich die erste Akupunkturgesellschaft gegründet und erstmals internationale Kongresse organisiert. Dies führte unter anderem 1951 zur Gründung der ersten Gesellschaft für Akupunktur in Deutschland.

Seit dieser Zeit widmeten sich Ärzte und Heilpraktiker in Frankreich und Deutschland kontinuierlich der Akupunktur, und sie verbreitete sich weiter in ganz Europa.

Die Entwicklung seit der Nachkriegszeit

Im Gegensatz zu Frankreich, wo George Soulié de Morant bis 1934 fünf grundlegende Arbeiten zur Akupunktur veröffentlicht hatte, gab es in Deutschland in der Zeit vor dem Zweiten Weltkrieg kein nennenswertes Interesse an der chinesischen Medizin. Die Schriften Soulié de Morants waren es denn auch, die zunächst nur einigen wenigen Ärzten und Heilpraktikern in der Bundesrepublik Deutschland in den frühen fünfziger Jahren die ersten Anregungen gaben, sich mit Akupunktur zu beschäftigen. Man begann also nicht mit chinesischer Originalliteratur, sondern mit den französischen Übersetzungen dieses engagierten Sinologen und Akupunkteurs, der übrigens kein Arzt war, sondern sich während seiner Zeit als Konsul in China hatte zum Akupunkteur ausbilden lassen. Weitere Einflüsse kamen aus Japan nach Deutschland.

Die Pionierphase
(fünfziger und sechziger Jahre)

Mit der Gründung der «Deutschen Gesellschaft für Akupunktur» (DGfA), deren Mitglieder vornehmlich Ärzte und Zahnärzte sind, und der «Arbeitsgemeinschaft für Klassische Akupunktur und Traditionelle Chinesische Medizin», einer Organisation, die hauptsächlich Heilpraktiker vereinigt, nahm die Entwicklung der Akupunktur in der jungen Bundesrepublik ihren Aufschwung. Zu dieser Zeit gab es keine regulären Ausbildungsgänge in chinesischer Medizin, und das theoretische und praktische Wissen wurde von einigen wenigen weitergegeben. Kennzeichnend für diese erste Entwicklungsphase der chinesischen Medizin in der BRD ist, daß die ersten Übersetzungen von Fachbüchern ins Deutsche entstanden, wobei allerdings meist nicht die chinesische Originalliteratur zugrunde gelegt, sondern «Umwege» über das Französische (die französische Literatur hatte überdies oft schon den Umweg vom Chinesischen ins Vietnamesische hinter sich) oder über das Englische gemacht wurden. Grundlagenarbeit oder Forschung in dem Sinne gab es in dieser Zeit nicht, sondern man war ganz auf die Praxis hin orientiert. Außerdem beschränkte man sich auf die Akupunktur und nahm andere Aspekte der chinesischen Medizin noch gar nicht wahr.

Der Akupunktur-Boom
(siebziger und frühe achtziger Jahre)

Diese Situation veränderte sich mit der Öffnung der Volksrepublik China Anfang der siebziger Jahre. In diese Zeit fällt das große Interesse der Weltöffentlichkeit an der sogenannten Akupunktur-Analgesie bzw. -Anästhesie, ausgelöst durch einen Bericht des amerikanischen Journalisten James Reston. Dieser war 1971, nachdem die USA diplomatische Gespräche mit der VR China aufgenommen hatten, dorthin gereist und an einer Blinddarmentzündung erkrankt. Der damalige Premierminister Zhou Enlai veranlaßte, daß der Journalist im Antiimperialistischen Krankenhaus mit Akupunktur-Anästhesie operiert wurde. Beschwerden, die nach der Operation auftraten, wurden außerdem mit Akupunktur und Moxibustion erfolgreich behandelt. Die Berichte Restons über seine eigenen Erfahrungen mit dieser Medizin sowie über andere Operationen mit Akupunktur-Anästhesie, bei denen er hatte zuschauen dürfen, erregten weltweit großes Aufsehen.

Auch in Deutschland gab es in der Folgezeit Versuche, Operationen unter Akupunktur-Anästhesie durchzuführen, was sich letztlich aber doch als komplizierter herausstellte, als ursprünglich erhofft. Was die «Reston-Story» jedoch bewirkte, war ein plötzlich sehr großes, wenngleich zunächst vor allem sensationslüsternes Interesse an der chinesischen Medizin. So reisten viele amerikanische und europäische Ärzte und Heilpraktiker in der ersten Zeit eher nach Hongkong und Taipeh, später auch in die VR China, um in Krankenhäusern zu hospitieren oder an teilweise extra für sie eingerichteten Kurzlehrgängen teilzunehmen. Daß man chinesische Medizin nicht so auf die schnelle und mal eben nebenbei erlernen kann, war in dieser Zeit noch nicht ins Bewußtsein gedrungen.

Das wachsende Interesse der Patienten an alternativen Heilmethoden und auch an der Akupunktur und die Angst der Ärzte, ihre Patienten an Heilpraktiker zu verlieren, trugen in den siebziger Jahren dazu bei, daß gemeinsame Bemühungen von Ärzten und Heilpraktikern, wie es sie in der ersten Zeit gegeben hatte, leider ein Ende fanden. Es war dies die Zeit, in der Köhnlechner, ehemals Manager eines großen Verlags und später Heilpraktiker, mit seinen Attacken gegen die Schulmedizin Schlagzeilen machte und die Alternativmedizin, u. a. auch die Akupunktur, medienwirksam verkaufte. Obwohl die Heilpraktiker ganz entschieden dazu beigetragen hatten, die Akupunktur zu fördern, wurden sie aus den Organisationen der Ärzte ausgeschlossen, und dies ist bis heute so geblieben.

Vereinzelt entstanden in den siebziger und achtziger Jahren bereits längere Ausbildungsgänge für chinesische Medizin bzw. vor allem für Akupunktur. Die meisten Ärzte und Heilpraktiker begnügten sich in dieser Phase jedoch damit, ihr Wissen über chinesische Medizin an einigen wenigen Wochenenden zu erlernen, um sie dann in die Praxis umzusetzen. Auf dem Gebiet der medizinischen Forschung wurden zu dieser Zeit neben der Akupunktur-Analgesie schwerpunktmäßig neuere Entwicklungsformen der Akupunktur wie Elektro-, Laser- und Schädelakupunktur untersucht.

Die Konsolidierung
(späte achtziger und neunziger Jahre)

Die jüngste Entwicklungsphase der chinesischen Medizin in Deutschland ist gekennzeichnet durch ein großes und stabiles Interesse an dieser Medizin von seiten der Ärzte und Heilpraktiker sowie von seiten der Patienten. Diese Hinwendung wird nicht mehr von Sensationslüsternheit oder einem oberflächlichen Interesse am Exotischen getragen, sondern steht im Kontext eines zunehmenden Bedürfnisses nach ganzheitlichen Therapiemethoden. Mitte der achtziger Jahre begann außerdem die Rezeption der chinesischen Kräuterheilkunde, und auch die Beschäftigung mit Qigong, Massage und Ernährungslehre gewann an Bedeutung. Dadurch wurde die Notwendigkeit einer besseren Ausbildung und einer Erhöhung des Wissensstandes sehr deutlich.

Veröffentlichungen aus England und USA, wo sich schon seit den sechziger und verstärkt in den siebziger Jahren Colleges für chinesische Medizin etabliert hatten, zeugten von einem enormen Wissensvorsprung.

Jetzt endlich entstanden auch in der Bundesrepublik vermehrt mehrjährige Ausbildungslehrgänge, die den Praktizierenden eine Basis für einen fundierten Umgang mit der chinesischen Medizin geben können. Im Vergleich mit England und den USA ist die Situation bei uns noch immer entwicklungsbedürftig, aber es sind zweifellos wichtige Schritte in die richtige Richtung gemacht worden.

Verschiedene Behandlungsansätze und Schulen

Englische Einflüsse

Worsley und die Fünf Wandlungsphasen
Nach den frühen Impulsen durch den Franzosen Soulié de Morant waren es zunächst vor allem englische Schulen, die Einfluß auf die deutsche Entwicklung der chinesischen Medizin hatten. Hervorgetan hat sich die «Fünf-Elementen-Schule» aus Nordengland, gegründet und aufgebaut von J.R. Worsley. Diese Schule konzentriert sich auf das «System der Korrespondenzen», also die Lehre von den Fünf Wandlungsphasen. Im Vordergrund der Betrachtung steht die emotionale und spirituelle Seite eines Menschen, die als wesentlicher Bestandteil in die Diagnose eingebunden wird.

Diese Fokussierung der Lehre von den Fünf Wandlungsphasen und der Emotionen unterscheidet sich sehr stark von der Herangehensweise der TCM-orientierten Chinesen. Ein Behandler, der in dieser Sichtweise geschult ist, benutzt nicht nur seine Sinne (Riechen, Sehen, Hören und auch Fühlen spielen eine große Rolle bei der Diagnose nach den Fünf Wandlungsphasen), sondern holt insbesondere Informationen über Gefühle, Lebensabläufe und Symptome akribisch ein, um die energetische Schwachstelle aufspüren zu können. Da Worsley davon ausgeht, daß Krankheiten häufig durch emotionale Probleme ausgelöst werden, betont er die Befragung über die Emotionen sehr viel stärker, als dies in China üblich ist, wo man auch heute noch das Eindringen von äußeren pathogenen Faktoren wie Kälte, Hitze oder Feuchtigkeit als die primären Krankheitsursachen ansieht.

Die Herangehensweise, wie sie von der «Fünf-Elementen-Schule» entwickelt wurde, eignet sich hervorragend für die Behandlung von emotionalen sowie von chronischen Leiden. Die Beschränkung dieses Ansatzes liegt jedoch darin, daß akute körperliche Symptome oder Erkrankungen nicht effektiv genug behandelt werden können. Aus diesem Grund wurde in der Zwischenzeit in England ein neuer Zweig dieser Schule gegründet, der die Zang Fu-Lehre und verschiedene Aspekte der TCM in sein Ausbildungskonzept integriert, und auch in Deutschland gibt es nur noch wenige Behandler, die ausschließlich mit dem Konzept der Wandlungsphasen arbeiten.

Van Burens integratives Konzept
Das «College of Orientale Medicine» in Südengland unter der Leitung von J. D. van Buren gewann besonders in den achtziger Jahren an Bedeutung. Viele der heute bekannten Kapazitäten der chinesischen Medizin bekamen ihre erste Ausbildung von ihm. Diese Schule versucht, viele der gängigen Theorien zu vereinigen. Es geht darum, die konstitutionelle, seelische und körperliche Verfassung eines Menschen nach den Prinzipien der Yin/Yang-Lehre, der Fünf Wandlungsphasen und der chinesischen Astrologie zu erkennen. Besonders die Yin/Yang-Lehre, die Vorgehensweise nach den Acht Leitkriterien und die Syndromlehre in Verbindung mit Puls- und Zungendiagnose erlauben es, eine Diagnose zu erstellen, auf deren Grundlage sich relativ schnell und effektiv behandeln läßt. Dieser Ansatz ist besonders für die Behandlung von akuten Leiden und Schmerzzuständen geeignet, weil sie hilft, den Jetzt-Zustand eines Patienten zu verstehen. Auch hier wird auf die emotionale Situation des Patienten eingegangen, sie steht aber nicht im Vordergrund.

Amerikanische Einflüsse

Wichtige Akzente für die Entwicklung der chinesischen Medizin setzte der Amerikaner Ted Kaptchuk. Er brachte den westlichen Akupunkteuren durch sein Buch *Das große Buch der chinesischen Medizin*, das in den achtziger Jahren auf deutsch erschien, die theoretische Struktur der TCM, wie sie im modernen China praktiziert wird, nahe, ohne die Verbindung zu den Klassikern, also zu den philosophischen Wurzeln, zu verlieren. Durch immer zahlreicher werdende Veröffentlichungen von amerikanischen Behandlern, die sich durch eine sehr gute Kenntnis alter und moderner chinesischer Texte auszeichnen, wurden und werden die deutschen Kollegen gezwungen, sich diesem internationalen Standard anzugleichen.

Direkte Kontakte mit China und die Kräuterheilkunde

Durch die Öffnung Chinas in den letzten fünfzehn Jahren haben immer mehr «Westler» die Möglichkeit in Anspruch genommen, ihre Kenntnisse der chinesischen Medizin vor Ort zu vervollkommnen. Dort steht die Kräuterheilkunde mit ca. 70 Prozent an erster Stelle der verwendeten Verfahren, also weit vor der Akupunktur und den anderen therapeutischen Methoden. Die Erfolge der Kräuterheilkunde und ihr alltäglicher Einsatz in der chinesischen Praxis haben dazu geführt, daß seit den achtziger Jahren nun auch viele Behandler in Deutschland diese Therapieform erlernen. Dieser Therapiezweig ist sehr viel pragmatischer orientiert als die Akupunktur und hat sich deshalb ohne viele Verzweigungen in Europa und den USA stark an das chinesische Vorbild angelehnt.

Die japanische Akupunktur

Kurz erwähnt werden soll abschließend noch der japanische Einfluß auf die Akupunktur in Deutschland. Die japanische Akupunktur wird auch Meridianakupunktur genannt, weil das Tasten der Leitbahnen hier eine große Rolle spielt und vorrangig Störungen auf Leitbahnebene behandelt werden. Man wählt zwar auch Akupunkturpunkte aufgrund einer an der Lehre von den Fünf Wandlungsphasen orientierten Diagnostik, benutzt jedoch vor allem sehr viele lokale Punkte, die sich als druckempfindlich erweisen. In Japan wird die Akupunktur interessanterweise oft von Blinden ausgeführt, weil diese meist eine besonders große taktile Sensibilität haben.

Von der chinesischen Akupunktur unterscheidet sich die japanische Akupunktur auch durch den Einsatz sehr vieler und sehr dünner Nadeln. Außerdem werden z. T. auch andere diagnostische Verfahren wie die «Hara-Diagnose» (Bauchdiagnose) angewandt. In Deutschland wird sie gegenwärtig nur von relativ wenigen Akupunkteuren praktiziert, und es gibt derzeit auch kaum Ausbildungsmöglichkeiten in dieser Richtung. In den USA wächst das Interesse an japanischer Akupunktur jedoch in jüngster Zeit, da sie sich insbesondere für die Behandlung von Schmerzzuständen sehr gut zu eignen scheint. Eine entsprechende Entwicklung in Deutschland ist zu erwarten.

Heilpraktiker versus Ärzte

In Deutschland gibt es keine Kurierfreiheit, sondern zwei Berufsgruppen, die dazu berechtigt sind, im Rahmen ihrer jeweiligen Möglichkeiten selbständig kranke Menschen zu behandeln. Wir wollen uns hier nicht grundsätzlich auf das gesundheitspolitisch brisante Terrain standesrechtlicher Auseinandersetzungen zwischen Heilpraktikern und Ärzten begeben, sondern lediglich die Problematik darstellen, die diese Konstruktion für die Ausübung der chinesischen Medizin mit sich bringt.

Wie bereits erwähnt, haben sich die Wege der Heilpraktiker und Ärzte, was die chinesische Medizin angeht, schon früh getrennt. Die meisten Kurse und Ausbildungen der Ärzteorganisationen finden hinter für Heilpraktiker verschlossenen Türen statt, und es gab und gibt Tendenzen in der Ärzteschaft, den Heilpraktikern die Akupunktur auf rechtlicher Ebene streitig zu machen. In letzter Zeit allerdings gibt es zaghafte Annäherungsversuche zwischen den beiden Berufsständen: Praktiker der chinesischen Medizin in Deutschland, Ärzte und Heilpraktiker gleichermaßen, haben nämlich mit demselben Problem zu kämpfen, wenn es um die Anhebung bzw. Etablierung eines Standards für die chinesische Medizin in Deutschland geht. Im Gegensatz etwa zu den USA, wo es (bundes-)staatlich anerkannte Ausbildungen bzw. Prüfungen für Akupunkteure und Praktiker der chinesischen Medizin gibt, darf in Deutschland jeder Arzt oder Heilpraktiker, egal welche Qualifikation er besitzt, nach Belieben behaupten, er praktiziere chinesische Medizin. Und in beiden Lagern gibt es sowohl hochqualifizierte als auch sehr schlecht ausgebildete Praktiker.

Alles in allem ist die Entwicklung in Deutschland, was die Ausbildungen in chinesischer Medizin angeht, positiv. Die Ausbildungszeiten werden verlängert, man lädt vermehrt internationale

Dozenten ein, und die Kontakte nach China, Amerika und England vertiefen sich.

Die Einrichtung einer TCM-Klinik in Bad Kötzting im Bayerischen Wald, die nun schon seit einigen Jahren besteht und erfolgreich arbeitet, war ein wichtiger Schritt. In diesem u. a. auch von der AOK mitgetragenen Modellprojekt werden chronisch kranke Patienten von chinesischen und deutschen Ärzten nach den Prinzipien der traditionellen chinesischen Medizin behandelt. Außerdem haben Ärzte dort die Möglichkeit, die verschiedenen Therapieformen in der Praxis zu erlernen. Ähnliche Pläne bestehen auch von seiten der Heilpraktiker, was sich jedoch aus finanziellen Gründen etwas schwieriger gestaltet.

Unabhängig von standesrechtlichen Querelen muß das Ziel sowohl der Ärzte als auch der Heilpraktiker letztlich aber sein, Ausbildungsgänge festzulegen und Qualifikationsstandards zu definieren, um Patienten vor dilettantischen Behandlungen zu schützen. Daß dies möglich ist, haben uns z. B. die Engländer vorgemacht. 1996 haben sich dort alle Schulen, inklusive der ärztlichen Fraktion, zur Gründung einer gemeinsamen Organisation zusammengefunden. Ihr Ziel ist es, die chinesische Medizin zu fördern und einen gemeinsamen Standard zu setzen. Die Mitgliedschaft in dieser Vereinigung erfordert eine bestimmte Ausbildung sowie das Absolvieren von Prüfungen. Ein weiterer Vorteil dieser Vereinigung ist es, daß alle Praktizierenden der chinesischen Medizin, die Mitglieder dieser Organisation sind, sich den Patienten gegenüber ausweisen müssen und können. Das stellt sozusagen eine Qualitätsgarantie dar.

Auch für Deutschland wäre eine solche Entwicklung wünschenswert. Für den Patienten wäre es dann entschieden leichter zu durchschauen, ob er es mit einem qualifizierten Behandler zu tun hat oder nicht.

So erkennen Sie einen guten Praktiker

Die geschichtliche Entwicklung und die jetzige Ausbildungssituation für traditionelle chinesische Medizin hat in Deutschland eine Vielzahl von zum Teil divergierenden Auffassungen und sich daraus entwickelnden Behandlungstechniken hervorgebracht. Neben kaum geschulten Akupunkteuren und Kräutertherapeuten gibt es hervorragend ausgebildete und erfahrene Ärzte und Heilpraktiker, die die chinesische Medizin mit Erfolg einsetzen.

Wie aber kann ein Patient beurteilen, wie qualifiziert sein Behandler ist? Woran kann er erkennen, welcher Schulrichtung sein Behandler angehört? Welche Kriterien zeichnen einen kompetenten Behandler aus, und was sollte einen eher stutzig machen?

Während es für einen Laien fast unmöglich ist, die verschiedenen ganzheitlich orientierten Ansätze der Akupunktur zu unterscheiden, ist es relativ einfach, eine symptomatisch angewandte Akupunktur zu erkennen. Wenn ein Behandler häufig mehrfach hintereinander dieselbe Punktekombination sticht, ohne vorher eine Zungen- und/oder Pulsdiagnose (bei der japanischen Akupunktur eine Bauchdiagnose) durchgeführt zu haben, kann man daraus schließen, daß er nicht nach traditionellen Prinzipien arbeitet. Eine solche Akupunktur hat mit chinesischer Medizin im Grunde nichts zu tun.

Auch Laser-, reine Ohrakupunktur sowie Elektroakupunktur gehören nicht in den Bereich der klassischen chinesischen Medizin, sondern stellen moderne Therapiemethoden dar, die sich nur sehr bedingt an den Prinzipien der chinesischen Medizin orientieren.

Was ebenfalls Rückschlüsse auf den Ausbildungshintergrund des Behandlers zuläßt, ist die Anzahl der gestochenen Nadeln. Je feiner und exakter die Diagnose, desto weniger Nadeln werden angewandt. Die Faustregel «viel hilft viel» gilt hier nicht. Normalerweise werden bei einer nach den klassischen Prinzipien der chinesischen Medizin durchgeführten Akupunkturbehandlung zwischen zwei und zehn Nadeln gesetzt (ausgenommen sind hier die japanischen und koreanischen Methoden). Lediglich bei der Behandlung akuter Schmerzzustände wird mit einer größeren Anzahl von Nadeln gearbeitet.

Bei der Kräuterheilkunde sind die Ausbildungsgänge eher einheitlich an TCM-Richtlinien orientiert, d. h. am derzeit in China geltenden Standard. Es gibt allerdings auch hier Behandler, die wenig geschult sind und nur mit Patentrezepten arbeiten. Wie bei der Akupunktur gilt auch bei der Kräuterheilkunde, daß ein qualifizierter Behandler seine Behandlungsstrategie aufgrund von Puls- und insbesondere von Zungendiagnose entwickelt.

Scheuen Sie generell nicht davor zurück, Ihren Behandler nach Erläuterungen für sein Tun zu fragen. Lassen Sie sich erklären, welche Diagnose er gestellt hat, wie er sein Behandlungsziel erreichen möchte und welchen zeitlichen Rahmen er dafür ansetzt. Ein qualifizierter Behandler wird Ihnen dies zumindest in groben Zügen nahebringen können. Außerdem gibt er die Behandlung ergänzende Tips im Hinblick auf Ihre Ernährung und Ihre Lebensführung. Gerade dieser Blick auf den ganzen Menschen und sein Umfeld zeichnet das Wesen der chinesischen Medizin aus. Ein Praktiker, der in diesem Sinne arbeitet, behandelt seine Patienten nicht nur, sondern macht ihnen verständlich, welche Faktoren sie krank gemacht haben und was sie tun können, um wieder zu genesen und ihre Konstitution langfristig zu stabilisieren.

Haben Sie auch keine Scheu, einen Behandler direkt nach seiner Ausbildung zu fragen. Insbesondere dann, wenn jemand viele verschiedene Therapieformen anwendet und die chinesische Medizin als eine unter vielen Behandlungen betreibt, ist Skepsis in bezug auf seine Qualifikation angebracht. Da die chinesische Medizin ein so großes, umfangreiches Gebiet darstellt, das vom

Studierenden ein hohes Maß an Zeit und Engagement erfordert, wenn er es wirklich erfassen möchte, ist man in der Regel besser aufgehoben bei Behandlern, die sich ganz oder zumindest zu einem großen Teil der chinesischen Medizin verschrieben haben.

Wenn Sie auf der Suche nach einem Praktiker sind und nicht wissen, an wen Sie sich wenden sollen, können Sie sich den oft aufwendigen und zermürbenden Weg nach dem «trial and error»-Verfahren ersparen und mit einer der Gesellschaften für chinesische Medizin Kontakt aufnehmen. Diese Gesellschaften, deren Adressen Sie im Anhang finden, verschicken auf Anfrage Listen von qualifizierten Praktikern. Auf diese Weise können Sie relativ sicher sein, nicht bei einem Dilettanten zu landen, der Sie eventuell viel Zeit und Geld kostet, in bezug auf Ihre Gesundung aber nicht weiterbringt.

Einige Qigong- und Taijiquan-Lehrer haben auch eine Ausbildung in chinesischer Medizin durchlaufen. In der Regel aber sind insbesondere die Taijiquan-Lehrer, aber auch die Mehrzahl der Qigong-Lehrer ausschließlich in ihrem Bereich ausgebildet – wobei allerdings in guten Ausbildungen immer auch Grundkenntnisse der chinesischen Medizin vermittelt werden.

Bei manchen unqualifizierten Lehrern bleibt kaum mehr als die bloße Choreographie der Übungsabläufe und eine besondere Form der Gymnastik übrig. Die eigentlich wichtige, energetische Ebene wird nicht erfaßt. Beim Taijiquan ist das in der Regel nicht schädlich, beim Qigong jedoch kann eine falsche bzw. der eigenen Konstitution nicht angemessene Art des Übens durchaus zu gesundheitlichen Beeinträchtigungen führen, und es ist deshalb auch hier sehr wichtig, auf Qualität und Kompetenz zu achten.

Es würde den Rahmen dieses Buches sprengen, im einzelnen darauf einzugehen, was einen guten Qigong- oder Taijiquan-Lehrer ausmacht, da hier sehr viele Faktoren zusammenkommen. Entscheidend sind auf jeden Fall eine ausreichend lange Zeit eigener Übungspraxis, eine Ausbildung, in der zumindest Grundkenntnisse der chinesischen Medizin gelehrt worden sind, sowie regelmäßige Fortbildungen.

Um einen gewissen Standard zu etablieren, wurden in den letzten Jahren einige Vereinigungen gegründet, die selbst Ausbildungen anbieten bzw. Zusammenschlüsse verschiedener Institute darstellen und Ausbildungsrichtlinien definieren. Einige Adressen solcher Vereinigungen, die Ihnen qualifizierte Lehrer nennen können, finden Sie im Anhang.

Die Behandlungskosten

Normalerweise werden von Heilpraktikern für Konsultationen und Behandlungen nach den Regeln der chinesischen Medizin zwischen DM 60,– und 120,– eingefordert, von Ärzten zwischen DM 80,– und 200,–, wobei die Erstkonsultation zumindest bei chronischen Erkrankungen meist teurer ist als die Folgebehandlungen.

Wie viele Behandlungen notwendig sind, hängt ganz von der Art der Beschwerden ab. Bei akuten Erkrankungen kann eine Heilung bereits nach einer oder zwei Behandlungen erfolgen, in akuten Notfällen können evtl. bis zu drei Behandlungen pro Tag verabreicht werden. Bei chronischen Erkrankungen müssen oft zehn bis zwanzig Behandlungen durchgeführt werden, bis sich eine deutliche und stabile Besserung einstellt, wobei hier oftmals nach ca. zehn Behandlungen, die im wöchentlichen Rhythmus stattfinden, eine Pause eingelegt wird. Wenn sich nach ca. fünf Behandlungen keinerlei spürbare Veränderung für den Patienten ergeben hat, ist die Akupunktur entweder nicht die Therapie der Wahl und sollte abgebrochen werden, oder der Praktiker muß sein Behandlungskonzept bzw. seine Diagnose noch einmal grundsätzlich überprüfen. Es gibt hier jedoch keine starren Regeln, und jeder Patient sollte zu Beginn einer Behandlungsreihe mit seinem Praktiker absprechen, welche Vorstellungen dieser von der Behandlungsdauer hat.

Gesetzliche Krankenkassen übernehmen Leistungen, die von Heilpraktikern erbracht werden, grundsätzlich nicht – von Ausnahmefällen abgesehen, die dann aber nur als Kulanz gelten und nicht eingeklagt werden können. Dies trifft auf die chinesische Medizin wie auch auf alle anderen Therapieverfahren zu. Anders ist es mit den Privatkassen, wobei es hier allerdings leider keine einheitliche Regelung gibt, d. h., sowohl die Frage, ob die Kasse überhaupt zahlt, als auch die Frage, wieviel sie pro Behandlung bezahlt, muß im Einzelfall geklärt werden. Das hängt u. a. damit zusammen, daß die Bundesärztekammer die Aufnahme der Akupunktur in die Gruppe der anerkannten Naturheilverfahren bisher immer wieder blockiert hat.

Aus diesem Grund wird auch eine Akupunkturbehandlung, die von Ärzten ausgeführt wird, sowohl von den gesetzlichen als auch von den privaten Krankenkassen zwar häufig, aber nicht immer erstattet. Bislang werden lediglich die Kosten einer Schmerztherapie mit Akupunktur grundsätzlich übernommen – vorausgesetzt, man hat zuvor bereits andere (westlich-wissenschaftliche) Methoden erfolglos hinter sich gebracht. Auch hier gilt jedoch, daß meist nur Teilbeträge erstattet werden. Dies wird nicht nur von Krankenkasse zu Krankenkasse, sondern auch von Bundesland zu Bundesland und letztlich auch abhängig vom jeweiligen Sachbearbeiter unterschiedlich gehandhabt.

Wer sich mit chinesischer Kräuterheilkunde behandeln lassen will, der muß zusätzlich zu den Kosten einer Konsultation mit einem wöchentlichen Betrag in Höhe von DM 10,– bis 40,– für die Kräuter bzw. Arzneimittel rechnen, wobei die Dauer der Einnahme ganz von der Indikation abhängt und zwischen einer Woche und vielen Monaten schwanken kann. Auch hier gibt es keine einheitliche Erstattungspraxis: Je nach Krankenkasse, nach Indikation, aber auch nach Zusammensetzung einer Rezeptur, werden die Kosten übernommen oder auch nicht. So werden z. B. die Kosten für Rezepturen, die Ginseng enthalten, nicht erstattet, da Ginseng in Deutschland als Stärkungsmittel gilt.

AUSBLICK

Abschließend möchten wir uns in Kürze den möglichen Perspektiven der chinesischen Medizin im Westen widmen.

Derzeit werden in Deutschland diverse Therapieansätze der chinesischen Medizin praktiziert, die sich – vereinfachend gesagt – zwei verschiedenen Grundauffassungen zuordnen lassen:

Zum einen gibt es die Heilpraktiker und Ärzte, die sich an die traditionellen Prinzipien der chinesischen Medizin halten, was immer bedeutet, den Menschen als Ganzheit zu sehen und seine Krankheit nicht in den Vordergrund zu stellen. In diesen Praxen wird nicht symptomorientiert gearbeitet, sondern immer mit dem Ziel, die energetische Harmonie in Körper, Geist und Seele wiederherzustellen.

Auf der anderen Seite gibt es Praktiker, die zu einer symptomorientierten Arbeitsweise tendieren, wie sie auch im heutigen China zunehmend praktiziert wird. Dort wird insbesondere die Kräuterheilkunde gerne mit einer schulmedizinischen Behandlung verbunden. So rät man z. B. an Krebs erkrankten Patienten zur Chemo- oder Strahlentherapie bei gleichzeitiger Einnahme von chinesischen Kräutern, die die Nebenwirkungen reduzieren und die Vitalkraft erhalten sollen. Wir wollen die Möglichkeiten und Einsatzbereiche der beiden Herangehensweisen kurz skizzieren.

Der ganzheitliche Ansatz

Ein wesentlicher Grund für das wachsende Interesse vieler Menschen im Westen an der chinesischen Medizin ist die Suche nach einer umfassenderen Sichtweise, nach einer Medizin, die den

Menschen in seiner Ganzheit und in seiner Eingebundenheit in die Natur, in einen größeren Kontext betrachtet. Gerade auch, weil sie aus einer anderen Kultur stammt, bietet die chinesische Medizin uns Möglichkeiten, unsere Denkgewohnheiten aus einer neuen Perspektive in Frage zu stellen und teilweise zu verändern.

Ein Bereich, in dem die chinesische Medizin dem Westen sehr viel zu bieten hat, ist die Gesundheitsvorsorge. Die Prävention ist bei uns leider sehr ins Hintertreffen geraten, und die zunehmende Spezialisierung und Technisierung der Schulmedizin zieht teilweise geradezu eine Entmündigung der Patienten nach sich. Hier gilt es, den Menschen zu vermitteln, daß sie selbst in einem gewissen Rahmen Verantwortung für ihre Gesundheit tragen und sie sich um diese kümmern sollten, bevor sich Krankheitssymptome zeigen.

Behandler der chinesischen Medizin sind in diesem Sinne nicht nur Therapeuten, sondern auch Lehrer für ihre Patienten: Sie weisen sie auf vielfältige Zusammenhänge zwischen Ernährung, klimatischen Einflüssen, Lebensführung, Emotionen und bestimmten Beschwerden hin. Sie geben Tips in bezug auf ihre Ernährung und Lebensgewohnheiten, empfehlen bestimmte Qigong-Übungen oder das Erlernen von Taijiquan und unterstützen bei Bedarf mit regelmäßigen, die Konstitution stabilisierenden Behandlungen. Aktivitäten des Patienten und therapeutische Maßnahmen des Behandlers greifen auf diese Weise ineinander und bieten eine hervorragende Voraussetzung für ein gesundes Leben.

Chinesische Medizin vermittelt ein anderes Verständnis von Gesundheit und Krankheit, das sich sowohl auf die Gesundheitsvorsorge als auch auf den Umgang mit Krankheit selbst auswirkt. Auch im Krankheitsfall ist die Bereitschaft des Patienten zur Mitarbeit an seiner Gesundung gefragt. Das fängt damit an, daß er zur genauen Beobachtung seiner Befindlichkeit aufgefordert wird, umfaßt wie bei der Prophylaxe die Umstellung bestimmter Lebens- und/oder Eßgewohnheiten und beinhaltet nicht zuletzt ein Bewußtsein über konstitutionelle Schwächen und Stärken. Insbesondere bei Menschen mit chronischen Erkrankungen ist es wichtig, sie nicht nur von ihren Beschwerden zu befreien – was freilich ein wichtiges Anliegen ist –, sondern ihnen auch klarzumachen, worauf sie achten müssen und wo ihre Schwachstellen liegen, mit denen es zu leben gilt.

Wer verstanden hat, daß Krankheit in der Regel nicht etwas ist, was bösartig von außen oder innen über einen gesunden Körper herfällt, sondern durch ein gestörtes Zusammenspiel von Innen und Außen, von Mensch und Umwelt, Körper und Geist entsteht, entwickelt eine andere Wahrnehmung für die Vorgänge sowohl in seinem Inneren als auch um ihn herum. Diese Sensibilisierung wird jedem Menschen sowohl dabei helfen, mit Beschwerden besser umzugehen, als auch neue zu vermeiden.

Der symptomorientierte Ansatz

Von Vertretern der ganzheitlichen Herangehensweise wird oft die Befürchtung geäußert, die Therapieformen der chinesischen Medizin könnten im Kontext der westlichen Medizin instrumentalisiert und damit ihrer Wurzeln beraubt werden. Dies ist zwar richtig, muß jedoch unseres Erachtens auch nicht grundsätzlich abgelehnt werden. Nicht immer läßt sich der hehre Anspruch einer ganzheitlich orientierten Behandlungsweise auch realisieren, und mit welchem Recht sollte man z. B. den sehr effektiven Einsatz einer eher symptomorientierten Akupunktur innerhalb der Schmerztherapie ablehnen?

Gerade die Schmerztherapie ist ein Bereich, innerhalb dessen insbesondere die Akupunktur in den nächsten Jahren mit Sicherheit noch an Bedeutung gewinnen wird. Dies gilt sowohl für akute Schmerzen, z. B. eine Ischialgie, als auch für chronische Schmerzen. Allopathische Behandlungsmöglichkeiten für die zunehmende Zahl der chronisch Schmerzkranken sind sehr begrenzt bzw. gehen mit starken Nebenwirkungen oder Suchtgefahr einher. Grundsätzliche, in der Regel wünschenswerte Lebensveränderungen sind oftmals erst dann möglich, wenn die Patienten von ihren dauernden Schmerzen befreit sind. Eine symptomatische Behandlung bietet die Chance, den Teufelskreis von Schmerz, innerem Rückzug, Depression, Schmerz etc. zu durchbrechen.

Ein anderer Bereich, in dem die Akupunktur auf relativ unkomplizierte Weise sehr gute Dienste tun kann, ist der Drogenentzug. Hier kann Akupunktur die Entzugserscheinungen erheblich vermindern und den Süchtigen dabei helfen, wieder «clean» zu werden. Nachdem dies in den USA schon sehr häufig und erfolgreich praktiziert wird, gibt es seit einigen Jahren auch Modellversuche in Deutschland, die die Akupunktur in ihr Entzugskonzept integrieren, wie z. B. die Klinik Agethorst in der Nähe von Hamburg.

In den USA wird vor allem die Kräuterheilkunde mit gutem Erfolg bei HIV-Infizierten und AIDS-Kranken eingesetzt. Erfolg heißt in diesem Fall nicht Heilung, aber doch spürbare Verbesserung bzw. Lebensverlängerung. Auch hier hat die Schulmedizin bislang vergleichsweise wenig zu bieten, und die wenigen Medikamente, die tatsächlich wirksam sind, sind so teuer, daß sie für die meisten Betroffenen unerschwinglich bleiben; chinesische Kräuterheilkunde ist eine kostengünstige Alternative.

Bereits erwähnt haben wir den unterstützenden Einsatz der Kräuterheilkunde bei der Krebsbehandlung, wie sie in China derzeit praktiziert wird. In Zukunft werden sich wahrscheinlich noch weitere Felder eröffnen, in denen eine solche Kombination von östlichen und westlichen Therapieformen effektiv und sinnvoll sein kann.

Die «andere» Kultur

Immer wieder taucht die Frage nach der Übertragbarkeit der chinesischen Medizin auf westliche Verhältnisse auf, und ob nicht

Methoden, die in einer für uns so fremden Kultur entstanden sind, zumindest unseren Verhältnissen angepaßt werden müßten.

Daß chinesische Medizin auch im Westen wirkt, ist mittlerweile unbestritten. Trotzdem hat die Frage nach der Übertragbarkeit eine gewisse Berechtigung, denn chinesische Medizin enthält, wie viele Therapieformen, zwei Aspekte: einen universellen, unabhängig von Ort und Zeit gültigen und anwendbaren, und einen historisch und gesellschaftlich bedingten, den es an jeweils unterschiedliche Verhältnisse anzupassen gilt. Diese Anpassung ist im Verlauf der chinesischen Geschichte immer wieder geschehen – und sie muß im Westen ebenfalls geschehen, insbesondere dann, wenn man die chinesische Medizin ganzheitlich praktizieren will.

Nehmen wir als Beispiel den Umgang mit psychischen oder emotionalen Problemen. In China ist es mehr oder weniger tabu, über psychische Probleme in der Weise zu sprechen, wie dies bei uns üblich ist. Treten derartige Probleme auf, so werden sie in der Regel somatisiert, d. h., man erklärt Ärger oder Trauer mit einer mangelnden Funktionsweise des betreffenden Funktionskreises. Bei uns hingegen trifft man insbesondere in Heilpraktikerpraxen, aber auch zunehmend in Arztpraxen, die «alternativ» arbeiten, auf Patienten, die geradezu fixiert darauf sind, all ihre gesundheitlichen Probleme auf die Psyche zurückzuführen. Vom energetischen Standpunkt der chinesischen Medizin aus gesehen, sind Körper und Geist eine Einheit und auch so zu behandeln. Die jeweilige gesellschaftliche Realität verlangt jedoch einen unterschiedlichen Umgang mit dieser Einheit, und der westliche Behandler kann sich hier nicht nur an die chinesischen Beschreibungen bestimmter Disharmonie-Muster halten, sondern muß erkennen, daß sich manches im Westen anders zeigt als im Osten:

So berichtete der Amerikaner Ted Kaptchuk vor kurzem auf einem Kongreß von der altbewährten chinesischen Kräuterrezeptur namens *Xiao Yao Wan*, was übersetzt soviel heißt wie «Der freie und unbeschwerte Wanderer». Diese Rezeptur wird bei einer Leber-Qi-Stagnation eingesetzt, und sie wirkt vor allem bei Frauen, die unter prämenstruellen Beschwerden und Spannungszuständen leiden, sehr gut. Nun hat die Leber-Qi-Stagnation oft auch mit unterdrückten Emotionen und insbesondere mit unterdrücktem Ärger zu tun.

Interessanterweise berichten Chinesinnen, die dieses Mittel nehmen, nicht nur über die Linderung ihrer Symptome, sondern erwähnen auch, daß sie nun nicht mehr viel Ärger empfinden und sich besser unter Kontrolle hätten – was sie als ausgesprochen positiv empfinden. Amerikanerinnen dagegen, so meinte Kaptchuk, äußerten häufig, daß sie nun endlich ihre Gefühle besser zum Ausdruck bringen und auch mal wütend sein könnten. – Ein Mittel, eine energetische Disharmonie, und zwei ganz unterschiedliche psychische und gesellschaftliche Realitäten. Gegen die prämenstruellen Beschwerden wirkt das Mittel allerdings in beiden Kulturen auf genau dieselbe Weise.

Zusammenfassend kann man sagen, daß die Anwendung der chinesischen Medizin im Westen einer recht subtilen Anpassung bedarf und vom Praktiker der chinesischen Medizin deshalb ein gewisses Maß an Bewußtheit und Reflexion erfordert.

Die chinesische Medizin wird sich in den kommenden Jahren auf verschiedenen Ebenen etablieren. Auch wenn der symptomatische, an westlichen Vorstellungen orientierte Einsatz von chinesischer Medizin sinnvoll sein kann, so ist es doch die ganzheitliche Herangehensweise des traditionellen Ansatzes, die eine wirkliche Bereicherung für unsere Sicht von Krankheit und Gesundheit bietet. Er stellt nicht in jedem Fall eine Alternative zur westlichen Schulmedizin dar, aber doch auch mehr als eine bloße Ergänzung; er fordert uns auf, mit eingeschliffenen Gewohnheiten zu brechen und uns auf andere Wege zu begeben. Nutzen wir dieses Potential.

ANHANG

Adressen

Gesellschaften und Berufsverbände

Die im folgenden genannten Gesellschaften und Berufsverbände sind keineswegs die einzigen Anbieter von Ausbildungen in chinesischer Medizin. Es sind ganz im Gegenteil in den letzten Jahren immer mehr Institute und Zentren gegründet worden, die solche Ausbildungen anbieten, ohne irgendeinem Dachverband anzugehören. Ohne behaupten zu wollen, alle diese Ausbildungen seien unseriös oder schlecht, möchten wir uns doch auf die drei wichtigsten und größten Gesellschaften beschränken. Trotz einiger Differenzen sind sie doch alle um eine Anhebung des Ausbildungsstandards und seine Angleichung an internationale Kriterien bemüht und setzen sich auf verschiedenen Ebenen für die Anerkennung der chinesischen Medizin ein.

Interessierten Patienten geben alle drei Vereinigungen Auskunft über kompetente Praktiker der chinesischen Medizin in ihrer Nähe bzw. verschicken Listen, denen Adressen von Absolventen ihrer Ausbildungen oder der Mitglieder ihrer Gemeinschaft zu entnehmen sind.

Arbeitsgemeinschaft für Klassische Akupunktur und Traditionelle Chinesische Medizin e.V.
Andreas Noll
Drakestr. 40
12205 Berlin
Tel.: 0 30 / 84 30 96 50
Fax: 0 30 / 84 30 96 49

Die Arbeitsgemeinschaft ist die einzige Gesellschaft, in der sowohl Heilpraktiker als auch Ärzte sowie Sinologen als Mitglieder zugelassen sind, wobei die Heilpraktiker in der Mehrzahl sind. Ihr angeschlossen sind fünf Ausbildungszentren (Hamburg, Frankfurt/Main, München, Berlin, Bochum), in denen eine dreijährige berufsbegleitende Grundausbildung absolviert werden kann, sowie ein Pharmakologie-Zentrum, das zweijährige Ausbildungen in Kräuterheilkunde in mehreren Städten koordiniert. Außerdem organisiert sie Weiterbildungen für fortgeschrittene Praktiker.

Deutsche Ärztegesellschaft für Akupunktur e.V. (DÄGfA)
Geschäftsstelle
Würmtalstr. 54
81375 München
Tel.: 089/7100511
Fax: 089/7100525

Die DÄGfA ist die zahlenmäßig mit Abstand größte Gesellschaft. Sie vereinigt ausschließlich Ärzte und bietet Grundausbildungen sowie Fortbildungen vor allem in Akupunktur in mehreren deutschen Städten (u. a. Hamburg, München, Berlin) an. Die Ausbildungen erfolgen in berufsbegleitenden Wochenendseminaren, die in loser Folge besucht werden können, weshalb die Ausbildungsdauer hier nicht festgelegt ist. Das Angebot an Weiterbildungsveranstaltungen mit international anerkannten Dozenten ist sehr groß.

Societas Medicinae Sinensis (SMS)
Internationale Gesellschaft für Chinesische Medizin e. V.
Franz-Joseph-Str. 38
80801 München
Tel.: 089/335674
Fax: 089/337352

Auch die SMS läßt nur Ärzte als Mitglieder zu. Die SMS war die erste Gesellschaft, die Pharmakologie-Ausbildungen anbot, und in diesem Bereich liegt auch ihr Schwerpunkt. Ähnlich wie bei der DÄGfA erfolgen die Ausbildungen bei der SMS in Seminarreihen, d. h. nicht in festen Ausbildungsgruppen.

TCM-Kliniken

Erste Deutsche Klinik für Traditionelle Chinesische Medizin
Ludwigstr. 2
93444 Kötzting/Bayer. Wald
Tel.: 09941/6090
Die Kötztinger Klinik verschickt an Interessenten ausführliche Informationen über die Möglichkeiten der Klinik sowie umfangreiche Anamnesebögen, die zukünftige Patienten gegebenenfalls auszufüllen haben. Die Kostenübernahme durch gesetzliche bzw. private Krankenkassen ist im Einzelfall zu klären, jedoch prinzipiell möglich.

Ab 1997 bietet sie ebenfalls Ausbildungen in Traditioneller Chinesischer Medizin an, und zwar sowohl in Akupunktur als auch in Pharmakologie.

In zwei weiteren Privatkliniken wird außerdem mit Traditioneller Chinesischer Medizin gearbeitet:
Privatklinik für Traditionelle Chinesische Medizin und Naturheilverfahren St. Elisabeth
Landhausstr. 34
72250 Freudenstadt

Spezialklinik Höhenkirchen für Naturheilverfahren
Bahnhofstr. 16
85635 Höhenkirchen

Qigong/Taijiquan

Es gibt mittlerweile sehr viele Anbieter von Qigong- und Taijiquan-Kursen, so z. B. die meisten Volkshochschulen, in der Hauptsache aber private Institute. Die folgenden Adressen haben wir unter dem Gesichtspunkt zusammengestellt, daß diese Anbieter entweder ein spezifisch medizinisches Qigong vertreten und/oder mit Adressen kompetenter Qigong- und Taijiquan-Lehrer im gesamten Bundesgebiet weiterhelfen.

Kolibri Seminare
   Bartholomäusstr. 57 b
   22083 Hamburg
   Tel.: 040/22 76 3 54
   Fax: 040/22 76 3 68
   Veranstalten Kurse, Aus- und Weiterbildungen in Taijiquan und Qigong in Nord- und Süddeutschland sowie in der Schweiz und Österreich.

Medizinische Gesellschaft für Qigong Yangsheng e.V.
   Priv.-Doz. Dr. Gisela Hildenbrand
   Herwarthstr. 21
   53115 Bonn
   Tel.: 02 28/69 60 04
   Fax: 02 28/69 60 06
   Vermittelt Kontakte zu Kursleitern und bietet selbst Kurse sowie Aus- und Weiterbildungen in vielen Orten an. Gesamtleitung hat Prof. Jiao Guorui, der selbst mehrere Übungssysteme mit spezifischer gesundheitsfördernder Wirkung entwickelt hat.

Netzwerk für Taijiquan und Qigong e.V.
   Weidenstieg 18
   20259 Hamburg
   Tel.: 040/40 19 70 48
   Fax: 040/40 19 70 49

Vereinigung selbständig tätiger Taijiquan- und Qigong-Lehrer, die 1997 erstmals auch Ausbildungen anbietet und die Kontakte zu Kursleitern in vielen Orten herstellt.

Projekt Traditionelle chinesische Heilmethoden und Heilkonzepte (PTCH)
Carl von Ossietzky Universität Oldenburg
Zentrum für Wissenschaftliche Weiterbildung
Johann Bölts
26111 Oldenburg
Tel.: 0441/798-4703
Fax: 0441/798-4411
Forschungsprojekt der Universität Oldenburg, das Kurse und Weiterbildungen anbietet und Informationsschriften herausgibt.

Literatur

Quellenangaben

Arnold, Hans-Jürgen: *Die Geschichte der Akupunktur in Deutschland*. Heidelberg 1976

Bensky, Dan/Andrew Gamble: *Chinese herbal medicine*, Materia Medica, Seattle/USA 1986

Dies.: Formulas und Strategies, Seattle/USA 1986

Blum, Ulla: Die 6-Laute-Methode nach Prof. Jiao Guorui. In: *Volksheilkunde*, Heft Nr. 11/1995, S. 21–23, Bochum

Bölts, Johann: *Qigong – Heilung mit Energie*. Freiburg i. Breisgau 1994

Cheng Xinong: *Chinese Acupuncture and Moxibustion*. Bejing 1987

Ellis/Wisemann/Boss: *Fundamentals of Chinese Acupuncture*. Mass./USA 1988

Feucht, Gerhart: *Die Geschichte der Akupunktur in Europa*. Heidelberg 1977

Flaws, Bob: Gesundheit und langes Leben. In: *DAO*, Sonderheft Ernährung, S. 12–16, Hamburg 1996

Flaws, Bob/H. Lee Wolfe: *Das Yin und Yang der Ernährung*. Bern, München, Wien 1992

Fung Yu Lan: *A Short History of Chinese Philosophy*. London 1966

Guorui, Jiao: *Qigong Yangsheng*. Uelzen 1988

Heinen, Martha: *Kochen und leben mit den Fünf Elementen*. Aitrang 1994

Heise, Thomas: *Chinas Medizin bei uns*. Berlin 1996

Hempen, Carl-Hermann: *dtv-Atlas zur Akupunktur*. München 1995

Hong-yen Hsu: *Shang Han Lun*. Los Angeles/USA 1981

Kaptchuk, Ted J.: *Das große Buch der chinesischen Medizin*. Bern, München, Wien 1990

Larre, Claude: *The Heart of Chinese Medicine*. Hongkong 1995

Li Shi Zhen: *Pulse Diagnosis*. Mass./USA 1981

Maciocia, Giovanni: *Die Grundlagen der Chinesischen Medizin*. Kötzting/Bayer. Wald 1994

Meng, Alexander Chaolai: *Die traditionelle chinesische Massage*. Heidelberg 1981

Ots, Thomas: *Medizin und Heilung in China*. Berlin 1987

Ders.: Die Entwicklung des Qigong. In: *DAO*, Sonderheft Qigong, Norderstedt 1993

Porkert, Manfred/Carl-Hermann Hempen: *Systematische Akupunktur*. München, Baltimore, New York 1985

Porkert, Manfred: *Die chinesische Medizin*. Düsseldorf 1992

Ross, Jeremy: *Zang Fu*. Uelzen 1992

Schmidt, Wolfgang G. A.: *Der Klassiker des Gelben Kaisers zur Inneren Medizin*. Freiburg i. Breisgau 1993

Schnorrenberger, Claus: *Des gelben Kaisers Klassiker der Akupunktur*. Freiburg 1987

Temelie, Barbara: *Ernährung nach den Fünf Elementen*. Sulzberg 1992

Tung Chi-ming: *An Outline History of China*. Hongkong 1979

Unschuld, Paul U.: *Medizin in China*. München 1980

Ders.: Huichun. *Chinesische Heilkunde in historischen Objekten und Bildern*. München, New York 1995

Van Nghi, Nguyen: *Hoang Ti Nei King So Ouenn*. Band 1. Uelzen 1977

Win-Tsit Chan: *A Source Book in Chinese Philosophy*. Princeton/USA 1963

Zum Weiterlesen

Einführungen in die chinesische Medizin

Eisenberg, David/Thomas Lee Wright: Chinesische Medizin. Begegnung mit Qi, ein Erfahrungsbericht. Droemersche Verlangsanstalt/Knaur, München 1990

Der Autor, der als erster amerikanischer Medizinaustauschstudent Ende der siebziger Jahre in die VR China kam, berichtet von seinen Erfahrungen mit der chinesischen Medizin. Mit vielen interessanten Erlebnisberichten, aber auch wissenschaftlichen Überlegungen nähert er sich dem Phänomen des Qi.

Hempen, Carl-Hermann: Die Medizin der Chinesen. Erfahrungen mit fernöstlicher Heilkunst. Bertelsmann, München 1988

Dieses Buch zeichnet sich vor allem dadurch aus, daß der Autor nach einer allgemeinen theoretischen Einführung in die Grundlagen der chinesischen Medizin auf der Basis seiner eigenen Praxiserfahrungen mit Akupunktur und Kräuterheilkunde die Behandlung vieler verschiedener Erkrankungen schildert. Vor allem geeignet für Leser, die medizinisch vorgebildet sind.

Kaptchuk, Ted J.: Das große Buch der chinesischen Medizin. O. W. Barth, Bern, München, Wien 1990
Ein Grundlagenwerk, das insbesondere für Studenten der chinesischen Medizin, aber auch für interessierte Laien geeignet ist und das auf die Grundkonzepte, nicht jedoch auf einzelne Therapieformen eingeht. Kaptchuk, einem der bekanntesten amerikanischen Experten der chinesischen Medizin, ist es in diesem Buch hervorragend gelungen, die Denkweise, die dieser Medizin zugrunde liegt, herauszuarbeiten.

Porkert, Manfred: Die chinesische Medizin. Econ Taschenbuch Verlag, Düsseldorf 1992
Der Sinologe Porkert gibt einen fundierten Überblick über die theoretischen Grundlagen der chinesischen Medizin und die heutige therapeutische Praxis. Das Buch ist etwas kompliziert zu lesen aufgrund der Latinisierung vieler Begriffe, jedoch insbesondere vom wissenschaftstheoretischen Standpunkt interessant. Guter Vergleich der westlichen und der östlichen Herangehensweise.

Schmidt, Wolfgang G. A.: Der Klassiker des Gelben Kaisers zur Inneren Medizin. Herder, Freiburg i. Breisgau 1993
Diese Übersetzung eines Teiles des «Huangdi Neijing», des Grundlagenbuches der chinesischen Heilkunde, ist zumindest in großen Teilen auch für nicht fachkundige Leser, die sich näher mit der Philosophie von Yin und Yang, den Fünf Wandlungsphasen etc. vertraut machen wollen, gut lesbar und interessant. Der Gelbe Kaiser befragt darin den weisen Arzt Qi Bo zu verschiedensten grundsätzlichen und speziellen gesundheitlichen Problemen.

Williams, Tom: Was das Qi zum Fließen bringt. Grundlagen und Methoden der Traditionellen Chinesischen Medizin. Aurum Verlag, Braunschweig 1996
Gut strukturierte und auch für Laien verständliche Einführung in die Grundprinzipien der Traditionellen Chinesischen Medizin mit Fragen und Übungen, die den Leser zu einer aktiven Aneignung dieser Prinzipi-

en motivieren sollen. Williams geht nur am Rande auf die einzelnen Therapiemethoden ein.

Die Fünf Wandlungsphasen/Elemente

Connelly, Dianne M.: Traditionelle Akupunktur. Das Gesetz der fünf Elemente. Verlag Anna-Christa Endrich, Heidelberg 1987
Auf eher poetisch erzählende Weise bringt die Autorin, eine der bekanntesten Vertreterinnen der Worsley-Schule, den Lesern die Charakteristika der einzelnen Elemente näher. Sie vermittelt außerdem eine Idee davon, wie eine Akupunktur-Behandlung, die sich an den Prinzipien der Fünf Elemente orientiert, vor sich geht.

Eckert, Achim: Das heilende Tao. Gesund im Gleichgewicht der fünf Elemente. Ein Übungsbuch. Bauer Verlag, Freiburg i. Breisgau 1989
Ein Buch, das die Fünf Elemente in Übungen lebendig werden läßt. Einer Beschreibung der einzelnen Elemente folgen jeweils klärende Fragen zur Selbstdiagnose sowie Anleitungen für Körperübungen und Meditationen sowie Ernährungstips zur Stärkung und Harmonisierung des Elementes.

Pollmann, Antonius: Die Fünf Wandlungsphasen in fünf Streichen. Grundprinzipien der chinesischen Medizin am Beispiel von Max und Moritz. Haug Verlag, Heidelberg 1991
Fünf Episoden aus Wilhelm Buschs bekannter Bildergeschichte «Max und Moritz» dienen Pollmann als Beispiele für verschiedene Aspekte der Fünf Wandlungsphasen. Eine amüsante Lektüre, die zu lebendigeren Vorstellungen von der Qualität der Wandlungsphasen führt als manch wissenschaftlich-trockene Untersuchung.

Worsley, J. R.: Was ist Akupunktur? Plejaden Verlagsgesellschaft, Boltersen 1986
Dieses Buch enthält die Abschrift eines Vortrages, den Prof. Worsley 1980 in New York gehalten hat. Dieser Vortrag ist ein Plädoyer für ein Leben im Einklang mit den Naturgesetzen im Sinne der chinesischen Philosophie. Mit viel Esprit und Humor erklärt Worsley die Grundlagen einer Akupunktur nach den Fünf Wandlungsphasen.

Chinesische Ernährungslehre

DAO, Sonderheft Ernährung. Kolibri Verlag, Hamburg 1996
Dieses Heft widmet sich ausschließlich fernöstlichen Ernährungslehren (Chinesische Ernährungslehre, Makrobiotik, Ayurvedische Ernährungslehre), wobei die chinesische Ernährungslehre durch mehrere fundierte Artikel gut repräsentiert ist.

Flaws, Bob/H. Lee Wolfe: Das Yin und Yang der Ernährung. O. W. Barth
    Verlag, Bern, München, Wien 1992
Eine umfassende Einführung in das System der chinesischen Ernährungslehre, die sowohl auf Regeln für eine Präventivdiät als auch auf spezifische Disharmoniemuster eingeht. Das Buch enthält außerdem ein Verzeichnis der energetischen Qualität von über 150 Lebensmitteln und viele Rezepte, die allerdings nicht immer ganz einfach herzustellen sind.

Haas, Elson M.: Gesund durch alle vier Jahreszeiten. Scherz Verlag, Bern,
    München, Wien 1983
Dieser Gesundheitsratgeber liefert viele Tips für eine den Jahreszeiten angemessene Ernährung sowie Anleitungen zu Bewegungs- und Entspannungsübungen. Der Autor beschränkt sich dabei nicht ausschließlich auf die chinesische Heilkunde, sondern integriert auch westliche Naturheilverfahren.

Temelie, Barbara: Ernährung nach den Fünf Elementen. Joy Verlag, Sulz-
    berg 1992
Eine auf die Fünf Elemente ausgerichtete Einführung in die Ernährungslehre, die sich durch ihren flotten, für Laien gut lesbaren Stil auszeichnet und viele Anregungen gibt.

Kräuterheilkunde

Leung, Albert Y.: Chinesische Heilkräuter. Diederichs Verlag, München
    1985
Ein nützliches Handbuch der in China bekannten und in Europa erhältlichen Heilpflanzen. Der Autor analysiert viele Gewürze und häufig angewandte Heilkräuter im Hinblick auf ihre energetische Qualität und gibt praktische Beispiele für ihre Anwendung.

Reid, Daniel P.: Chinesische Heilkunst. Trias, Stuttgart 1995
Einführung in die Grundlagen der chinesischen Medizin mit Schwerpunkt auf der Kräuterheilkunde. Das Buch enthält Einzelbeschreibungen von fast 200 Kräutern und anderen Bestandteilen des chinesischen Arzneimittelschatzes sowie einige Kochrezepte mit therapeutischer Wirkung.

Teeguarden, Ron: Chinese tonic herbs. Japan Publications, Tokyo, New York 1985
Einführung in die chinesische Kräuterheilkunde mit vielen praktischen Beispielen zur Anwendung von kräftigenden Kräutern bzw. Kräuterrezepturen. Bisher leider nur in englischer Sprache erhältlich.

Qigong / Taijiquan

Bölts, Johann: Qigong – Heilung mit Energie. Herder Verlag, Freiburg i. Breisgau 1994
Ausführliche, fundierte Einführung in die Grundlagen des Qigong, die auch die wichtigsten Aspekte der chinesischen Medizin sowie einen praktischen Übungsteil umfaßt. Der Autor ist Lehrbeauftragter für Qigong an der Carl von Ossietzky Universität Oldenburg, an die ein Forschungsprojekt über Qigong angeschlossen ist.

DAO, Sonderhefte Qigong und Taijiquan. Kolibri Verlag, Norderstedt 1993 und 1994
Diese beiden Sonderhefte vereinigen viele interessante Artikel zu Qigong bzw. Taijiquan, die sowohl Auskunft über die Geschichte und die Grundlagen dieser Lebenskünste als auch über den derzeitigen Stand ihrer Ausübungen im Westen und insbesondere im deutschsprachigen Raum geben.

Frantzis, Bruce Kumar: Qi-Gong. Wege zu den Energiequellen des Körpers. Rowohlt Taschenbuch Verlag, Reinbek bei Hamburg 1995
Frantzis gehört zu jenen wenigen, die das seltene Glück haben, gleich von mehreren Großmeistern in die Geheimnisse ihrer Kunst eingeweiht zu werden. In seinem Buch widmet er sich nach einer gut verständlichen Einführung in die Theorie des Qigong vor allem der Praxis und gibt viele Übungsanleitungen sowie Hinweise für die Übungspraxis.

Lowenthal, Wolfe: Es gibt keine Geheimnisse. Professor Cheng Man-ch'ing und sein Taijiquan. Kolibri Verlag, Norderstedt 1993
Die von Cheng Man-ch'ing geprägte Form des Yang-Stils ist die am weitesten verbreitete Form des Taijiquan im Westen. Wolfe Lowenthal, ein enger Schüler des 1975 verstorbenen Chen Man-ch'ing, berichtet in diesem Buch von den Lehren dieses Meisters und seinen persönlichen Erlebnissen mit ihm. Ein Buch über die spirituellen Seiten des Taijiquan.

Oberlack, Helmut: Tai Ji Quan. Grundkurs für Anfänger. Gräfe und Unzer, München 1996
Ein schönes Übungsbuch für Anfänger, das systematisch in Körperhaltungen, Bewegungsabläufe und geistige Vorstellungen beim Taijiquan einführt. Die vielen Abbildungen erleichtern das Erlernen der Grundübungen sowie einer kurzen Form des Yang-Stils.

Massage und Akupressur/Selbstbehandlung

Gach, Michael Reed: Heilende Punkte. Akupressur zur Selbstbehandlung von Krankheiten. Droemersche Verlagsanstalt/Knaur, München 1992
Gach beschreibt einfache Akupressurtechniken, durch die z. B. Kopfschmerzen, Erkältungen, Schlaflosigkeit etc. erleichtert oder geheilt werden können. Gut verständlich geschrieben, unterstützt durch über 400 Fotos und Abbildungen.

Lie, Foen Tjoeng: Chinesische Naturheilverfahren. Selbstbehandlung mit bewährten Methoden der physikalischen Therapie. Falken Verlag, Niedernhausen/Ts. 1986
Der Autor beschreibt Anwendungsmöglichkeiten von chinesischer Atem- und Bewegungstherapie (u. a. «Acht Brokate»), von Heilmassage und Akupressur sowie der Therapie mit Wasser, Licht, Luft und Wärme. Nach einer allgemeinen Einführung geht er detailliert auf viele einzelne Krankheitsbilder ein und gibt Tips für deren Selbstbehandlung.

Philosophie

Glasenapp, Helmut von: Die fünf Weltreligionen. Hinduismus, Buddhismus, Chinesischer Universismus, Christentum, Islam. Diederichs Verlag, München 1993

Der Autor stellt einerseits jede der fünf Weltreligionen einzeln als geschlossenes System in Wesen, Geschichte und Lehre vor und erläutert andererseits in der Zusammenschau der Religionen ihre Verschiedenartigkeit und ihre verbindenden Elemente. Ein anspruchsvolles und doch gut lesbares Buch, das gerade auch im Hinblick auf einen Vergleich östlicher und westlicher Denkweisen sehr interessant ist.

Granet, Marcel: Das chinesische Denken. Suhrkamp Taschenbuch Verlag, Frankfurt/M. 1985
Der Philosoph und Sinologe Granet erläutert die Entwicklung der chinesischen Philosophie und insbesondere des Konfuzianismus von den Anfängen bis ins 19. Jahrhundert hinein und widmet sich u. a. ausführlich dem Verhältnis von Sprache und Schrift, der Vorstellung von Raum und Zeit, der Bedeutung der Zahlen und dem Begriff des Dao. Für Leser, die sich eingehend mit der chinesischen Denkweise beschäftigen wollen.

I Ging. Text und Materialien. Übersetzung von Richard Wilhelm. Diederichs Verlag, München 1973
Das älteste und wichtigste Weisheitsbuch Chinas. Seit Richard Wilhelms epochaler Übersetzung wurde dieses Buch weltweit als Orakel gelesen, studiert und befragt und hat als philosophischer Entwurf viele Künstler und Philosophen in Ost und West beeinflußt.

Laotse: Tao te king. Das Buch vom Sinn und Leben. Text und Kommentar. Übersetzung von Richard Wilhelm. Diederichs Verlag, München 1978
Die geheimnisvolle Lehre des Dao läßt sich nirgends klarer und poetischer erfassen als in diesem dreitausend Jahre alten Klassiker.

Salzman, Mark: Eisen und Seide. Begegnungen mit China. Droemersche Verlagsanstalt/Knaur, München 1990
Als Sinologiestudent verbrachte der junge Amerikaner Salzman zwei Jahre in China, wo er Englisch unterrichtete und von einem der größten Kampfsportler Chinas als erster und einziger Privatschüler akzeptiert wurde. Mit viel Humor und auf erfrischend unbefangene Art schildert er seine Eindrücke aus dieser Zeit. Eine amüsante Lektüre, die Einblicke in viele Aspekte des chinesischen Lebens und Denkens bietet.

Abbildungsnachweis

Abb. 1: aus: Paul U. Unschuld, Huichun Chinesische Heilkunde in historischen Objekten und Bildern. Prestel Verlag, München/New York 1995, S. 15

Abb. 2: aus: Carl-Hermann Hempen, dtv-Atlas zur Akupunktur. München 1995, S. 10

Abb. 3: aus: The Golden Needle, translated by Richard Bertschinger, Longman Group, London 1991, S. 2

Abb. 4: aus: Kai-Uwe Frank, Altchinesische Heilungswege. Jopp-Verlag, Wiesbaden 1991, S. 77

Abb. 15: aus: Manfred Porkert, Die chinesische Medizin. Econ Taschenbuch Verlag, Düsseldorf 1992 (3. Aufl.), S. 147

Abb. 20: aus: Giovanni Maciocia, Die Grundlagen der chinesischen Medizin. Verlag für Traditionelle Chinesische Medizin Dr. Erich Wühr, Kötzting 1994, S. 157

Abb. 23: aus: Yves Requena, Qi Gong. Goldmann Verlag, München 1992, S. 23

Abb. 24: aus: Andreas W. Friedrich, Ba Duan Jin. Die acht edlen Übungen. P. Kirchheim Verlag, München 1994, S. 15

Abb. 29: aus: Carl-Hermann Hempen, dtv-Atlas zur Akupunktur. München 1995, S. 131

Abb. 30: aus: Hempen, S. 110

Abb. 31: aus: Hempen, S. 136

Abb. 32: aus: Hempen, S. 270

Abb. 33: aus: Hempen, S. 270

Abb. 34: aus: Hempen, S. 272

Abb. 35–38: aus: Alexander Chaolai Meng, Die traditionelle chinesische Massage. Haug Verlag, Heidelberg 1981, S. 97–102

Abb. 40: Barbara Kirschbaum, Hamburg

Abb. 8, 14, 17, 19, 22, 25, 26, 27, 28: Jörg Asselborn, Wiesbaden

Register

Allgemeines Register

A

Abtreibung 129
Abwehrenergie 237, 260, 284
  (siehe auch Qi, – Abwehr-)
Acht außerordentliche Gefäße 110, 171
Acht Brokate 163 f
Acht Leitkriterien 37, 49, 133 ff, 301
Aconit 277
Adern 77
Ärger 123, 315 f
Ai Ye 204
Aku-Moxa-Therapie 204
Akupressur 106, 215, 220, 225
Akupunktur 15 f, 27, 30, 33, 36, 38, 106, 114 f, 137, 151, 183 ff, 216, 219, 223, 225, 232, 267, 273, 293 ff, 302, 304, 306, 309 f, 313 f
– Elektroakupunktur 207, 297, 306
– Handakupunktur 207
– japanische Akupunktur 154, 302
– Laserakupunktur 297, 306
– Meridianakupunktur 302
– Mundakupunktur 207
– Ohrakupunktur 207 ff, 306
– Schädelakupunktur 207, 297
Akupunktur-Analgesie 185, 297
Akupunktur-Anästhesie 297
Akupunkturnadel 26, 107, 198 ff, 207, 219, 227, 294
Akupunkturpunkte 27, 30, 38, 40, 107, 110, 112, 137, 183, 185 f, 188 ff, 202, 204, 207, 267
Alarmpunkte 193 f
Alchimie 23, 171
Alchimisten 23

B

→ Bai Hui 173, 188
→ Bai Zhu 278, 282
Bänder 62, 99, 193
Barfußärzte 36
Bauchdiagnostik 154, 303, 306
Bauchraum 141, 176
Behandlungskosten 309
Behandlungsdauer 202, 309
Behandlungsfrequenz 202 f
Beifußkraut 204 ff
Beklemmungsgefühle 141
→ Ben Cao Gang Mu 32, 273
Berufsverbände 317
Bewegungsapparat 218, 224
Bewußtlosigkeit 119
Bewußtsein 94
Bindegewebe 74, 106
Bingen, Hildegard von 235
Biorhythmus 111
Blähbauch 97
Blähungen 74, 80, 82, 95

Blase 26, 76 f, 86, 88, 92, 95, 103, 107
- Blasen-Leitbahn 137, 194 f, 200, 205, 225

Blut 49, 57, 61, 65, 84, 86, 93, 96, 98 f, 101, 106, 111, 117, 129, 135, 141, 144, 147, 194, 210, 212, 239, 246, 259, 262, 273, 277 f
- Blutbildung 95
- Blut-Mangel 62, 98, 149, 152, 213, 244 f, 249, 287 f
- Blutdruck 90
- Blutgefäße 87, 90, 93, 96
- Blutspeicherung 98
- Blutregulation 98
- Blutzirkulation 93, 149, 166, 219, 258
- Schwäche des Blutes 143, 145 f, 287 f

Bodhidharma 163
Brustkorb u. Bauchraum 141
Buddhismus 30, 163 *(siehe auch Qigong, buddhistisches)*
Buren, J. D. van 301

C

→ Chai Hu 276
→ Ching-Dynastie 31 f
Cholera-Epidemie 294
Chong Mai 172
Cun 197

D

→ Da Huang 276
Dämonen 15
- Dämonenglaube 17, 19, 30
- Dämonenmedizin 16

→ Dang Gui 18, 280
Dantian 171 ff
- mittleres 171, 175, 178
- oberes 173
- unteres 173 f

Dao 21 f
Daodejing 21
Daoismus 15, 17, 21 ff, 30
Daoisten 22 f, 274 *(siehe auch Qigong, daoistisches)*
De Qi 199 ff
Dekokte *siehe Kräuterdekokte*
Denken 74, 94, 96, 124
- chinesisches/östliches 43 f, 46
- übermäßiges 124

Deutsche Ärztegesellschaft für Akupunktur 318
Diagnose 131 ff, 268, 278, 300, 307
- durch Befragung 131, 139 ff
- durch Gehör und Geruch 131, 155
- durch Inspektion 131, 145 ff
- durch Palpation 131, 151 ff

Dickdarm 26, 75, 82, 86, 95, 103, 106 f, 110
- Dickdarm-Leitbahn 105 f, 189, 200

Disharmonie-Muster 48, 98, 114, 132, 139, 155, 233, 247, 267, 282, 315

Drei Schätze 57, 63
Dreifacher Erwärmer 26, 73, 86, 103, 107, 110, 194
→ Du Mai *siehe Lenkergefäß*
Dünndarm 26, 72 f, 86, 93, 95, 103, 107, 110 f

- Dünndarm-Leitbahn 190, 194
Durst 97, 118, 134, 142

E

Eiter 277
Ejakulat/Ejakulation 64, 86, 128
Elektroakupunktur *siehe Akupunktur*
Emotionen 25, 80, 83 f, 86, 94, 96, 100, 122 ff, 156, 175, 276, 300, 312
Endorphine 185, 209
Energieproduktion 57
Engelswurzel 18, 280
Entscheidungsfindung 100
Erde *siehe Fünf Wandlungsphasen*
Erkältungsanfälligkeit 101, 288
Ernährung 30, 59, 64, 68, 124 f, 137, 229 ff, 307, 312
Ernährungslehre, chinesische 183, 236, 239, 243 ff, 250, 256, 262, 264 f, 268, 299
Ernährungszyklus 79 *(siehe auch Hervorbringungszyklus)*
Erschöpfung 64, 242, 278
Essenz 23, 57, 88, 96, 233, 258 *(siehe auch Jing)*
- postnatale/nachgeburtliche 88, 125, 233, 260
- pränatale/vorgeburtliche 88, 125, 233 f, 260
Eßverhalten 142
Eucommiawein 280

F

Fasten 260 f, 269
Fetus 60, 205
Fetus bei Beckenendlage drehen 205
Feuchtigkeit 28, 57, 60, 96, 97, 120 f, 129, 145, 192, 204, 267, 287
- äußere 121, 260
- Akkumulation von 243, 246, 269
- innere 289
- Übermaß an 288 f
Feuer *siehe Fünf Wandlungsphasen*
Feuernadel 204
Fieber 28 f, 116 ff, 121, 134, 136, 140, 149, 277
Fingernägel 85
- brüchige 62
Flaumnadel 198
Flaws, Bob 271
Frauenheilkunde 144
Freude 72, 77, 80, 86, 124
Frösteln 118, 140
Fu 86 ff, 106
- außerordentliche 87
Fungus der Kiefernwurzel 279, 282
→ Fu Ling 279, 282
→ Fu Zi 277
Fülle – Leere 49, 136, 142, 148, 151, 155, 267
Fünf Elemente 67 *(siehe auch Fünf Wandlungsphasen)*
Fünf Wandlungsphasen 17, 20, 24 ff, 37, 49, 53, 67 ff, 87, 98, 122, 133, 142, 145, 155, 190, 192 f, 235, 240 f, 243, 258, 300 ff
- Erde 67, 73 f, 79, 81 f, 123, 191 f, 236, 241, 243 f, 251

- Feuer 67, 71 ff, 78 f, 82, 191 f, 243, 249, 255
- Holz 67, 70 ff, 78 f, 81 f, 85, 192, 243, 248, 254, 259
- Metall 67, 75 f, 79, 82, 192, 236, 244, 246, 252
- Wasser 67, 69, 76 ff, 79, 82, 92, 191 f, 247

Fünf-Elemente-Schule 300
Funktionskreise 49, 73, 84 ff, 106, 110, 122, 146 f, 154, 219, 235, 315
- Herz/Dünndarm 93 ff, 139, 249, 255
- Leber/Gallenblase 98 ff, 144, 244, 248, 254, 259
- Lunge/Dickdarm 100 ff, 246, 252
- Milz/Magen 95 ff, 121, 172, 241
- Niere/Blase 88 ff, 247
- Perikard/Dreifacher Erwärmer 103 f

G

Gallenblase 26, 70 f, 86 f, 98, 100, 107, 146, 249
→ Gan Cao 276
Gebaren 145
Gebärmutter 87, 153 *(siehe auch Uterus)*
Geburt 64, 86, 129, 280
- Fehlgeburt 129, 213

Gedächtnis 64, 94
Gehirn 58, 64, 87, 91, 94, 185
Gelber Kaiser Huangdi siehe *Huangdi*
Gelenke 105, 119 f, 127, 194, 215
- Gelenkbeschwerden 286
- Gelenkschmerzen 135, 226, 277, 288
- geschwollene Gelenke 121
- Hüftgelenkschmerz 107, 202
- Schultergelenk 107, 194
- wandernde Schmerzen 118

Geruch 77, 155
Geschmack/Geschmacksrichtungen 18, 25, 74, 77, 240 ff, 256, 279
- bitter 72, 77, 240 f, 249, 255, 268, 284
- salzig 76 f, 240, 247 f, 268
- sauer 70, 77, 240 f, 248 f, 254, 268
- scharf 75, 77, 236, 240 f, 246 f, 251, 260, 268, 284
- süß 74, 77, 96, 236, 240 ff, 251, 258, 268, 275, 284

Gesicht 93
- diagnostische Zonen im 147

Gesichtsfalten 146
Gesichtsfarbe 93, 132, 145 f
- blaß 94, 99, 146
- hochrot 132, 134
- rot 146, 281

Gesundheitsvorsorge 60, 152, 169, 210, 217, 233, 290, 312
Getreidekur 261
Geweihe 291
Gewichtszunahme 90, 288
Gewürze 251 ff
Ginseng/-wurzel 23, 275, 278 f, 281 f, 310 f
Gliederschmerzen 28, 118, 134, 284
Goldene Nadeln 26

Gongfu 163
göttlicher Landmann 17 ff, 274
Grübeln 74, 80, 124
→ Guan Yuan 171
→ Guomindang 34

H

Haare 91, 145 f
- brüchige, glanzlose 62
- Haarausfall 91, 146, 148, 287 f
- frühzeitiges Ergrauen der 146
Hände und Füße, kalte 99
Hals
- Halskratzen 117 f
- trockener 122
→ Han-Dynastie/-Zeit 18, 25 f, 28
Hara-Diagnose 154, 303
Hasenohr 276
Haut 28, 62, 77, 101, 106, 110, 116 f, 132, 284
- Hautjucken 102, 117
- Hautprobleme 288
- Hautrötung 201
- heiße Haut 119
- rote Haut 118
- trockene Haut 62, 102, 117, 122, 246
→ He Gu 197, 205
Heildiät 233, 240, 243 f, 267 ff
Heilkräuter *siehe Kräuter*
Heilmassage *siehe Tuina u. Massage*
Hempen, Carl Hermann 187
Heroin 66, 208 f
Hervorbringungszyklus 71, 75, 78 f, 193, 278
Herz 26, 65, 72 f, 84, 86, 89, 93 f, 103, 107, 110, 123, 126, 240, 249
- Herz-Kreislauf 73
- Herzklopfen 94, 124
- Herz-Qi 155
- Herzrasen 213
- Herzschmerzen 141
- Herz-Yang-Mangel 94, 141
- Herz-Yin 126
- Herz-Yin-Mangel 94
Hippokrates 235
Hitze 49, 57, 72, 77, 90, 121 f, 133, 140, 142, 146, 149, 151, 248, 250, 277
- äußere 101, 119 f, 239, 248, 259
- feuchte 286
- innere 246, 249, 268, 285
Hitze-Disharmoniemuster 238, 247, 263, 267 f
Hitzegefühl 29
Hitzekonstitution 245
Hitze – Kälte 50, 133, 135, 267
Hohlorgane 26, 49, 60, 84, 86 *(siehe auch Fu)*
→ Huang Qi 280, 282
Huangdi 22, 27, 280, 282
Huangdi Neijing 11, 21 f, 27, 50, 54, 58, 67, 70, 74 f, 105, 216, 240
→ Hui Yin 173

I

Innen – Außen 134 f
inneres Lächeln 175

J

Jahreszeiten 25, 68, 73, 77, 210, 232, 258 ff, 264, 289

- Frühling 68 f, 70, 77, 214, 232, 258, 261
- Herbst 76 f, 258, 260
- Sommer 47, 68, 72 f, 77, 119, 152, 210, 232, 239, 258 f, 264
- Spätsommer 73, 77
- Winter 47, 68, 73, 77, 152, 210, 214, 239, 258, 260, 263

Jesuiten 293
Jing 26, 57 ff, 60 ff, 76, 86, 91, 106, 111, 124 ff, 128 f, 144 ff
- Jingverlust 64

Jing-Shen 62, 145
Juckreiz 291

K

Kälte 49, 57, 60, 77, 122, 133, 135, 137, 140, 142, 151, 192, 204 ff, 213, 219, 225, 245 f
- äußere 28, 101, 116, 118 f, 260
- innere 116
- Kältegefühl 29, 213
- Kältekonstitution 238
- Kälte-Disharmoniemuster 267
- Kältezustände 237

Kämpfer, Engelbert 293
Kampfkünste 157, 163
Kampo 29
Kaptchuk, Ted 55, 301, 315
Kinder 241
Kinderheilkunde 227
Kinderkrankheiten 217
Kindheit 58, 69 f, 288
Klassiker des Gelben Kaisers zur Inneren Medizin *siehe Huangdi Neijing*
klimatische Faktoren 28, 115 ff, 312

Knochen 77, 91, 105, 280
Kochen 236, 262 f
Köhnlechner, Manfred 298
Konfuzianismus 15, 20 f, 25, 30, 162, 256
Konfuzius/Kong Zi 19 f
Konstitution 59, 83, 115, 125, 133, 177, 222, 232 ff, 258, 264 f, 287, 307, 312
konstitutionelle Behandlung 287
Kontrolle 70, 100, 162, 316
Kontrollzyklus 80 f, 249
Konzentration 64, 196, 219
Konzentrationsmangel 64, 242
Konzeptionsgefäß 110, 172 f, 194, 213
Körperbau 146
Körpergeruch 132, 155
Körperhaltung 103, 132, 159, 176 f
Körpersäfte 49, 57, 64, 92, 97, 101, 106, 147 f, 150, 210, 239, 247 f, 254, 262, 273
Körperschmerzen 286
Körperschwere 121, 288
Kraftlosigkeit 65
Kraftsuppe 129, 244, 260, 280
Krankheitsursachen 20, 27, 28, 114 ff
- äußere 114 ff
- innere 28, 114, 122 ff
- sonstige 114, 124 ff

Kräuter 18, 161, 183, 216, 273 ff, 311
- Botschafterkräuter 277
- der mittleren Klasse/Ministerkräuter 276 f, 278

- der Oberklasse/Herrscherkräuter 274ff, 278f
- der unteren Klasse/Hilfskräuter 276f, 279
- Einzelkräuter 280f, 290
- europäische 290
- westliche 290f

Kräuterdekokte 40, 282ff
Kräuterheilkunde 15, 105, 183, 210, 232, 240f, 244, 247, 267, 273ff, 294, 299, 302, 307, 310f, 314
Kräuterrezeptur 29, 40, 277f, 278f, 282, 310, 315
Kräutertee 239, 265
Kreativität 70
Kungfu *siehe Gongfu*
Kurzatmigkeit 64, 94

L

Lachen 77
Laozi 21
Laserakupunktur *siehe Akupunktur*
Lebensplanung 99
Leber 26, 69ff, 79, 85f, 98ff, 107, 132, 140, 152, 193, 240, 249, 259
- Leber-Blut 99f, 126, 144
- Leber-Blut-Mangel 99
- Leber-Blut-Stagnation 129
- Leber-Qi 81, 123, 126, 139, 248
- Leber-Qi-Stagnation 98f, 129, 141, 241, 247, 276, 316
- Leberwerte, erhöhte 40
- Leber-Yang, aufsteigendes 100, 270, 281

Leere-Zustände 241

Leitbahnumlauf 111
Leitbahnen 27, 49, 60, 101, 105ff, 118, 120, 154, 170, 186ff, 197, 199, 204, 206, 216, 218ff, 223, 235, 277, 302
- Hauptleitbahnen 106, 110, 147, 188f
- Leitbahnverlauf 222
- Leitbahnsystem 105ff
- Muskelleitbahnen 110, 188
- Yang-Leitbahnen 110, 172, 190
- Yin-Leitbahnen 172, 190, 193

Leitkriterien *siehe Acht Leitkriterien*

Lenkergefäß 110, 172
Li Shi Zhen 32f, 38, 273, 277f
→ Lian Zi 280
→ Lingshu 27
Lippen 96
→ Liu Wei Di Huang Wan 286
→ Long Yan Rou 280
Longanfrucht 280
Lunge 26, 75, 79, 86, 92f, 100ff, 107, 110, 120, 155, 176, 192f, 208, 214, 240, 275
- Lungen-Leitbahn 105
- Lungen-Qi 100ff, 123, 155, 278
- Lungen-Qi-Mangel 102, 132, 140
- Lungen-Yin-Mangel 90, 102

M

→ Ma Huang 18
Magen 26, 59, 60, 64, 74, 77, 80, 86, 95, 97, 103, 107, 140, 142, 146, 149, 194, 247, 261f, 267, 275, 289
- Magen-Leitbahn 105, 194

- Magen-Qi 64, 97, 126, 260, 280
- Magen-Yin 89, 126
- Magen-Yin-Mangel 97, 143

Mandschu-Dynastie 34

Mao Zedong 34, 36, 41

Mark 87, 91

Massage 60, 136, 299 *(siehe auch Tuina / Heilmassage)*

Maßeinheiten *siehe Cun*

Meditation 76, 125, 161, 163, 175, 261

Meerträubelkraut 18

Menopause 144

Menstruation 98, 144, 287 f
- schmerzhafte 129, 144
- schwache 287
- spärliche 99
- starke 129
- Tröpfelblutungen 96
- verlängerte 287

Menstruationsbeschwerden 71, 99, 227, 290
- prämenstruelle Störungen 98

menstrueller Zyklus 64
- kurzer 129

Meridiane 27, 60 *(siehe auch Leitbahnen)*

Metall *siehe Fünf Wandlungsphasen*

Milz 26, 59, 64, 74, 79, 80, 85 f, 95 f, 103, 107, 124, 126, 142, 147, 192, 239 ff, 247, 258, 261, 265, 267, 275, 289
- Milz-Leitbahn 189, 192
- Milz-Qi 123, 126 f, 139, 243, 260, 262, 268 ff, 278, 280, 282
- Milz-Qi-Mangel 96 f, 114, 139, 142, 234, 249, 268 f, 278 f
- Milz-Yang 192, 262
- Milz-Yang-Mangel 91, 192, 237

Mineralien 274

→ Ming-Dynastie 31 f

Monatsblutung *siehe Menstruation*

Mönchspfeffer 290

Moxa 204
- Moxakasten 205
- Moxakegel 204 f
- Moxakugel 204
- Moxazigarren 38, 204 f

Moxibustion 137, 183, 204 ff, 210, 267, 293, 297
- direkte 204, 213
- indirekte 204

Müdigkeit 64, 90, 94, 96 f, 124, 133, 206, 213, 288

Mund 77, 96, 114, 147, 176, 265

Mundgeschmack 142

Muskelleitbahnen *siehe Leitbahnen*

Muskeln / Muskulatur 28, 77, 101, 106, 110, 119, 183, 218 f, 227

Muskelverspannungen 70, 219, 227

N

Nachtschweiß 90, 94, 102, 140

Nackenschmerzen 117 f

Nackensteifigkeit 117, 284

Nadel *siehe Akupunkturnadel*

Nadelsensation 199

Nadelstichtiefe 202

Nadeltechnik 199, 200, 207

Nahrungsmittel-Akkumulation 264
→ Nao Shu 189
Nase 77, 102, 116, 147, 176
Neijing *siehe Huangdi Neijing*
Nerven 227
Niere 26, 60, 69, 76f, 79, 86, 88ff, 95, 100, 103, 107, 143f, 240, 258
− Nierenessenz 60, 89, 91, 239
− Nieren-Leitbahn 174
− Nieren-Qi 89, 124, 127
− Nieren-Yang 89f, 92, 95, 104, 213, 242
− Nieren-Yang-Mangel 90f, 143f, 152, 213, 240, 291
− Nieren-Yin 89f, 92, 126, 144, 247, 286
− Nieren-Yin-Mangel 90, 92, 124, 142ff, 281, 286
Niesen 117, 284
Nogier, Paul 208

O

Oberbauch
− Oberbauchschmerzen 97
− Spannungsgefühl/Empfindlichkeit 99
− Völle des Oberbauches 121
Oberfläche 258, 284f
Ohrakupunktur *siehe Akupunktur*
Ohren 77, 91, 143f, 147
− Ohrensausen 90, 100, 122, 144
Ohrpunkte 208
Organmedizin 84
Organuhr 111f

P

Pathologie 48, 89
Perikard 73, 103, 107, 110
Pflaster 283
Phantasie 70
Physiologie 44, 48, 57, 64, 84
Physiotherapie 219
Phytotherapie 290
Pillen 283
Placeboeffekte 185f
Planung 70 *(siehe auch Lebensplanung)*
Potenzmittel 291
Potenzprobleme 227
Präventionsgedanke 277
Präventivdiät 233, 236, 256ff
Prognose 150, 156
PSC (propagated sensation along a channel) 186f, 199
Psychosomatik 71, 75, 122
Pulsdiagnose 30, 38, 151ff, 210f, 293, 301, 306f
Pulspositionen 152f
Pulsqualitäten 152, 210
Pulver 283

Q

Qi 19, 27, 53ff, 86, 89, 92, 98, 100f, 105ff, 110ff, 118, 126ff, 131, 135, 139, 144, 152, 157, 159, 163f, 170, 183, 188, 238, 246, 259, 262, 277
− Abwehr-/Verteidigungs-Qi 49, 57, 101, 110, 116, 118, 214
− Blockaden des Qi 28, 57, 137, 154
− Brust-Qi 60

- externes Qi 168
- himmlisches Qi 100
- nachhimmlisches/postnatales Qi 58, 59f, 97
- Nähr-Qi 49, 57, 60
- Nahrungs-Qi 61, 62, 93, 97, 233
- Produktion des Qi 95
- Qi-Mangel 149, 213, 239f, 244
- Qi-Stagnation 205
- Qi-Tonikum 276
- Qi-Zirkulation 166, 219, 258, 260
- Ursprungs-Qi 213
- Yuan Qi 60f, 104, 213
- wahres Qi 60f, 101, 105
- vorhimmlisches/pränatales Qi 58 ff

→ Qi Bo 22
→ Qi Hai 171

Qianjin You Fang 30
Qigong 23, 59, 112, 125, 127, 138, 157 ff, 215, 219, 261, 273, 297, 299, 312, 320 f
- buddhistisches 160, 163 ff
- daoistisches 160 ff, 217
- konfuzianisches 160, 162 f
- Kranich-Qigong 161, 167, 170
- medizinisches 160, 167 ff
- spontanes 167
- Wildgans-Qigong 161
Qigong-Lehrer 308, 321
Qigong-Meister 168

R
Rauchen 101
Reizbarkeit 100, 118, 270
→ Ren Mai *siehe Konzeptionsgefäß*
→ Ren Shen 274
Reston, James 297
Rezeptur *siehe Kräuterrezeptur*
Rhabarberwurzel 276
Rhyne, Ted 293
Rücken 194
Rückenmark 58, 87
Rumpf 193 f

S
Samenverlust 23
San Qi 17
Schädelakupunktur *siehe Akupunktur*
Schlaf 65, 126, 143, 256
- Einschlafstörungen 288
- Schlaflosigkeit 94, 123, 143
- Schlafmangel 64
- Schlafstörungen 65, 90, 94, 112, 143, 238, 249, 286, 288
Schläfrigkeit 143
Schlankheitsdiät 229
Schleim 96, 145, 192, 242, 244, 259, 279
Schleimhäute 239
Schmerztherapie 185, 310, 313
Schock/-situation 58, 124
Schreien 71, 77
Schwäche 29, 133, 206
Schwangerschaft 64, 144, 181
Schweiß 86, 93f, 155, 213, 248
Schweißausbrüche 102, 124, 136
Schweregefühl 96
Schwindel 100, 118, 152
Schwitzen 40, 101, 117f, 140, 247, 278, 283 f
Sechs-Schichten-Modell 28

sedierend 200f, 214, 222, 225
Sehen, verschwommenes 99
Sehnen 62, 99, 105, 193, 218, 227
Selbstkontrolle 98 *(siehe auch Kontrolle)*
Sexualität 128f, 256
– sexuelle Praktiken 23
– sexuelle Störungen 90
→ Shang Han Lun 28
→ Shang-Dynastie 15
Shaolin 163
Shaolin-Gongfu 163
Seepferdchen 291
Shen 57f, 62f, 65, 72, 86, 94f, 143, 174, 213, 288
Shen Nong 18f, 274
→ Shen Nong Ben Cao 18, 274f, 277
→ Si Jun Zi Tang 279
Singen 77
Smith, Michael O. 208
Sorgen 123
Soulié des Morant, George 294, 296, 300
Societas Medicinae Sinensis 318f
Spargelwurzel 276
Speichelkraut 278, 282
Speicherorgane 26, 49, 84, 86 *(siehe auch Zang)*
Sperma 59f, 62f
Spiel der fünf Tiere 161, 167, 170
Sprachstörungen 73
Sprachvermögen 72
Steifheit 20
Stimme 102, 132, 136, 155, 278
Stimmungsschwankungen 99
Stöhnen 77

Stuhl/-gang 64, 102, 142f, 155
– breiig 95, 97, 121, 134, 278
– geruchlos 62, 134
– hart 134
– klebrig 134
– trocken 63
– übelriechend 134
– wäßrig 134
– weich 268
→ Su Wen 27
→ Sui-Dynastie 29f, 128
→ Sun Simiao 30
→ Sung-Dynastie 31
Süßholzwurzel 276, 279

T

Taiji-Symbol 45
Taijiquan 59, 125, 127, 157f, 165f, 215, 219, 312, 320f
– Yang-Stil 165
Taijiquan-Lehrer 308, 320
Tang-Dynastie 29ff
TCM 36ff, 53, 82, 84f, 87, 98, 103, 205, 215, 218, 258, 273, 300ff
TCM-Klinik 39, 83, 157, 168, 215, 305, 319
Temperaturverhalten *siehe Thermische Wirkung*
Thermische Wirkung der Nahrungsmittel/Kräuter 235ff, 259, 277, 279
– kalt 235, 237, 239, 251ff, 260, 268f, 276f, 287
– kühl/kühlend 68, 235, 236f, 239, 243, 248, 251ff, 264, 268ff, 279

- heiß 235 f, 238, 243 f, 251 ff, 264, 268
- neutral 235 f, 238, 243 f, 246, 251 ff, 269 f
- warm/erwärmend 235, 237 f, 243 f, 246 f, 251 ff, 259, 263, 268 f, 275

Tian Men Dong 276
Tierprodukte 273, 291 f
Tigerpenisse 291
tonisierend 200 ff, 204, 213, 222, 225, 241, 244
Tragantwurzel 280, 282
Trauer/Traurigkeit 75, 77, 82, 102, 123, 308
Träume 143, 213
Trauma 124
Tuina 183, 215 ff, 273

U

Überanstrengung 124, 126 ff
Überarbeitung 64, 93, 278
Übergewicht 229, 264, 268, 288
Überwältigungszyklus 81
Überwindungszyklus 80 f
Unruhe 94, 123, 134, 196, 249
Unsterblichkeit 23, 161, 171
Urin 77, 92, 95, 133, 143, 155, 192
Uterus 60, 119 *(siehe auch Gebärmutter)*

V

Vanille 251
Vegetarier 237, 247, 281
- vegetarisch 244 f, 247, 287

Verdauung 57, 64, 74, 250, 258, 262, 265 f
- Verdauungsprobleme 268, 280
- Verdauungsprozeß 262
- Verdauungstrakt 238, 259, 265 f, 278, 282, 286

Vergiftungen 124
Vitalität 64, 101, 145, 160, 281
Völlegefühl 121
Vollwerternährung 230
Vorstellungskraft 158, 163, 170, 174 f

W

Wachstum 58, 69
→ Wan 283
Wandlungsphasen *siehe Fünf Wandlungsphasen*
→ Wang Ping 27
Wasser *siehe Fünf Wandlungsphasen*
Wasseransammlungen 90
Wasserlassen 64, 92, 142, 193
- Brennen beim 286

Wein, medizinischer 283
Weinen 77
Weisheit 76
→ Wen Liu 189
Willenskraft 69, 93, 174, 196
Wind 28, 69, 71, 77, 116 ff, 122, 140
- äußerer 28, 116, 120, 214
- innerer 116, 118
- Wind-Hitze 117 f, 120, 214, 285
- Wind-Kälte 117 f, 140, 214, 225, 249, 284

Worsley, J. R. 300
→ Wu 16
→ Wu Wei 21

→ Wu Wei Zi 40
→ Wu Xing 67 *(siehe auch Fünf Wandlungsphasen)*
Wut 71, 77, 80, 82, 100, 123, 316

X

→ Xiao Yao Wan 315
→ Xue *siehe Blut*

Y

Yang 45 ff, 119, 136, 146, 192, 194, 206, 213, 238, 263, 275
– Yang-Fülle 50, 238 f
– Yang-Mangel 51, 95, 206, 213, 239, 258
Yang-Stil *siehe Taijiquan*
→ Yao 25, 160
Yestis, A. 33
→ Yi 25
Yijing 24
Yin 45, 64 f, 97, 117, 119 f, 143, 145, 210, 237, 264
– Yin-Funktionskreise 86
– Yin-Fülle 50, 243
– Yin-Mangel 50, 140, 238, 246, 249, 258, 291
– Yin-Tonikum 276
→ Yin Tang 173
Yin/Yang 21 ff, 45 ff, 53 ff, 58, 67, 77, 88 ff, 105, 107, 114, 121, 131, 133 f, 148 f, 155, 235, 237
Yin/Yang-Disharmonien 51, 133
Yin/Yang-Lehre 37, 67, 82, 301
Yin/Yang-Schule 25
Yoga 261
→ Yong Quan 174
→ Yunzi 162

Z

Zähne 91, 147
Zang 84, 86, 88, 93, 106, 185, 188 *(siehe auch Speicherorgane)*
Zang Fu 84, 87 f, 90, 103, 122, 193 f, 218 f, 225
Zang Fu-Konzept/Lehre 82, 84, 86, 133, 301
→ Zang San Feng 165
→ Zhan Zhongjing 28 f
Zhou Enlai 297
Zikadenpanzer 291
Zinnober 23, 171
Zinnoberfeld 171 *(siehe auch Dantian)*
Zittern 118
Zoll 197
Zorn 100
Zunge 73, 77, 93, 136, 213 f
– trockene 122
– Zonen auf der 148
Zungenbelag 147, 149 f
– gelber 286
Zungendiagnose 30, 147, 151, 211, 301, 307
Zungenfarbe 147
– blasse 97, 136, 148, 213, 278, 288
– blaßrote 148
– bläuliche 149
– rote 90, 97, 136, 158, 286
Zungenfeuchtigkeit 147, 150
Zungenform 147 f
Zusammenkunftspunkte 193
Zustimmungspunkte 194, 225

Nahrungsmittel und Getränke

A

Aal 253
Ahornsirup 243, 251
Algen 253, 270
Alkohol 238, 248, 258, 261
Amaranth 251
Apfel 236, 251, 254
Apfelsaft 251
Aprikose 251
Artischocke 255
Aubergine 251
Avocado 251

B

Bananen 240, 251, 264
Bärlauch 254
Barsch 253
Basilikum 236, 252
Beerenfrüchte 254
Bier 265
Birne 251
Birnensaft 258, 283
Bitterliköre 250, 255
Blumenkohl 251
Bohnen 239
Bockshornkleesamen 255
Brokkoli 251
Brunnenkresse 270
Buchweizen 255
Buschbohne 251
Butter 251

C

Cayennepfeffer 236, 252
Champignon 251, 264
Chicorée 255
Chili/-schote 236, 238, 252, 263
Chinakohl 251
Cognac 252, 255
Curcuma 255
Curry 252

D

Dattel 251
Dickmilch 254
Dill 252
Dinkel 254
Distelöl 251

E

Eigelb 251
Eintöpfe 260
Eiweiß 251
Endivie 255
Erbse 251, 253
Erdbeeren 241, 251
Erdnuß 251
Erdnußöl 251
Essig 249, 254
Estragon 251

F

Feige 251
Fenchel 251
Fenchelsamen 281
Fencheltee 238, 251
Fisch 238, 253, 257, 265, 288
Fleisch 236f, 244f, 251ff, 257, 260, 263ff, 269, 288
Forelle 253

Frischkäse 254
Früchte, einheimische 239
Frühlingszwiebel 252

G

Gans 252
Garnele 253
Geflügel 238
Gemüse 236f, 239, 242, 251 ff, 257, 259, 262, 265, 280
Gemüsesaft 251
Gerste 251
Getränke 251 ff
Getreide 236, 242f, 251f, 254f, 257, 259, 263, 265
Getreidekaffee 255
Getreidekur 261
Gewürze 251 ff
Glühwein 252
Grog 283f
Grünkern 254
Gurke 251, 259

H

Hähnchen 254
Hafer 243, 252
Hagebuttentee 254
Haifisch 253
Hammelfleisch 238, 244, 255
Haselnuß 251
Hefe 254
Hering 253
Hibiskustee 254
Hirse 243, 251
Holunderbeere 255
Honig 243, 251, 283
Honigmelone 251

Honigwein 251
Hülsenfrüchte 239, 251, 253 ff, 257, 260
Huhn 254
Hummer 253

I

Ingwer 204, 238, 252, 260, 263, 285
Ingwertee 246, 249, 252

J

Joghurt 240, 254

K

Kaffee 238, 249, 255, 261, 270
Käse 248, 251 f
– Schafskäse 255
– Ziegenkäse 255
Kakao 255
Kamillentee 251
Kalbfleisch 244, 251
Karpfen 253
Kartoffeln 236, 251
Kaviar 253
Kefir 254
Kichererbse 253
Kirschsaft 254
Kiwis 240, 254, 264
Kletterwurzeltee 250
Knoblauch 204, 238, 252
Kohlrabi 241, 252
Kohl 239, 251, 260
Koriander 238, 252
Korn 252
Krabbe 253
Krebs 253

Kresse 253
Kümmel 252
Kürbis 251, 260
Kürbiskern 251

L

Lammfleisch 238, 244, 255
Lauch 238, 247, 252, 260
Likör 251
Linsen 253
Löwenzahntee 250
Lorbeerblätter 252
Lotusnüsse 254
Lotussamen 280

M

Mais 239, 251
Maishaartee 251
Majoran 252
Makrele 253
Malventee 254
Malz 251
Malzbier 251
Mandarine 254
Mandel 251
Mango 251
Mangold 251
Marzipan 251
Meerrettich 252
Melonen 259
Milch 239, 246, 251
– Ziegenmilch 255
Milchprodukte 230, 239, 246, 251 f, 254 f, 257, 269, 289
Mineralwasser 240, 253, 258, 265
Mohn 255

Möhren 239, 251, 260
Mungbohne 253
Muskat/-nuß 238, 252, 263, 280

N

Nelken 252, 263, 284
Nüsse 239, 251, 260

O

Obst 70, 243, 251, 257, 259, 263 f, 269
– Obstdicksäfte 243
– Obstsäfte 265
– Obstsalate 259
Öle 251
Olivenöl 251
Orange 254
Oregano 236, 249, 255

P

Pampelmuse 255
Paprika 251
Petersilie 252, 254
Pfeffer 238, 252, 263
Pfefferminze 241
Pfefferminztee 252
Pfirsich 251
Pflaume, süße 251
Pils 255
Pinienkern 251
Pistazie 251
Pute 252

Q

Quark 254
Quellwasser 253
Quitte 255

R

Radieschen 252
Reis 239, 243, 251 f, 263, 280
Reiswein 252
Rettich 252
Rhabarber 254
Rindfleisch 239, 243, 251
Roggen 239, 255
Rohkost 192, 230, 257, 260, 262, 269, 270, 287 f
Rosenkohl 255
Rosenpaprika 255
Rosine 251
Rosmarin 249, 255
Rote Bete 255

S

Sahne
– süße 251
– saure 254
Salate 239, 259, 269
– Eisbergsalat 255
– Feldsalat 255
– Kopfsalat 255, 270
– Löwenzahnblättersalat 255
– Radiccio 255
Salbei 255
Salz 247 f, 253, 261
Sardine 253
Sauerampfer 254
Sauerkirsche 254
Sauerkraut 254
Sauermilch 254
Sauerteig 254
Schafsfleisch 255
Schalotte 252
Schnittlauch 252
Schweinefleisch 253
Sekt 254
Sellerie 251, 271
Senf 254
Sesam 251
Sesamöl 251
Sojabohnen 253, 285
Sojamilch 251
Sojaöl 251
Sojaprodukte 246, 251
Sojasauce 253
Sonnenblumenöl 251
Spargel 251
Speiseeis 240, 269
Spinat 251
Sprossen 254, 259, 264
Stangenbohne 251, 253
Suppen 260
Suppenhuhn 280
Süßkartoffel 251
Süßkirsche 251
Süßmittel 243
Süßspeisen 288

T

Tabasco 252
Tee
– grüner 255
– schwarzer 240, 249, 261
Thunfisch 253
Thymian 249, 255
Tintenfisch 253
Tofu 251, 259
Tomaten 236, 254
Tomatensaft 285
Tomatensuppe 236
Traube 251

Traubensaft 251
Truthahn 252

V
Vollwertgetreide 239, 243

W
Wacholderbeere 255
Walnuß 251
Walnußöl 251
Wassermelone 251
Wein 270
− roter 238, 249, 255
− süßer 251
− weißer 252, 254
Weizen 243, 254
Weizenbier 254
Weizenkeimöl 251
Weizenkleie 251
Wermut 255

Whisky 252
Wild 244
− Fasan 252
− Hase 252
− Hirsch 252
− Reh 252
− Wildschwein 252
Wodka 252
Wurst 248

Y
Yogitee 252

Z
Ziegenfleisch 255
Zimt/-rinde 238, 251 f, 263, 284
Zitrone 249, 254, 264
Zucchini 251
Zucker 242 f, 251, 261, 265
Zwiebeln 238, 247, 252, 260

Westliche Krankheitsbilder

A
AIDS 314
Arthritis, rheumatoide 212
Asthma 40, 76, 92, 168, 211, 227
Ausfluß, vaginaler 121

B
Bettnässen 124, 212
Beulenpest 33
Blähungen 74, 80, 82, 95
Blasendisfunktion, neurogene 212
Blinddarmentzündung 297
Bluthochdruck 168, 181, 247, 267, 270, 281
Bronchitis 181, 211, 285
Burn-Out-Syndrom 93

C
Cholera 294

D
Depressionen 75, 86, 94, 288, 314
Diabetes mellitus 230
Diarrhö 212 *(siehe auch Durchfall)*
Drogenabhängigkeit 208 f
Drogenentzug 208 f, 314
Durchfall 29, 81, 85, 91, 95, 139, 284
– akuter 110
– chronischer 85
Dysenterie, bakterielle 212

E
Ekzem 286
– atopisches 117 *(siehe auch Neurodermitis)*
Entzündungen
– akute 277
– chronische 286
Entzugssymptomatik 209, 314
Erkältungsanfälligkeit 101, 288
Erkältungen/Erkältungskrankheiten 29, 116 ff, 134, 140, 246, 249, 276, 288
Erkrankungen 82, 135, 156
– akute 28, 83, 133, 140, 202, 276, 284, 301, 309
– allergische 230
– bronchopulmonale 211
– chronische 202 f, 265, 286 f, 309, 313
– degenerative 206
– der Mundhöhle 212
– des Bewegungsapparates 219, 227
– des reproduktiven Systems 286
– des Respirationstraktes 211
– des Verdauungstraktes 286
– epidemische 124
– fieberhafte 28, 239
– funktionelle 210, 227
– gynäkologische 217
– innere 227, 273
– organische 210, 273
– psychoneurologische 217
– rheumatische 294

F

Fazialisparese 212

G

Gastritis 212
Gesichtslähmung 118
Gingivitis 212
grippale Infekte 284 f

H

Harnwegsinfekte, akute 284
Hauterkrankungen 82, 101, 110, 286, 291
Hepatitis 230
Herpes Zoster 120, 284
Herzerkrankung 149, 247
Herzschmerzen 141
Heuschnupfen 214, 227
Hexenschuß 136, 200, 205
HIV-Infektion 314
Hörsturz 91
Husten 91 f, 102, 117 f, 120, 155, 193, 279, 284, 288

I

Ileus, paralytischer 212
Immunschwäche 286
Impotenz 90, 291
Infektionskrankheiten 28, 134, 278
Interkostalneuralgie 212
Ischialgie 212, 314

K

Katarakt 211
Kolitis 212
Konjunktivitis 211

Kopfschmerzen 28, 70, 90, 100, 112, 118 f, 123, 134, 136, 140 f, 183, 212, 227, 270, 281, 285
Krampfadern 96
Krebs 168, 311, 314

L

Lähmungen 227
Lumbalgie 212
Lungenentzündung 285

M

Magenschmerzen 136, 194, 280
Mandelentzündung 285
Masern 120
Migräne 70, 100, 118, 140, 152, 212, 227
Muskelverspannungen 70, 219, 227
Myopie bei Kindern 211

N

Nackenschmerzen 117 f
Nackensteifigkeit 117, 284
Neuralgie 294
Neurodermitis 76, 117, 286
Neuropathien, periphere 212

O

Obstipation 212 *(siehe auch Verstopfung)*
Ödeme 101, 148, 247
Ösophagus- und Kardiospasmen 212

P

Panikattacken 124, 213
Paresen 207
Pharyngitis 211
Pocken 31, 33
Poliomyelitislähmung 212

R

Reizblase 227
Reizmagen 229
Retinitis 211
Rhinitis 211, 284
Rückenschmerzen 136 f, 181, 205

S

Schiefhals, akuter 225
Schlafstörungen 65, 90, 94, 112, 123, 143, 238, 249, 286, 288
Schlaganfall 90, 212
Schluckauf 212
Schmerzen 186, 198 ff, 216, 219, 313 f
– chronische 185, 207, 313
– rheumatische 288
Schmerzzustände 39, 140, 200, 208, 227, 273, 301, 303, 307
Schnupfen 28, 285
Schulter-Arm-Syndrom 212
Sinusitis 211, 284
Sodbrennen 97
Suchterkrankungen 208

T

Tic 118
Tinnitus 144
Tonsillitis 211
Trigeminusneuralgie 212
Tuberkulose 181

U

Übergewicht 229, 264, 268, 288
Ulcus duodeni 212
Unfruchtbarkeit 90
Urtikaria 120
Uterusvorfall 96

V

Verdauungsbeschwerden 71, 74, 96, 98 f, 168, 264
Verstopfung 81 f, 134, 139, 227, 246, 276

W

Windpocken 120

Z

Zahnschmerzen 200, 212

Die Autorinnen

Ilona Daiker, geboren 1958, Germanistin und Soziologin, Heilpraktiker-Ausbildung mit Intensivausbildung in klassischer Massage, Ausbildung am Europäischen Shiatsu-Institut, Ausbildungen am Zentrum für Chinesische Medizin in Berlin sowie an der Academy of Chinese Acupuncture (z. Zt. Birmingham/ England).
Mitglied in der «Arbeitsgemeinschaft für Klassische Akupunktur und Traditionelle Chinesische Medizin e. V.» und in der «Gesellschaft für Shiatsu in Deutschland (GSD)».
Von 1993 bis 1997 niedergelassene Heilpraktikerin in Hamburg mit Schwerpunkt auf Traditioneller Chinesischer Medizin und Shiatsu, parallel freie Lektorin und Redakteurin.
Seit 1998 Redakteurin im Gesundheitsbereich in München.
Buchveröffentlichung: Wissenswertes über Shiatsu, Kolibri Verlag 1997.

Barbara Kirschbaum, geboren 1954, dreijährige Ausbildung in chinesischer Medizin am Orientale College in East Grinstead/ England, eine der führenden Ausbildungsstätten für chinesische Medizin in Europa.
Acht Jahre Unterrichtstätigkeit in Theorie und Praxis am Oriental College;
seit 1989 Unterrichtstätigkeit in Akupunktur und chinesischer Pharmakologie in Deutschland, besonders im Rahmen der «Arbeitsgemeinschaft für Klassische Akupunktur und Traditionelle Chinesische Medizin e.V.»; Sprecherin auf vielen Kongressen;
seit 1981 in eigener Praxis tätig.
Buchveröffentlichung: Atlas und Lehrbuch der chinesischen Zungendiagnostik, Verlag für ganzheitliche Medizin, Kötzting 1998.